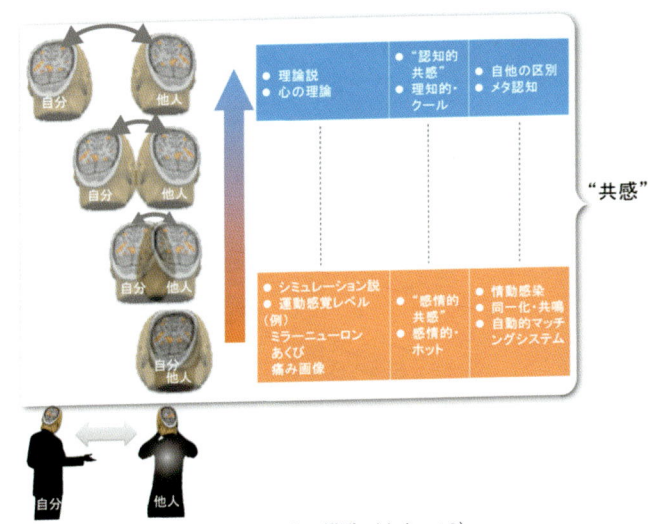

図1−4　共感の構造（本文 p.19）
自分と他者の距離によって、他者理解のシステムも変わってくる。

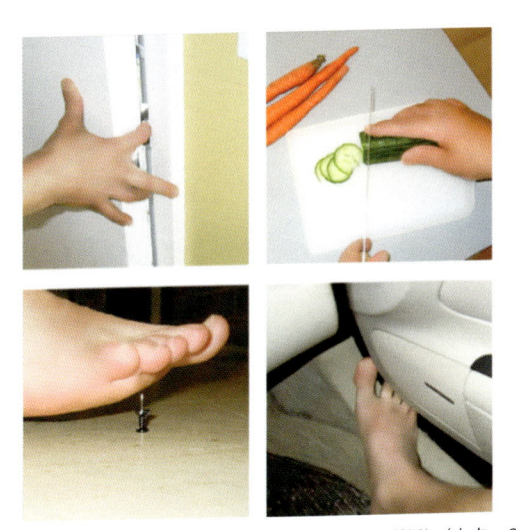

図1−6　痛み画像（Moriguchi et al. 2007 より引用）（本文 p.25）
自分は痛みを受けていなくても、見るだけで、痛みと体性感覚の脳内ネットワークが活動する。

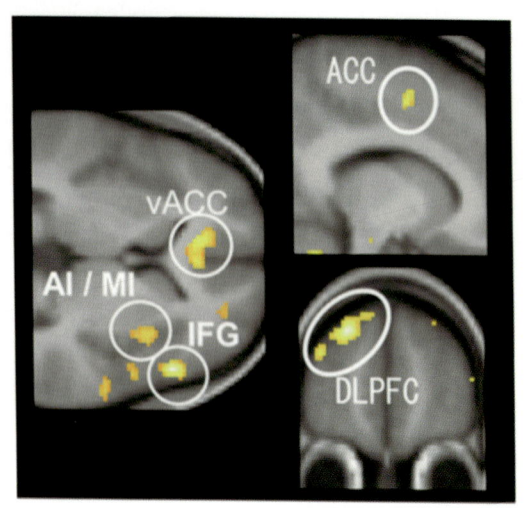

図1−7 痛み画像に対するアレキシサイミアでの脳活動
(Moriguchi et al. 2007 より引用) (本文 p.30)
左がアレキシサイミアの被験者で反応の亢進が見られた部位、右上・右下が反応の低下が見られた部位。

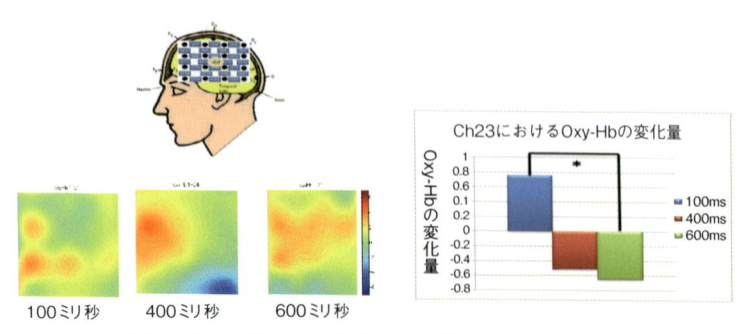

図2−3 視覚フィードバック遅延と運動感覚野の活動
(Fukuda & Shimada 2010 より引用) (本文 p.49)

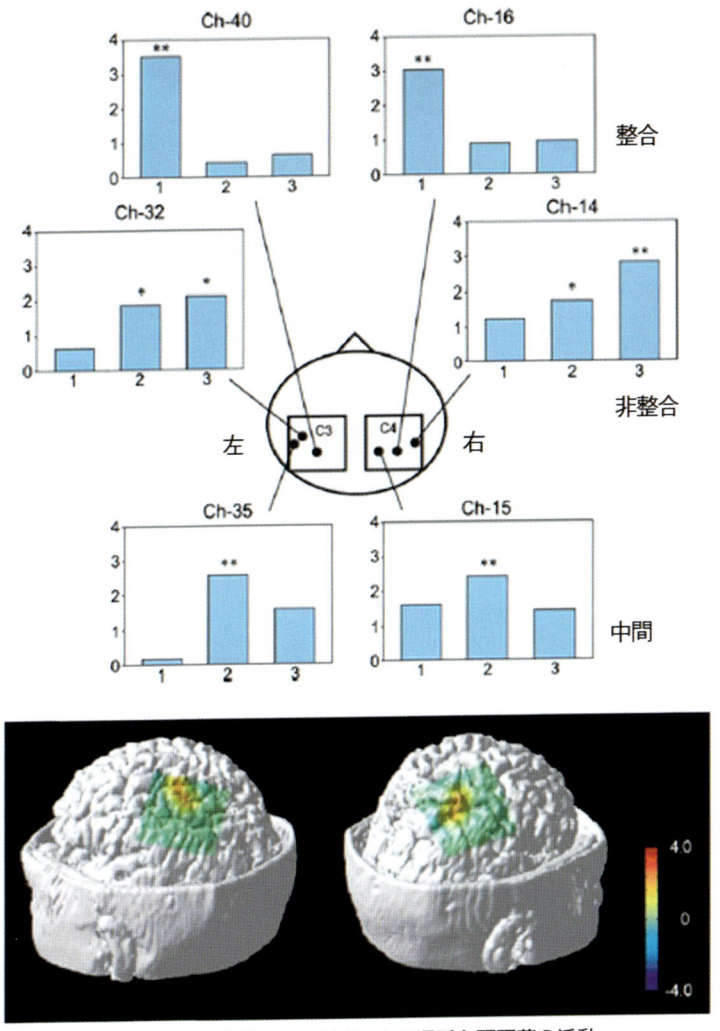

図2−9　視覚フィードバックの遅延と頭頂葉の活動
(Shimada et al. 2005 より引用)（本文 p.62）

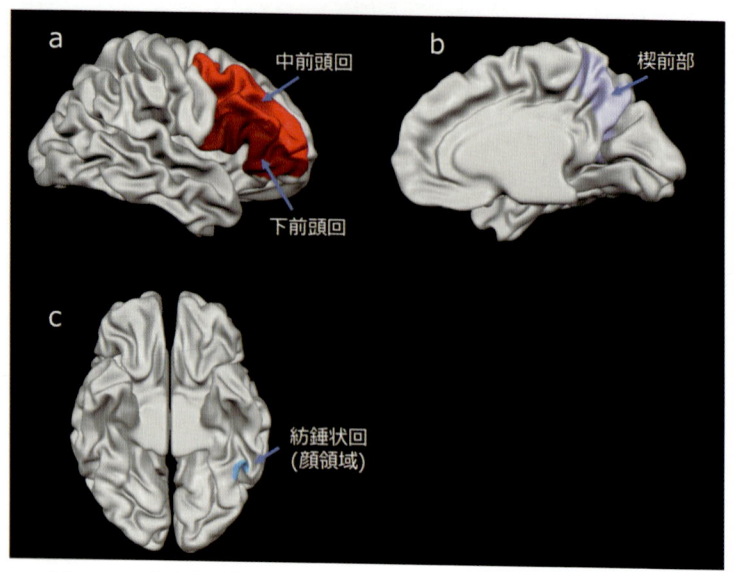

図3−1 他者の顔を見たときと比較して、自分自身の顔を見たときにより活動を示す脳領域(Platek et al. 2008 を元に作成)(本文 p.80)

(a) 中前頭回 (middle frontal gyrus) および下前頭回 (inferior frontal gyrus)。
(b) 右脳の楔前部 (precuneus)。この図は右脳の内側面を表している。
(c) 左脳の紡錘状回顔領域 (FFA)。この図は大脳を下から見上げる形となっている。

(Platek et al. 2008 をもとに BrainVoyager Brain Tutor ソフトウェア (http://www.brainvoyager.com/products/braintutor.html) によって作成)

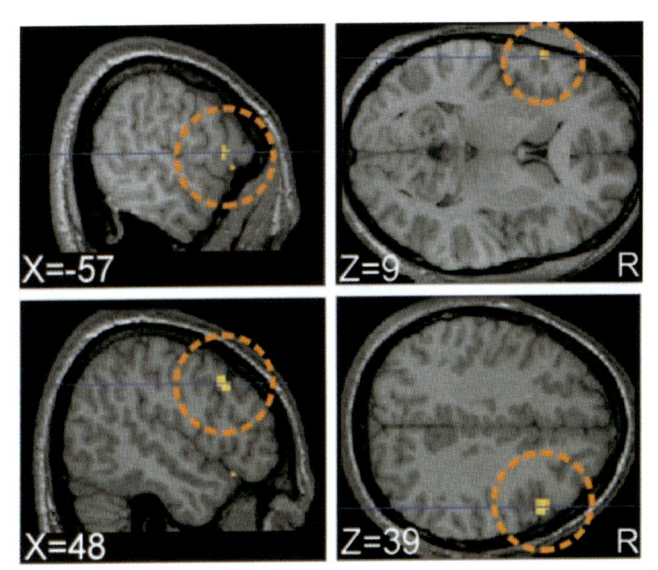

図3-2 ラバーハンド錯覚実験（Ehrsson et al. 2004 より引用）（本文 p.85）
ラバーハンド錯覚と関係することが示唆されている前頭葉の運動前野（破線の円で囲まれた領域）

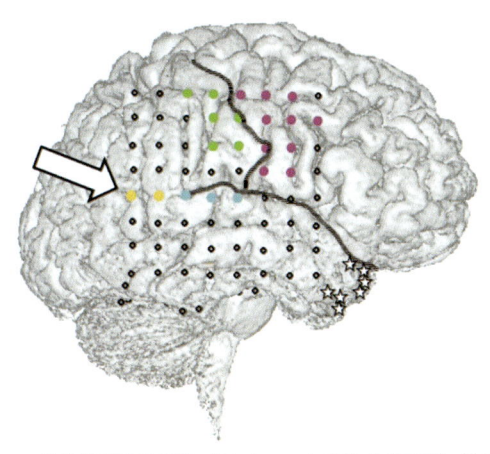

図3-3 体外離脱体験実験（Blanke et al. 2002 より引用）（本文 p.89）
てんかん患者の角回領域（矢印の先）に対して電気的な刺激を与えると、体外離脱体験が生じた

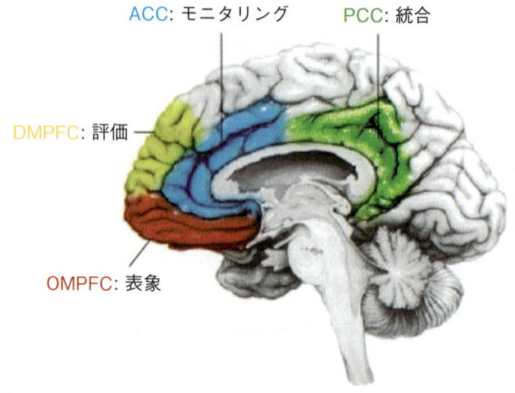

図3−4 大脳皮質正中内側部 (cortical midline structure) と
その機能分化 (Northoff & Bermpohl 2004 より改変引用)
(本文 p.98)

DMPFC は前野背内側部、OMPFC は前頭前野眼窩内側部、AC は前部帯状回、PC は後部帯状回を指す。

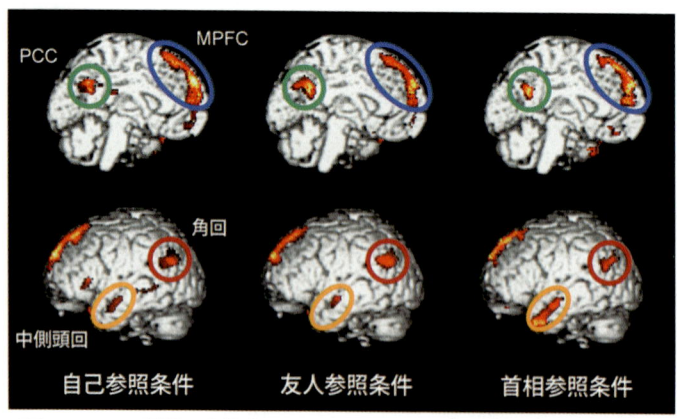

図3−5 3種類の人物参照課題において、文字数判断課題と比較して
より活動が示唆された領域 (Yaoi et al. 2009 より改変引用)
(本文 p.102)

前頭前野内側部 (DMPFC) をはじめとする複数の領域が共通して活動していることが示唆された。なお、上段は大脳半球の内側面を表している。

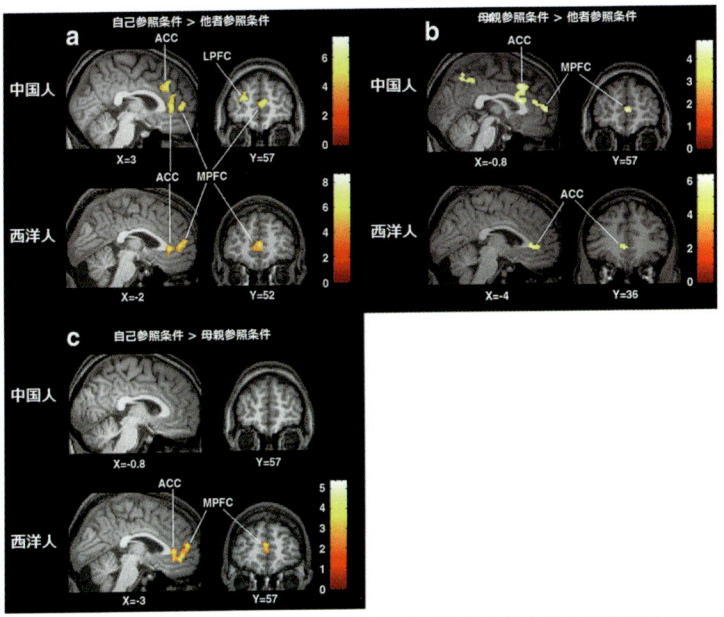

図3-6 自己、母親、他者に対する参照課題を行う際の神経活動
(Zhu et al. 2007 より改変引用)(本文 p.106)

(a) 自己参照条件において他者参照条件よりも活動を示した領域。
(b) 母親参照条件において他者参照条件よりも活動を示した領域。
(c) 自己参照条件において母親参照条件よりも活動を示した領域。
特に (c) において中国人(上段)と西洋人(下段)との間で MPFC の活動に違いが見られることがわかる。

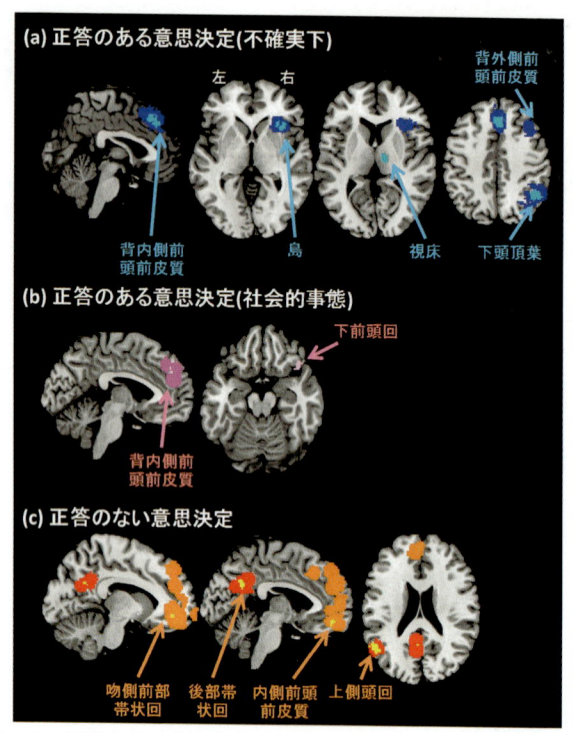

図4−1 正答のある意思決定と正答のない意思決定の神経基盤の違い
(Nakao et al. 2012 より引用)(本文 p.126)

(a) 不確実下における正答のある意思決定、(b) 社会的事態における正答のある意思決定、(c) 正答のない意思決定、それぞれのカテゴリーに含まれる先行研究のメタ分析の結果。

(a) 正答のある意思決定(不確実下) ＞ 正答のない意思決定

背外側前頭前皮質
左　右
背内側前頭前皮質　島　視床　下頭頂葉

(b) 正答のない意思決定 ＞ 正答のある意思決定(不確実下)

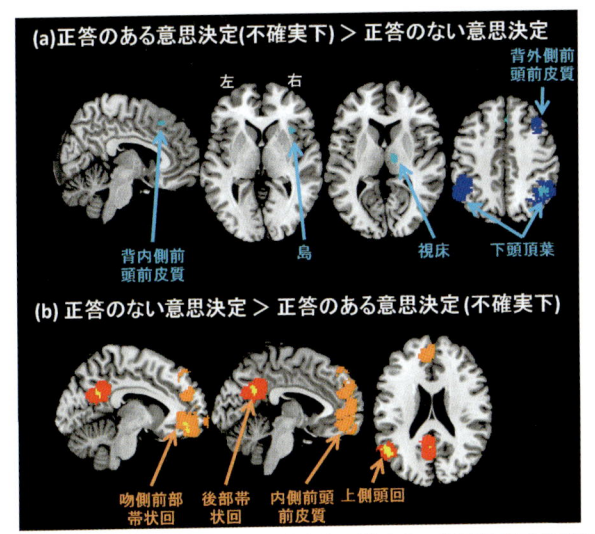

吻側前部帯状回　後部帯状回　内側前頭前皮質　上側頭回

図4-2　不確実下における意思決定と正答のない意思決定を比較したメタ分析の結果（Nakao et al. 2012より引用）（本文 p.127）

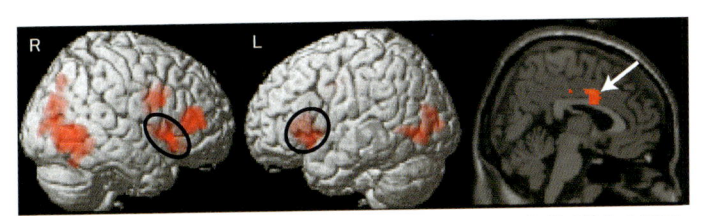

図5-2　他者顔に比べて自己顔を評価しているときに強く活動する領域（Morita et al. 2008より引用）（本文 p.150）
　丸で囲んだ領域は島皮質の活動、矢印は前部帯状回の活動を示す。

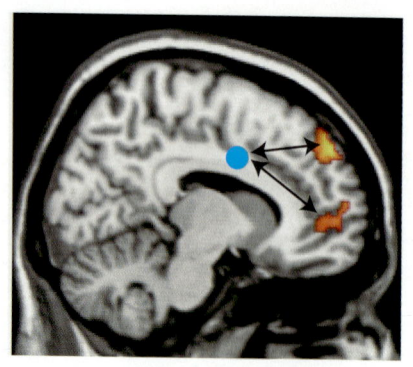

図5−5　自己顔の写真を相手に観察されていることで変わる領域
（Morita et al. 2014 より引用）（本文 p.160）

自分の顔写真を他者に観察されている状況で、前部帯状回（水色で示した領域）
との機能的結合が増大していた内側前頭前野の領域を黄色で示している。

内側面　　　　　　　外側面

楔前部　　　　　　　　　　側頭頭頂
　　　　　　　　　　　　　接合領域

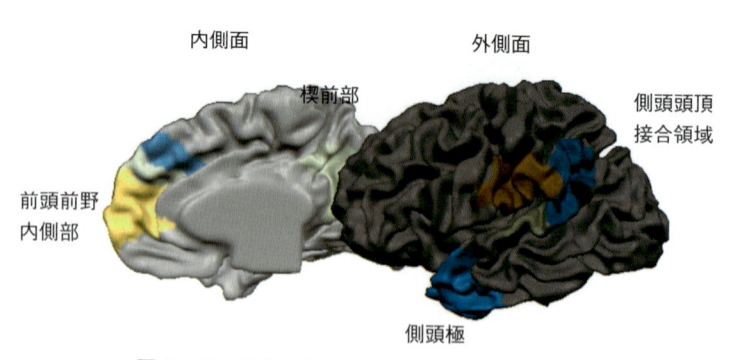

前頭前野
内側部

側頭極

図6−1　Eネットワークの構成領域（本文 p.171）

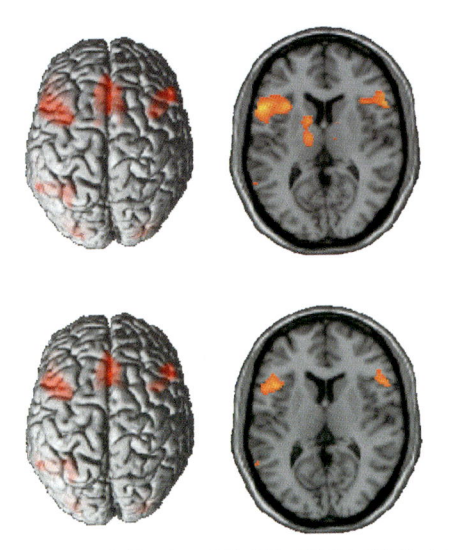

図6−2　一人称条件から三人称条件を差分したコントラストで認められた主な活動領域（Otsuka et al. 2011 より引用）
（本文 p.175）

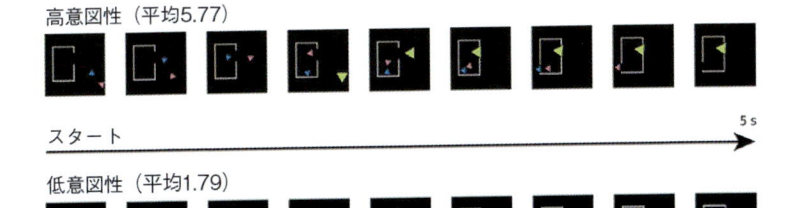

高意図性（平均5.77）

スタート　　　　　　　　　　　　　　　　　　　　　　　　　　　　　　5 s

低意図性（平均1.79）

図7−5　意図性の高いアニメーションと低いアニメーション
（Osaka et al. 2012 より引用）（本文 p.201）

意図性の高いアニメーション（評定値5.77：上）と低いアニメーション（評定値1.79：下）の例。3つの色の異なる幾何学図形の運動が左から右に向かって5秒間提示される。白い線は家で壁やドア部分を示す。

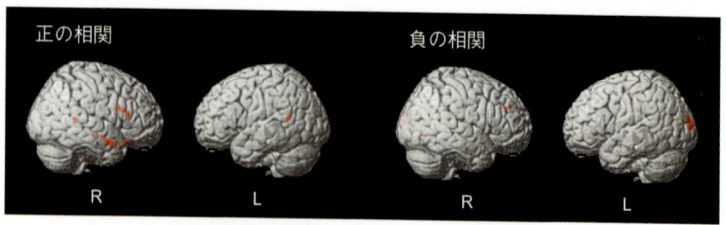

図7-6 意図性の評価値と脳活動の正と負の相関 (本文 p.202)

正 (positive) および負 (negative) の相関をもって活動した左右半球 (L vs R) の脳領域を赤で示す。正の相関を示したのは上側頭溝 (STS) とその近傍にかけての領域、下前頭回 (IFG) と左縁上回を含む側頭頭頂接合領域 (TPJ) であった。負の相関を示したのは後頭葉の視覚野に属する舌状回 (lingual gyrus) や楔部などであった。しかし、MPFC の活性化は認められなかった。

自我阻害条件 > 統制条件

図8-2 自我阻害場面で賦活した脳部位 (Minamoto et al. 2014 より引用) (本文 p.214)

自我阻害条件から統制条件の差分をとったデータ (上右は左半球外側面、上左は内側面、下左右は冠状断面 y = 28, y = 20 をそれぞれ示す)。自我阻害条件では腹側前頭前野 (VPFC)、島皮質 (insula)、上側頭溝 (STS) や側頭頭頂接合部 (TPJ) で活性化が認められた。

超自我阻害条件 ＞ 統制条件

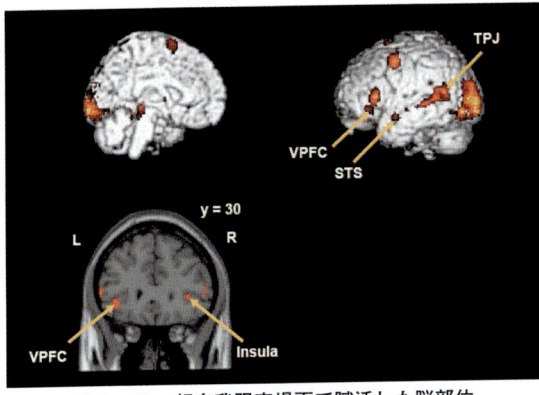

図8−3　超自我阻害場面で賦活した脳部位
（Minamoto et al. 2014 より引用）（本文 p.215）

超自我阻害条件から統制条件の差分をとったデータ（上右は左半球外側面、上左は内側面、下左は冠状断面 y ＝ 30 をそれぞれ示す）。超自我阻害条件では腹側前頭前野（VPFC）、前部島皮質（anterior insula）、上側頭溝（STS）や側頭頭頂接合部（TPJ）で活性化が認められた。

自我阻害条件 ＞ 超自我阻害条件

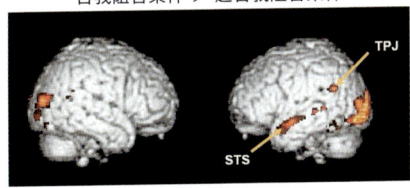

超自我阻害条件 ＞ 自我阻害条件

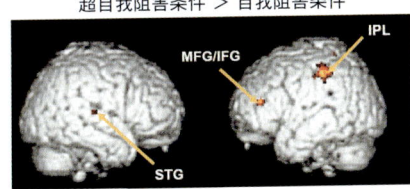

図8−4　自我阻害場面と超自我阻害場面の比較結果
（Minamoto et al. 2014 より引用）（本文 p.216）

自我阻害条件から超自我阻害条件の差分をとったデータ（上左右にそれぞれ右と左半球外側面）で上側頭溝（STS）や側頭頭頂接合部（TPJ）が、その逆の差分条件データ（下左右にそれぞれ右と左半球外側面）で背外側前頭前野（MFG, DLPFC）と下頭頂小葉（IPL）が、それぞれ活性化を示した。

自我阻害条件

Extrapunitive > Intropunitive　　　Intropunitive > Extrapunitive

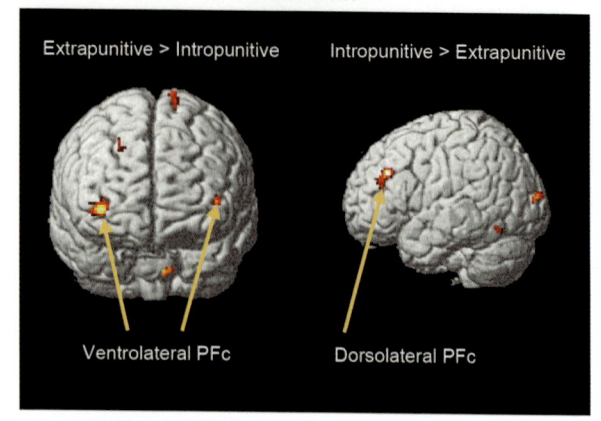

Ventrolateral PFc　　　　　　　Dorsolateral PFc

図8-5　他罰群と自罰群の比較結果（Minamoto et al. 2014 より引用）
（本文 p.217）

自我阻害条件での他罰（Extraqunitive）から自罰（Intropunitive）の差分を取ったデータ（左：前から見た外側面で）および自罰から他罰の差分を取ったデータ（右：左半球外側面）。他罰群では腹外側前頭前野（VLPFC）において活動の増加が認められたのに対し、自罰群では、左の背外側前頭前野（DLPFC）の活動増加が認められた。

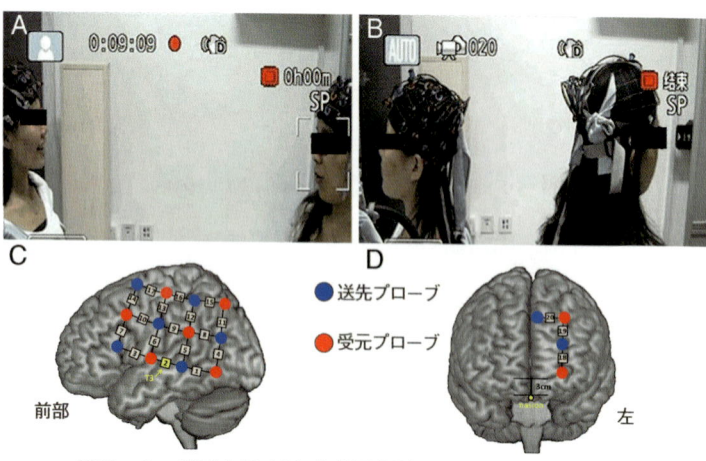

A　B　C　D

●送先プローブ
●受元プローブ

前部　　　　　　　　　　　　　　　　　　　左

**図9-2　対面会話（左）と背面会話（右）での fNIRS による
ハイパースキャニング実験**
（Jiang et al. 2012 より改変引用）（本文 p.229）

送光プローブ（青）と受光プローブ（赤）のチャンネル配置図を示す。

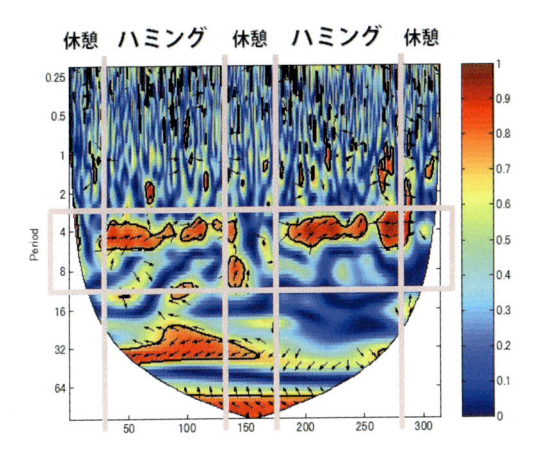

図9−4　TWCデータのサンプル：ハミング条件（右脳32チャンネル）
（本文 p.231）

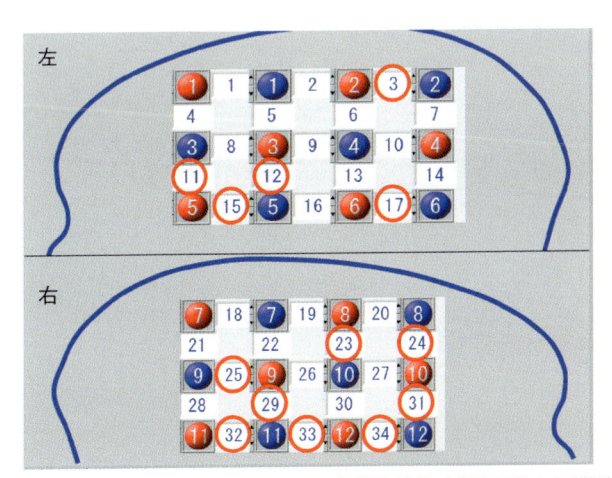

図9−5　TWCによるコヒーレンス分析の結果（苧阪 2013 より引用）
（本文 p.232）

社会脳シリーズ 6

自己を知る脳・他者を理解する脳
神経認知心理学からみた心の理論の新展開

苧阪直行 編

新曜社

Social Brain Series Vol. 6
Brains, knowing the Self and Understanding Others
Recent Developments of the Theory of Mind
viewed from Neurocognitive Psychology
(Series Editor, Naoyuki Osaka)

「社会脳シリーズ」刊行にあたって

苧阪直行

 脳というわずか1リットル半の小宇宙には、銀河系の星の数に匹敵するほどの膨大な数のニューロンがネットワークを形成し、相互に協調あるいは抑制し合いながら、さまざまな社会的意識を生みだしているが、その脳内表現についてはほとんどわかっていない。
 17世紀、デカルトは方法的懐疑によって、思考する主体としての自己を「われ思うゆえにわれあり」という命題に見出し、心が自己認識のはたらきをもつことを示した。しかし、デカルトは、この命題を「われ思うゆえに社会あり」あるいは「われ思うゆえに他者あり」というフレームまで拡張したわけではなかった。自己が社会の中で生かされているなら、それを担う脳もまた社会の存在だといえよう。しかし、自己と他者を結ぶきずなとしての社会意識がどのように脳内に表現されているのかを探る気の遠くなる作業は、はじまったばかりである。そして、この作業は実に魅力ある知的冒険でもある。
 脳の研究は20世紀後半から現在に至るまで、その研究を加速させてきたが、それは主として「生物脳（バイオロジカル・ブレイン）」の軸に沿った研究であったといえる。しかし、21世紀初頭

i

から現在に至る10年間で、研究の潮流はヒトを対象とした「社会脳（ソシアル・ブレイン）」あるいは社会神経科学を軸とする研究にコペルニクス的転回をとげてきている。社会脳の研究の中核となるコンセプトは心の志向性（intentionality）にある。たとえば目は志向性をもつが、それは視線に他者の意図が隠されているからである。志向性は心の作用を目標に向けて方向づけるものであり、社会の中の自己と他者をつなぐきずなの基盤ともなる。人類の進化とともに社会脳は、その中心的な担い手である新皮質（とくに前頭葉）のサイズを拡大してきた。霊長類では群れの社会集団のサイズが脳の新皮質の比率と比例するといわれるが、なかでもヒトの比率は最も大きく、安定した社会的つながりを維持できる集団成員もおよそ150名になるといわれる（Dumber 2003）。三人寄れば文殊の知恵というが、この程度の集団成員に達すれば新しい創発的アイデアも生まれやすく、新たな環境への適応も可能になり、社会の複雑化にも対応できるようになる。一方、社会脳は個々のヒトの発達のなかでも形成される。たとえば、幼児は個人差はあるが、およそ4歳以降に他者の心を理解するためのできるようになるといわれるが、これはこの年齢以降に成熟してゆく社会脳の成熟とかかわりがあるといわれる。他者の心を理解したり、他者と共感するためには、他者の意図の推定ができることが必要であるが、このような能力はやはりこの時期にはじまる前頭葉の機能的成熟がかかわるのである。志向的意識やワーキングメモリなどの分泌性ホルモンがはたらきはじめる時期とも一致するのである。オキシトシンやエンドルフィンなどの分泌性ホルモンも共感を育む脳の成熟を助け、社会的なきず

ii

なを強めたり、安心感をもたらすことで社会脳とかかわることも最近わかってきた。

社会脳の研究は、このような自己と他者をつなぐきずなである共感がなぜ生まれるのかを社会における人間とは何かという問いを通して考える。たとえば共感からどのように笑いや微笑みが生まれるのか、さらにヒトに固有な利他的行為がどのような脳内表現をもつのかにも探求の領域が拡大されてゆくのである（苧阪 2010）。共感とは異なる側面としての自閉症、統合失調症やうつなどの社会性の障害も社会脳の適応不全とかかわることもわかってきた。

さて、脳科学は理系の学問というのが相場であったが、近年人文社会科学も含めて心と脳のかかわりを再考しようとする動きが活発になってきた。たとえば社会脳の神経基盤を研究しその成果を社会に生かすには、自己と他者、あるいは環境を知る神経認知心理学（ニューロコグニティヴサイコロジー）、良心や道徳、さらに宗教についての神経倫理学（ニューロエシックス）、美しさや芸術的共感については神経美学（ニューロエステティクス）、何かをほしがる心、意思決定や報酬期待については神経経済学（ニューロエコノミックス）、社会的存在としての心については神経哲学（ニューロフィロソフィー）、ことばとコミュニケーションについては神経言語学（ニューロリンギスティックス）、小説を楽しむ心については神経文学（ニューロリテラチュア）、乳幼児の発達や創造的な学びについては神経発達学（ニューロディベロブメンツ）、加齢については神経加齢学（ニューロエージング）、注意のコントロールとワーキングメモリについては神経注意

iii 「社会脳シリーズ」刊行にあたって

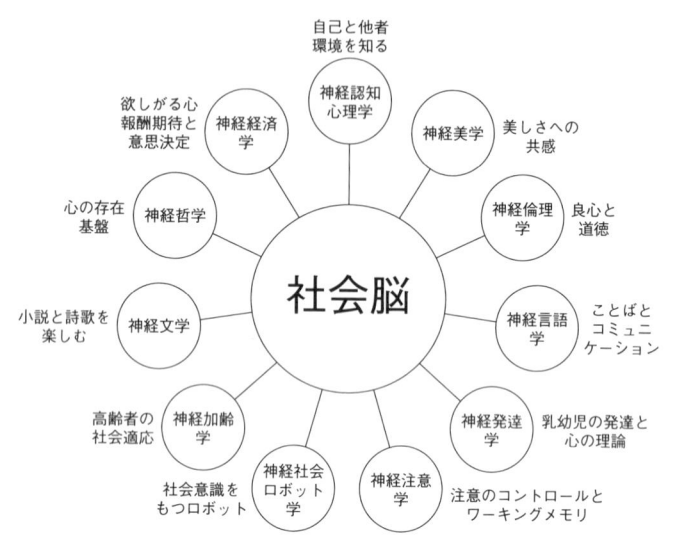

社会脳にかかわるさまざまな学術分野の一例

図中のラベル：
- 社会脳（中心）
- 神経認知心理学 — 自己と他者環境を知る
- 神経美学 — 美しさへの共感
- 神経倫理学 — 良心と道徳
- 神経言語学 — ことばとコミュニケーション
- 神経発達学 — 乳幼児の発達と心の理論
- 神経注意学 — 注意のコントロールとワーキングメモリ
- 神経社会ロボット学 — 社会意識をもつロボット
- 神経加齢学 — 高齢者の社会適応
- 神経文学 — 小説と詩歌を楽しむ
- 神経哲学 — 心の存在基盤
- 神経経済学 — 欲しがる心 報酬期待と意思決定

（ニューロアテンション）、さらにこれらの社会脳の成果を近未来的ブレインマシンインターフェイスで実現する神経社会ロボット学（ニューロソシアルロボティックス）などの新たな学術ルネサンスがその開花をめざして、そのつぼみを膨らませている。驚くべきことに、いずれも「神経」の後に続くのは多くは文系諸学科の名前であり、社会脳研究が理系と文系の学問を橋渡しし、新たな知識の芽生えを準備する役割をもつことを暗示している。筆者は鋭い理系のクワをもって豊かな文系（人文知）の畑を耕すことが社会脳研究という先端科学を育てる手だてであると信じている。これらの新領域の学問は上の図のように多様な側面から社会脳に光を当てることになろう。

さて、科学（サイエンス）という言葉はラテン語の scientia に由来しており、これは知識を意味する。これに、con（集める）という接頭辞をつけると scientia となり知識を集める意味になり、さらにこれは意識（consciousness）や良心（conscience）の語源ともなり、科学は社会に根差した営為であることが示唆されている（苧阪 2004）。「社会脳」の新分野は 21 世紀の新たな科学の研究スタイルの革命をもたらし、広大な領域に成長しつつあるのである。社会脳は人文社会科学と自然科学が協調しあって推進していく科学だともいえる。

この「社会脳シリーズ」がめざすのは、脳の中に表現された社会の姿をあらためて人文社会科学の俎上にのせて、これを広く「社会脳」の立場から再検討し、この近未来の新領域で新たな学術ルネサンスが開花する様子をスケッチすることである。社会脳のありようが人間とは何か、自己とは何かという問いに対する答えのヒントになることを願っている。本シリーズが社会脳研究の新たな展開と魅力を予感させ、多くの読者がこの分野に興味を向けてくれることを期待している。

社会脳の最近の動向を知りたい読者のためには、英文書籍ではあるが最近出版されたばかりの Decety & Cacioppo (2011) をはじめ、Cacioppo, Visser & Pickett (2006)、Cacioppo & Berntson (2005)、Decety & Ickes (2009)、Harmon-Jones & Beer (2009)、Harmon-Jones & Winkielman (2007)、Taylor (2002)、Todorov, Fiske & Prentice (2011) や Zelazo, Chandler & Crone (2010) などが参考になろう（巻末文献欄を参照）。一方、本邦ではこの領域での理系と文系の溝が意外に

深いため、本格的な社会脳関連の出版物がほとんどないことが悔やまれる。しかし、「ソーシャルブレインズ」(開一夫・長谷川寿一編、東京大学出版会 2009) は、社会脳を自他性などの視点から概観するのに役立つと思われる。

なお、Cacioppo et al. (eds.) (2002) *Foundations in Social Neuroscience* では2002年以前に、また Cacioppo & Berntson (Eds.) (2005) *Social Neuroscience* には2005年以前に刊行された主要な社会神経科学の論文がまとめて見られるので便利である。

社会神経科学領域の専門誌として、2006年から *Social Neuroscience* (2006–) や *Cognitive and Affective Neuroscience* (2006–) の刊行が始まっている。なお、日本学術会議「脳と意識」分科会や、日本学術振興会の科学研究費基盤研究 (S)「社会脳を担う前頭葉ネットワークの解明」(http://www.social-brain.bun.kyoto-u.ac.jp/) でも2006年から社会脳を研究課題やシンポジウムで取り上げてきた (その研究や講演をもとに書き下ろしていただいた原稿も本シリーズに含まれている)。編者らは、本シリーズで取り上げた社会脳のさまざまなはたらきを、人文社会科学からのアプローチをも取り込んで社会に生かす「融合社会脳研究センター」を提案していることも附記しておきたい。

【社会脳シリーズ】

1 社会脳科学の展望 —— 脳から社会をみる
2 道徳の神経哲学 —— 神経倫理からみた社会意識の形成
3 注意をコントロールする脳 —— 神経注意学からみた情報の選択と統合
4 美しさと共感を生む脳 —— 神経美学からみた芸術
5 報酬を期待する脳 —— ニューロエコノミクスの新展開
6 自己を知る脳・他者を理解する脳 —— 神経認知心理学からみた心の理論の新展開

以下続刊

7 小説を楽しむ脳 —— 神経文学という新たな領域
8 成長し衰退する脳 —— 神経発達学と加齢学
9 ロボットと共生する社会脳 —— 神経社会ロボット学

社会脳シリーズ6『自己を知る脳・他者を理解する脳』への序
——自他の境界の脳内パズルを解く

 本書のテーマは自己と他者である。自己は他者なしには考えられないし、他者も自己なしでは考えられない。デカルトの「われ思う、ゆえにわれあり」という言明に対して、まさに「われ思う、ゆえに他者あり」あるいは「他者あり、ゆえにわれ思う」と言えそうだ。認知脳科学の進展は、自己と他者のかかわりを社会脳の視点から理解しようとする試みを生みだしつつある。冒頭で述べた「ゆえに他者あり」という表現のうちの他者を社会と置き換えてみてもよい。本巻はこの視点から社会的存在としての脳を、自己と他者の間で相互に照らし出す冒険を行う。自分のことは自分が一番よく知っているという人がいるが、本当にそうであろうか？ 本巻で探る諸テーマでは自分を知ることは他者を理解することより難しいということを、社会脳の視点から検討している。自己と他者がどのような脳内表現をもつのかは、永遠の知的興味あふれるテーマである。
 自己と他者のかかわりをとらえるのに、まず自己があって、そこから他者が生まれるという立場と、他者があってこそ自己が生まれるという立場があるように思われる。いずれの場合も自他

の社会的相互作用が前提となる（Frith & Wolpert 2003）。一方、自己の脳内表現に問題を絞るならば、そのどちらでもなく、両者はいわばメビウスの輪のように（裏をたどるとそれがいつのまにか、表にもなる）、あるいは同一のものの違った見方に過ぎないととらえる立場もあるようだ。他者のなかの自己を考えてみよう。集団の中で仲間と共に育った場合と比べて、一頭だけ孤立して育ったサルは、自己認識が困難になるというが、これは他者との相互作用が自己意識の形成とかかわることを示唆している。本書でたびたび出てくる「他者の心」を推測する心のはたらきである「心の理論 (theory of mind)」についても、他者の心は自己の心のはたらきのシミュレーション（自己の他者化）として読み解くことができるという考え（シミュレーション説）がある一方、自己は独自の理論で読み解けるという考え（理論説）があることは1章でも触れられているとおりである。「他者の心」は物まねニューロンで有名なミラーシステムがかかわるという考えもある。さらに、「自己の心」も「他者の心」も入れ子構造をもつリカーシブ（再帰的）な心のはたらきを担うワーキングメモリによって解き得るという見方まで、その解明の方向性についての現状は混とんとしている。

自己と他者の迷路

さて、自己を知るには、まず自己に気づくこと（セルフアウェアネス）が必要と考えられる。そして、その実現には、自己ならざるものとの出会いの場が必要であるという。そして、自己な

x

らざるものというのは、現実の他者でも、事物でも、あるいは自分の心に浮かんだ表象であってもよいという（西田 1948）。つまり、哲学者、西田幾多郎の言葉を借りれば、「物来って我を照らす」という禅の公案のような表現ともなる。ここでは、気づくことは考えることに対峙する「何者か」によって照らしだされるのである。

自己に気づくには環境が常に変わることも必要だと考えられる。刺激の全くない世界を考えてみよう。ぬるま湯の水槽で首を真綿で巻いた状態で水中に浮いた身体を想像する。このような刺激のない状態にしばらく置かれると自己の身体保持感が消え、しばらくすると幻聴や幻視などが生じることが心理学の実験で確かめられている。ぬるま湯によって触覚はその機能が鈍り身体が消え、手足を動かすことのフィードバックによってはたらき出す自己主体感も鈍くなるのだ。このような刺激がない環境では自己への気づきが希薄になる事実は、他者や社会を含む環境の変化が気づきに必要であることを示している。

ここで、自己と異なるものとして、たとえば他者の手を考えてみよう。他者の手が自分の腕を打った時、その痛みとともに他者に自己が感じられる。一方、他者に予想外にくすぐられたときは、こんどは痛みに代わって笑いが生まれるが、自分で自分をくすぐっても笑いは生まれない（苧阪 2010）。

身体的自己とかかわる触覚や体性感覚は、これは自分の手だという身体保持感と、手を動かしているのが自分であるということで運動の主体感とかかわる（2章）。自分の手が他者の手とし

て認識されるエイリアンハンドなどの身体失認（asomatognosia）や自己の身体性を否定するコタール症候群の症例などが自己認識の障害であるのに対し、身近な妻をそっくりの他人と見てしまうカプグラ錯覚や、その反対に見知らぬ他人をよく知っている人物と見てしまうフレゴリー錯覚などの症例は、他者認識の障害といえよう。自己と他者をどのように脳が区別しているのかを考える上で興味深い。カプグラ錯覚の患者は、他者がさまざまな人物に変装して自分に害を加えるという妄想をもつのである。統合失調症などの社会的不適応症が自己の他有化の体験として現れるという考え（木村 1981）も、身体的自己の自己保持感や主体感の希薄化とかかわりが深いと想像される。自己の他有化は、自他の間の主客の境界をなくし、自分の行為が他者の意思によって遂行されるかのように体験されるという。別の症例では、側頭葉テンカンの症候の一つとして離人症経験があるが、これは脳外科医のペンフィールドの報告によると、側頭葉への電気刺激によって誘発されることが見いだされている。これらの疾病は、脳には自他の意識を担う共通した、あるいは独立した領域があることを示している。

また、哲学者の西田（1948）は『私と汝』という論考で、自己が自己を知るということは自己において絶対の他を認めることであり、それは同時に他者の中に自己をみることであると言っている。そして、私（自己）が内的に他に移り行くということは、逆に他が内的に私に入って来ることであるとも述べている。社会脳にとっても含蓄の深いコメントである。

各章の概要

1章では、アレキシサイミア（失感情症：alexithymia）という耳慣れない障害、つまり感情とかかわる認識の障害を取り上げ、感情が自他を結ぶキーワードであることを示す。この障害は、感情を生み出しそれを認識する機能の障害であり、また自分の感情の同定とその言語化の障害を伴うである。そしてこの、感情を作りだすことの障害が、心身症の患者が自身の率直な感情や葛藤に気づくこと、つまり自己を見つめることが難しいことや、想像力・共感性に乏しいことから思いついたという。したがって、その回復には、心理療法で行われているように、自分のかかえている問題を患者自身に気づかせることが大切だと考えられている。本章では発達障害にかかわる自閉症スペクトラムの臨床像がアレキシサイミアと類似する点を取り上げて、心の理論のアニメーション課題などを用いてアレキシサイミアとそうでない人々をfMRI（機能的磁気共鳴画像法）で比較検討し、この課題で通常活動する内側前頭前野（MPFC）などの領域での脳の活動が患者では低下したことを報告している。そして、自己を見つめることと他者を理解する能力は密接に関連することを見いだしている。また、他者と気持ちを共有する際に、自己と他者との関係性を示す概念としての共感について、それが心の理論とかかわる認知的な共感であるのに対して、感情的共感を区別することもアレキシサイミアの理解に示唆を与えるという。仮想の痛みの画像に対する反応についてのfMRIの比較実験からも、感情的共感とかかわる島や前部帯状回（5章参照）が過剰に活動していることから、自他

の分離が困難で他者と過剰に同一化する傾向が認められると指摘し、知的共感の障害がアレキシサイミアを生む可能性を示唆する。一人称・三人称などの想像力上の視点変換がうまくゆかないことから、この障害が想像力についても問題を抱えていることに言及している。人称問題は本書6章で、また心の理論のアニメーション課題については7章の関連研究でも検討されているので参照されたい。

　2章では、自己を身体的自己からとらえることで、自己が意外にもろい存在であることをちょっとひねった実験を通して示している。この章では、身体的な自己がどのように生まれるのかを、身体の保持感 (sense of ownership) や運動の主体感 (sense of agency) を中心に論じる。米国の哲学者ギャラガーによれば、身体保持感に加えて運動主体感が自己の身体の自己帰属感覚を担うという (Gallagher 2000)。たとえば、意図的な行為 (たとえばカップに手を伸ばす) では、自分の腕を意図どおりに動かせていれば、身体保持感と運動主体感の両方が引き起こされる。しかし、それが意図を伴わない運動 (たとえば誰かに腕をゆすってもらった) の場合は、身体保持感はあっても運動主体感は生じない。本章では、まず身体保持感の不思議をラバーハンドという偽物の手が生み出す奇妙な錯覚現象を通して観察する。この錯覚では、自分の手ではない偽物のゴム製の手 (ラバーハンド) と自分の手を並べて見ているとき、あるタイミングで触覚刺激を与えると、偽の手が自分の手のように感じられる (3章図3−2参照)。この体験は、触覚と体性感覚が視覚フィードバックを介して見かけ上、整合的な身体保持感をもたらすために生まれると推測

xiv

されている。実際、著者らの実験では、両者間のタイミングをずらすとラバーハンドに対する身体保持感は生じなくなり、機能的近赤外分光法（fNIRS）で観察すると運動感覚野の下部領域の活動が生じなくなったという。別のfNIRS実験では、遅延が大きい場合は右の頭頂葉の下部領域が活動を示し、この領域が身体保持感や運動主体感に共通して身体的自己にかかわる矛盾を検出している可能性があるという。さらに、fMRIで観察すると、運動前野と頭頂葉でこの錯覚にかかわる活動が生じているという (Ehrsson et al. 2004)。

ラバーハンド錯覚は身体保持感に関する現象であるが、運動主体感についてはどうであろうか？ 観察者に自己と他者の手の映像のいずれかを見せ、それが自分の手かどうかを判断させるとき、他者が実験参加者の手を動かすような身体保持感のない受け身の運動よりも、自分で動かす能動的な運動の方が正答率が高まるという (Daprati et al. 1997)。また、映像遅延を用いた実験では感覚間のズレが0.2〜0.3秒の時間窓にあれば感覚統合が可能であるらしい。これは運動指令の遠心性コピーによる感覚フィードバックの予測が運動主体感を高めるのに重要な役割を果たすことを示唆しているという。

3章では、自己を知る脳の仕組みが論じられ、自己認識が階層的な処理によって支えられることを示唆している。本章では、自己認識には身体的自己（bodily self）と心的自己（mental self）がかかわると考える。2章でもみた身体保持感と運動の主体感は身体的自己に含まれる。右半球の頭頂小葉や角回近傍の障害は、保持感や主体感の喪失を生み、自分の身体の一部を自身のも

ではないと思いこむエイリアンハンドのような身体失認を招くと同時に、意識が身体から離れて感じられるという体外離脱経験（out-of-body experience）を生みだすが、これらの事実は、身体的自己は多くの感覚の精妙な統合によってもたらされることを暗示している。ちなみに、すでにふれたように体外離脱経験は右半球の側頭葉にテンカン症状をもつ患者などで、右角回〔下頭頂小葉近傍〕に電気刺激を与えると生じるといわれ「私はベッドの上に寝ている自分を上から眺めている」といった、浮遊感を伴う印象が生まれるという。これには、体性感覚と前庭機構の平衡感覚の情報統合が角回刺激によって損なわれるためという説明がある。

次に、心的自己は自己についての一連の記憶によって形成され、自己概念や自己のアイデンティティの基盤ともなっているとされる。ここでは、自己表象とかかわる自己参照効果（self-reference effect：SRE）を通して、心的自己とかかわる脳内領域のfMRIによる探求がなされる。SREは適合度判断を求める参照課題で、自己表象にアクセスされた情報が、記憶するように求められていないにもかかわらず、他の処理（たとえば他者表象）より記憶成績が良好となる効果であり、これは自己表象が豊かで統合度が高いためであるとされる。本章では、SREを通して、MPFC、とくにその背内側、眼窩内側や前部・後部帯状回をつなぐ一連の領域〔大脳皮質正中内側構造（cortical midline structure：CMS）と呼ばれる（Northoff & Bermpohl 2004）〕が心的自己の表現に重要な役割をもつのかを検討している。SREの独自性を検討するため、友人・他者参照課題を導入したfMRI実験では、いずれの課題でもMPFCの背内側や後部帯状

xvi

回などの共通の脳領域がかわり、自己と他者の間に差がないことがわかった。これは、自他の脳内表現が異なる領域にあるとするそれまでの知見と対立するもので、自他の脳内表現が同じ領域で分有されていることを示すものである。自己とは何か？という問いについては、知覚レベルから身体的自己、さらにCMSがかかわる内的な表象のレベルまでの「多様な自己」がどのように統合されるのかを答えることが必要であり、これからの社会脳の重要な課題の一つとなろう。自己は他者と切り離して考えることはできないという視点からは、自他の脳内表現に特段の違いがないとする本章の自己参照課題を用いた研究が一つの示唆になるだろう。

4章では、自己の内的基準が意思決定に及ぼす影響について考える。一般に、意思決定には外的基準（報酬など）の獲得のために一つの答えを決めるような正答のある意思決定と、好きな夕食をメニューから選ぶような正答のない意思決定がある。多くの研究は、前者の意思決定について検討している（第5巻『報酬を期待する脳』参照）。一方、後者は自己の好みや価値観という多様な内的な基準で答えを決めるため、不確定要素も多く研究も少ない。この章では、正答のある場合とない場合の意思決定について、研究の展望を行うと同時に、その社会脳研究のメタ分析を試みている。

知覚的な困難度を操作して、不確実な状況での意思決定をおこなったfMRIの実験では、予測の困難度が増加すると背内側、外側や眼窩部位のPFCの活動が増加するといわれる。このような環境下での、正答のある意思決定のメカニズムは強化学習モデルで期待値や予測誤差に基づ

いて推定され成果をあげているが、単純な強化学習モデル（第5巻1章参照）には限界もあるという。高次な認知構造も意思決定に影響するからである。

一方、正答のない意思決定事態ではモラル・ジレンマ課題などがその例として示される（第2巻『道徳の神経哲学』1章も参照）。慈善団体に匿名で寄付を行うかどうかの意思決定をしている間の脳活動を調べたところ、道徳的立場から金銭的損失があっても自発的に寄付の意思決定した場合は、単に金銭的報酬を得るために判断した場合と比べてMPFCに活動の増強が見られたという（Moll et al. 2006）（第5巻『報酬を期待する脳』2章参照）。選択の正しさを自己の内的基準に沿って判断することは、さまざまな選好判断でも見られることから、著者は正答のない意思決定の研究の重要性を指摘し、またMPFCの関与に注意を向けている。さらに、この分野における最近の多くの研究のメタ分析の結果、著者らは正答のありなしでの意思決定がそれぞれ異なる神経基盤をもつとしている。不確実な状況下での正答あり課題は目標達成型のワーキングメモリ課題のようなタスクポジティブネットワーク（TPN）で、正答なし課題はデフォルトモードネットワーク（DMN）（第1巻7章、8章とコラム参照）がそれぞれの意思決定とかかわると推定している。興味深いことに、TPNとDMNは相反する神経活動を呈することが多く、それらを担う領域も前頭葉の外側と内側にわかれるといわれており、さらなる研究が期待されている。また、著者らは競合事態での正答のない意思決定時の迷いの程度が、事象関連電位の振幅とかかわること、つまり内因性の脳活動の影響を受けることを示している。自己の機能とは何かを考えるとき、

正答のない意思決定過程の研究は一つのヒントとなりそうである。

5章では、他者との関係性のなかで生まれる自己意識を羞恥心（はずかしさ：embarrassment）というユニークな視点からとらえる試みが紹介される。羞恥心は他者そのものではなく、他者の目に映る自己自身が対象となる。自己が恥ずかしさなどの情動の経験を介して発達的に形成されることで、「他者から見られた自己」が自己意識の中に組み込まれることが示唆される。こうした自己に意識が向けられる情動は自己意識情動（self-conscious emotion）と呼ばれ、羞恥心の他、罪悪感やプライドなどの高次情動が含まれるという。他者の目に映る自己を意識できるか否かを調べるには、自己の鏡像認知能力をみるマークテストなどが用いられる。寝ている乳児の顔の一部に、口紅などで赤いマークをつけておいた後、乳児が目覚めて鏡を見た際にマークに気づき、触ったりする反応が見られたら合格である。乳児では2歳になる前にこのテストに合格するといわれ、自己意識の発達を観察できる。自己を知ることの芽生えは、他者の理解ともつながる点で興味深い。少し成長して2歳ころになると、子どもは鏡に映った自分を見てはずかしがったり、テレをみせるようになり、さらに3〜4歳になると、羞恥心などが観察できるようになる。自己の顔でなくても他者に見られているという状況のもとでは、結果として無話は変わるが、自分の顔でなくても他者に見られているという状況のもとでは、結果として無意識に生じる行動がある。英国のニューカッスル大学のコーヒールームでは、飲めば自発的に料金を箱に入れる慣例だが、支払わない人もいる。そこで、そばに（顔ではなく）目の絵を貼っておいたところ、料金を入れる人が3倍に増えたという面白い報告もある（Bateson et al. 2006）。

これは、他者の監視を気にする心がはたらくためであろうと考えられている。むろん、視線の方向も羞恥心とかかわると思われる。

羞恥心を実験的に喚起するのは難しいが、羞恥心を喚起する状況を記述した物語を読ませたりすることによっても可能だという（第7巻『小説を楽しむ脳』参照）。著者らは実験参加者の不格好な顔写真を他者に見られている状況を設定したり、2台のfMRIを連動させ2名の参加者の脳活動を同時に観察できるハイパースキャニング（本書9章参照）に近いシステムを用いて、羞恥心を高めて実験した結果、右の島皮質がその高まりと比例した活動を見せることを見いだしている。

羞恥心はまた社会的不適応ともかかわるようである。自閉症スペクトラム障害（ASD）をもつ人々に複数の幾何学的パターンのアニメーションを見せると（本書7章参照）、健常者では活動する心の理論関連の領域にほとんど活動が見られず、別のメタ分析ではASDなどの活動が低下することも報告されているという。島皮質と他領域のむすびつきの弱さがASD固有の社会性障害を生んでいると考える研究者もいる（Menon & Uddin 2010）。著者らも高機能ASDの人々に自己顔などの写真を写りの善し悪しで（羞恥心の）評価をさせたときの脳活動をfMRIで測定したところ、健常者と比較してやはりASDでは羞恥心の影響が出にくいこと、さらに右の島皮質でも両群で差が認められることを示している。他者の目に映る自分自身を気にする高次な情動が島皮質とどのようにかかわるのか、将来的な社会脳の検討課題の一つであろう。

xx

6章では、他者の心を推定する心の理論の脳内表現を人称表現を変えて検討する試みが行われる。近年、心の理論の神経基盤について、多くのイメージング研究がおこなわれているが、一般的にはMPFC、側頭極や後部上側頭溝が (Frith & Wolpert 2003)、さらに、側頭頭頂接合領域 (TPJ)、前部帯状回や下前頭回 (IFG) や前部上側頭溝なども心の理論課題で活性化を見せることがわかってきた。一方、心の理論課題を考える上での問題の一つに自己を支える神経基盤との関連が考えられるようになってきた。自己認識が発達した後で他者の心の推定が可能になるのか、あるいはその逆なのかについては、この序論の冒頭でも述べたようにシミュレーション説と理論説のいずれが先なのか、あるいは共生的に発達するのかを考えねばならないだろう。

心の理論と自己認識の神経基盤についてEネットワークなるものが提案されているが (Legrand & Ruby 2009)、このネットワークではMPFC、楔前部、TPJや側頭極などを含む領域が心の理論と自己認識の双方の獲得にかかわるとされるという。しかし、一方では5章で見たように自己認識には右の、他者の認識には左のPFCなどの独立した領域がかかわるという考えもあることが紹介されている (Keenan et al. 2000)。

さて、「私」という一人称の主語をもつ短文と、「彼」といった三人称の主語をもつ短文を実験参加者に読ませて、事象関連fMRIによって検討したのが著者らの研究である。一人称主語と三人称主語の短文について前者は自己の、後者は他者の心的状態と深く結びついていると想定し

xxi　社会脳シリーズ6『自己を知る脳・他者を理解する脳』への序

ている。著者は先行研究も考慮しながら、一人称条件では右のPFCが、三人称条件では左のPFCがより大きな活動を示すと予想した。実験では2つの短文が提示された。一人称条件では1つ目の主語が「私」であり、三人称条件では「彼」か「彼女」であった。一人称条件から三人称条件を差分した実験結果から、左のPFCの背外側領域で三人称条件の変化率が一人称条件より高いことがわかった。しかし、右のPFCの活性化が一人称条件で見いだせず、また前部帯状回とTPJでは両条件で活性化を示しながら信号強度では差が認められなかったという。「私」という一人称主語の効果が、3章で使われた自己参照課題を用いなくても有効だったのかどうかは不明であるが、著者は自己に固有の神経基盤がある可能性を考えている。一人称条件で活性化が見られた尾状核については、自己認識に関与する潜在学習の可能性をあげているが、これは将来的な課題であろう。

7章では、自己の心を知ることと他者の心を理解することの違いを検討した上で、アニメーションを用いたfMRIの実験を通して、どのようにして知覚脳（ものの世界の知覚）から社会脳（できごとの世界の認知）が生まれるのかを検討している。複数の幾何学的パターンによる社会的相互作用のアニメーション（Simmel & Heider 1946）、認識対象として動くエージェントがどのような意図をもつのかを判断する際の神経活動について事象関連fMRIを用いて観察している。用いられた50種のパターンには、ランダムな運動にすぎないものから、一方が追いか

けられていじめられたりするようなパターンまで意図性の異なるアニメーションが含まれている。幾何学的パターンの動きが意図性の低い場合は因果的な社会的現象あるいは「できごと」として認知的に消化されると想定し、前者では社会脳がかかわると想定している。行動データを見てみると、エージェントへの心的状態の帰属は評価された意図の強さが強いほど社会的相互作用が強く認められた。実験の結果、意図性の評価が高くなるにつれて知覚脳が社会脳のネットワークに切り替わってゆくことがわかった。パラメトリック・モジュレーションによる分析の結果、活性化した脳の領域は、意図性が低い場合は舌状回など後頭葉を中心とした視覚領域が意図性と負の相関を示し、高い場合は右のSTS、IFGや左のTPJが意図性と正の相関を示した。STSやTPJは自他の区別や心の理論とかかわることが知られており、意図性は社会脳のネットワークと密接にかかわることを示唆している。このような結果は、人々がなぜアニメーションを楽しめるのかという問題について、一つの答えのヒントを出しているように思われる。第4巻で北斎漫画が動きの姿を活写していることが創造的な心のはたらきを触発することを見たが、これと似たアニメーションを楽しむ心のメカニズムが心の理論をもつ社会脳に存在することがわかったといえる。心の理論でアニメーションを解く楽しみである。

8章では、私たちの行動が何らかの原因で阻害され、フラストレーションに陥った場合、その理由をどのように合理化するかを他罰と自罰という因果帰着とのかかわりを調べている。私たち

は、あるできごとがなぜ生じたかをうやむやにすることはない。そのできごとの原因を自分なりに納得させることで、心の安定化を図り社会的に自分の立ち位置を確認し社会適応するのである。もし、フラストレーションが攻撃性を生む場合には、その原因帰属の方向が他者に向くならいわゆる他罰傾向の反応が見られるだろうし、自分に向くならば自罰傾向の反応が観察されるだろう。個人にとどまらず、大きな組織や国家においても自罰や他罰の傾向性が認められるところが面白い。

本章では、Ｐ-Ｆ（picture frustration）スタディ（Rosenzweig 1934）から生まれた漫画による一種の投影法を用いたテストを利用して35名の参加者から、自罰と他罰の得点が高いそれぞれ9名ずつの参加者をfMRI実験で調べている。その目的は自罰と他罰群で、それぞれの脳内メカニズムに違いが認められるかどうかを検討することであった。テストは図版に示されているような漫画の右の空白バルーンの中に自分で反応を書き込んでもらうというものである。実験の結果、他罰群では眼窩前頭葉皮質を含む腹外側ＰＦＣで活動の増加が認められたのに対し、自罰群では背外側ＰＦＣに活性化がみられた。前者では怒りの感情とかかわる腹外側ＰＦＣが活性化することから他者への攻撃の抑制を反映していると解釈できそうである。後者では認知的制御のかなめとして知られる背外側ＰＦＣが活動することからフラストレーションを解消し、一方後者では欲求が阻害されるとそのような阻害を生みだした他者を攻撃することでフラストレーションを解消し、このように、個人の性格傾向が攻撃的（他罰的）であるのか抑制的（自罰的）であるのかを社会脳の視点から検討することは、臨床的な意味からも重要であろう。

最後に9章では、われわれが互いに協調や協力するのはなぜなのか、そしてそれを担う社会脳内メカニズムとはどのようなものであるのかについて考える。歌や音楽は同期的協調を通して人々の心を融合させ、共に歌い踊って絆を固めることで人類の進化、ひいては協調性に富む豊かな社会をもたらしたという (Mithen 2006)。歌声とリズムによる体の動きが同期し始めると、同じ情動状態をもたらし、共に歌うことは自己と他者の境界を溶かすという秘めたパワーをもつ。本章では、ともに歌うことが複数の脳を一つの心に融合させることがあるという事実を、複数の人々の脳活動を同時に計測できるハイパースキャニングという最新の手法を用いて吟味している。実験参加者28名（2名一組の14ペア）に対して童謡をハミングする実験を実施した。自分ひとりでハミングをしたり、相手のハミングを聞いたり、ペアで対面で協調ハミングする条件が取り入れられた。脳内での時間的同期活動がどこから生みだされるのかを機能的近赤外分光法（fNIRS）と、コヒーレンス分析によって両側の周波数帯域ごとの同期を算出した結果、単独ハミング条件と比較して、協調ハミング条件では両側の下前頭皮質などで神経同期活動が認められた。霊長類、鳥類や昆虫でも同様の鳴き声における協調行動が見られ、ヒトも同様にハミング（や歌）によって社会的結びつきを強めるはたらきをもつことがその神経基盤において見いだされたといえる。

以上、本巻では自己と他者をめぐる迷路をさまざまな側面から探ってきた。自己と他者の境界があらわになり、迷路が迷路でなくなるにはさらなる社会脳の新たな展開が待たれる。

引用した文献については、各章の文献リストを参照していただきたい。本巻についても編集上

でお世話になった新曜社の塩浦暲氏、校正を手伝っていただいた京都大学研究員の矢追健氏に感謝を表したい。

苧阪直行

目　次

「社会脳シリーズ」刊行にあたって　i

社会脳シリーズ6『自己を知る脳・他者を理解する脳』への序　ix

1　アレキシサイミアと社会脳　　守口善也　1

はじめに――自分のことがわかること　1

自分のことがわかることは、なぜ大事なのだろう？　2

アレキシサイミア（失感情症）とは？　4

自閉症スペクトラム　8

自閉症スペクトラムとアレキシサイミア　12

自分のことがわかることと、他人のことがわかること　13

アレキシサイミアでの心の理論　15

共感とは？――共感における自己と他者　18

運動感覚レベルの同調とミラーニューロン　22

感覚運動レベルのマッチングと認知的共感
　　　　　——理論説vs.シミュレーション仮説 26
　　　アレキシサイミアと感覚運動レベルのマッチング 28
　　　自分の感情への気づきのモデル 31
　　　改めて、自己と他者の理解について 34
　　　おわりに 38

2　身体的自己の生起メカニズム —————————— 嶋田総太郎　41
　　　はじめに 41
　　　ラバーハンド錯覚 43
　　　運動主体感と身体保持感 50
　　　遅延感覚フィードバックへの順応 63
　　　おわりに 71

3　自己を知る脳 —— 自己認識を支える脳 ———— 矢追 健・苧阪直行　73
　　　「自分」が「自分」であるということ 73
　　　自己認識とは 75
　　　「私」はどこにいるのか 76

xxviii

身体的自己とその脳内神経基盤 ... 79
鏡の中の自己 —— 顔と身体 ... 81
「この手」は誰のもの？ —— 身体保持感と運動主体感 ... 83
心的自己とその脳内神経基盤 ... 93
自己参照効果とは ... 94
心的自己は「特別」なのか ... 96
統合された自己とは ... 107

4 自己の内的基準に基づく意思決定　　　　中尾　敬　111
はじめに ... 111
不確実下における正答のある意思決定 ... 113
社会的状況における正答のある意思決定 ... 117
正答のない意思決定 ... 120
正答のある意思決定と正答のない意思決定の違い ... 123
おわりに ... 134

5 自己を意識する脳 —— 情動の神経メカニズム ——　　　　守田知代　137
はじめに ... 137

6 心の理論の脳内表現 ——————— 大塚結喜　167

はじめに　167
心の理論の脳内基盤　168
Eネットワーク　170
人称問題　172

自己認知の発達過程　140
自己意識情動の発達過程　142
自己認知に関与する脳領域　144
自己意識情動を喚起する脳領域　148
羞恥心を増幅させる手法　152
主観的な情動経験にかかわる領域　154
羞恥心とメンタライジングとの関係　157
自閉症スペクトラム障害者の自己意識情動　161
おわりに　165

7 エージェントの意図を推定する心の理論
―― 知覚脳からアニメーションを楽しむ社会脳へ ―― 苧阪直行　181

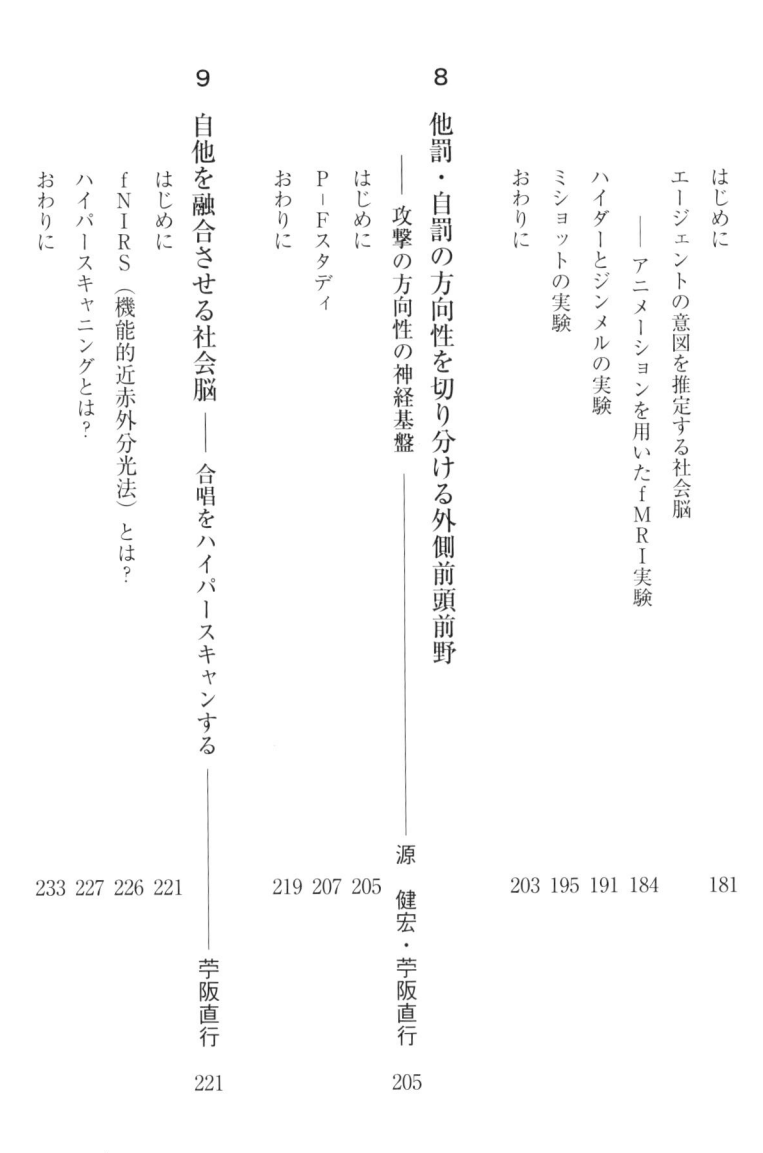

はじめに 181
エージェントの意図を推定する社会脳
　　——アニメーションを用いたfMRI実験
ハイダーとジンメルの実験 184
ミショットの実験 191
おわりに 195 203

8 他罰・自罰の方向性を切り分ける外側前頭前野
　　——攻撃の方向性の神経基盤　　　　　　　　　　源　健宏・苧阪直行

はじめに 205
P-Fスタディ 207
おわりに 219

9 自他を融合させる社会脳——合唱をハイパースキャンする　　苧阪直行

はじめに 221
fNIRS（機能的近赤外分光法）とは？ 226
ハイパースキャニングとは？ 227
おわりに 233

xxxi　目　次

引用文献 (1)
事項索引 (3)
人名索引 (9)

装幀＝虎尾　隆

1 アレキシサイミアと社会脳

守口善也

はじめに —— 自分のことがわかること

この章では、アレキシサイミア (alexithymia) に関する社会性の問題について取り上げる。「アレキシサイミア」といってもなかなかピンと来ない方が多いと思われるが、詳しくは後ほど話すこととして、ここでまずざっくり言ってしまうと、「自分のことがわかる」ことに関係している。

自分のことがわかる、といっても「自分のことは自分が一番よく知っている、当たり前じゃないか」と言われそうであるが、実は自分のことを知る、というのはそう簡単ではない。古今東西、人間は「自分のことを知る」ということにとりつかれ、魅せられ、そしてその自分に翻弄され続けてきた。人間は、古くは自らのからだや頭を切り刻んで解剖し、現在でも、最新の科学を用い

自分のことがわかることは、なぜ大事なのだろう？

て必死に「自分のことを理解」しようとしているが、まだその答えを100％出しているとは言い難い。日常的な例でも、自分で自分のことを「〇〇な人間だ」と思っていても、他人から「君は××な人間だね」と全く違う意見を言われて、はっとする経験を持った人も多いであろう。ひょっとすると、自分のことをわかっていくことそのものが、人生そのものなのかもしれない。

古今東西の偉人・賢人は様々に、自分のことがわかることの重要性を指摘してきた。ソクラテスは、自分がいかに無知であるかを知ることが重要といったわけであるし、西洋の哲学は自分（人間）のことを理解することにとても重きを置いている。中国の戦国武将は、自分の能力を知ることが戦いに勝つすべである、と強調し、孫子は「彼を知り己を知れば百戦殆うからず」と言った。そのほかにも、「我を知らずして外を知るということわりあるべからず。されば己を知るものを知れる人というべし」（吉田兼好）「人を知る者は智、自ら知る者は明なり」（老子）など、枚挙にいとまがない。

ではなぜ自分のことがわかることがそんなに重要なのであろうか？ 例として私の関連する精神医学・心身医学の観点から、「精神療法」を取り上げたい。精神療法とは、臨床心理士や精神

科医などが、心理的な問題を抱える患者・クライエントとのかかわり、主には対話によって、その問題を解決していく治療手法で、たとえば有名なものに「精神分析療法」がある。フロイトやユングといった人々が有名で、名前を聞いた人も多いだろう。何か問題を治療者が明らかにして、それを外科治療のように取り除く、というイメージを持っている人もいるかもしれないが、実は一般的な精神療法では、治療者が直接的に「あなたの心の○×△が問題だからそれをやめてください、そして〜してください」などと直接論ずることはほとんどない。それで治るのなら苦労はないだろう。心理的な問題というのは、本人が気づいていない場合も多く、特に無意識のうちに、非適応的な考えや行動に陥っている患者さんが多いわけである。そこで治療者が最も重視しているのが、「自分の抱えている諸問題に、自分で気づく」ことをサポートする、ということである。治療者は「それをどのように思うのか」「そのとき自分はどう感じたのか」「なんでそう考えたのか」といった自分に対する「気づき」を促すような「問い」を最も多く行う。そして患者さんがそのような応対の中で、"はっと" 自分の心の奥にある問題に気づいたときに、その問題を自分で受け止め、対処できるようにサポートする、ということである。あくまで患者本人が自分で自分のことに気づいていくことで、自分で治っていく力を信じて、サポート役に徹するということなのである。このように、「自分のことがわかること」は、どのような精神療法でも、最も重要な治療的プロセスと考えられている。

アレキシサイミア（失感情症）とは？

人はみな、自分の気持ちは自分の気持ちとしてわかっていると思っている。「怒っている」「悲しい」「楽しい」などなど、人間の気持ちは様々であるが、自分が「怒っている」と感じているのであれば、それは「自分が怒っている」のであることには、なんら疑いの余地がなさそうに思える。しかしながら、自分の情動のある状態を、ある「気持ち」として感じる（たとえば「怒っている」）というのは、実は人間らしい非常に認知的な作業なのであり、当たり前のことではない。先の精神療法の例でも、患者さんが自分の心の問題や本当の気持ちに気づくのに、何年もかかることも珍しくないのである。

少し余談になるが、皆さんは「幸せなら手をたたこう」という歌をご存じかと思う。「幸せなら手をたたこう　幸せなら態度でしめそうよ　ほら　みんなで手をたたこう」となるわけだが、実は英語では、冒頭の「幸せなら手をたたこう」の部分は "If you're happy and you know it, clap your hands." である。お気づきだろうか？ 実は直訳すると「あなたが幸せで、それをあなたが知っているなら、手をたたこう」なのである。なんでわざわざ自分が幸せであることをあえて知らなければならないのだろうか？ 幸せは幸せでいいのではない

だろうか？「幸せである」ということ一つとっても、それに「気づく」ということはさらに重要である、というメッセージが、この非常に有名な「幸せなら手をたたこう」という民謡（メロディはスペイン民謡、歌詞は木村利人）にも込められている。

ここでさらに例として、「心身症」の患者さんのケースを挙げてみたい。心身症（psychosomatic disorder）とは、「身体症状・身体疾患において、その発症や経過に心理社会的因子が密接に関与している病態」とされており、特定の疾患、特定の診療科にしばられるものではないが、一般の診療科で扱うような多くの疾患（たとえば、高血圧、十二指腸潰瘍、気管支喘息など）が心身症に含まれる（守口 2013）。"ストレスで胃が痛くなる""息子の成績の悪さが頭痛の種だ"といったことを経験された方も多いのではないかと思うが、脳（こころ）と身体はつながっている。1970年代の話になるが、こうした心身症の患者さんを観察してきたアメリカの精神科医で、ハーバード大学医学部教授のピーター・E・シフネオス（Peter E. Sifneos）は、心身症の患者さんが、自分自身の率直な感情や葛藤を認識し"気づく"ことができず、自分の内的な感情を表現し言語化することが苦手であり、空想力や想像力、創造性、共感性が乏しいといった特徴を有しているのではないかと考えるようになった。そして彼らの治療上、最も大きな問題として考えられたのは、そうした自分自身への"気づき"と自己表現が乏しいために、対話による精神療法が深まらず、治療に極めて反応しにくい、ということであった。彼らは自分自身の悩みや感情の細やかな部分の表現ができず、精神療法でのセラピストとの対話は患者自身を掘り下

5　1　アレキシサイミアと社会脳

げるような方向に向かず、その内容は常に自己以外の外部の些細なことに終始し、表情や仕草はぎこちなく、生き生きとした治療者とのコミュニケーションが失われていたのである。そして、自分の気持ちがどんなものか、自分でもよく意識できない状態にあることが多い状態になっているのである。シフネオスは、このような心身症患者さんの特徴を「アレキシサイミア（alexithymia）」と名づけた（Sifneos 1973）。この言葉は、ギリシャ語の a（非）、lexis（言葉）、thymos（感情）を組み合わせたもの、つまり「感情に言葉がない（no words for feeling）」という意味を表す造語である。

アレキシサイミアの人々は、自分の気持ちや思いについて注意を向けたり、話そうとしたりせず、自分の生活状況・仕事環境などを客観的に回りくどく説明口調で話すことが多くなる。「仕事でミスをして注意された」など、大きなストレスを感じているだろう、と思われる話の場合でも、自分の受けているストレスフルな気持ちを掘り下げる話にはならない。代わりに上司や周りの状況説明はくどくど詳細で、聞いているとむしろこちらが退屈になってくる。しかし、「そのとき、あなたはどんな気持ちになりましたか？」と質問してみると、それ以上言葉を紡ぐことができず、一気に会話が途絶えてしまう。

このアレキシサイミアは、日本語では「失感情症」と訳されることがあるが、実際には"感情を失ってしまう"のかというと、そういった単純な話ではないのではないか、というのが、感情をターゲットとした心理学での現在の考え方である。自分の感情を起こす元となるある身体・脳

の状態があり（たとえば"興奮している状態""沈静化している状態"とか"ポジティブ（よい）""ネガティブ（悪い）"などの動物的な心身のモードが「認知処理」するかによって、「ある感情を感じている」と自覚できることになる。つまり、感情の元となる動物的・原始的心身の状態と、実際にあきあがる感情という反応物は厳密には異なるのである。感情の元となる動物的・原始的な心と体の状態を「情動（affect）」と呼んで「感情（emotion）」と区別することもある。アレキシサイミアは、感情の元となる心身の状態が壊れてしまったり、なくなってしまったりということを意味しない。感情の元となる"火種"のようなものはあるのだけれど、それを「認識」して改めて人間の「感情」として作り上げることの障害なのである。たとえば「私は怒っているんだ」と改めて"気づかせる"ような、より高次のプロセスの問題なのだ、という考え方である。したがって、単純に「感情を失った」といった内容では語れないものを含んだ概念なのである。

こうした自己の感情の認識の問題であるアレキシサイミアが、当初は、心身症、つまり心理社会的な背景のある身体症状を呈する患者さんに見られる特徴として提唱されたわけであるが、このことはどのような意味を含んでいるのであろうか。一つ考えられるのは、感情同定・表現（自己の情動・感情状態への「気づき」と「言葉」）が、ある一定のストレスの発散作用を果たしていて、それが（アレキシサイミアのように）できなくなると、ストレスが言葉で発散できない分、身体の症状として表現されるようになる（身体化という）、その結果心身症につながるのではないか、と

7　1　アレキシサイミアと社会脳

いう説である。「もの言わぬは、腹ふくるる業なり」というわけである。様々なヒトを対象とした脳機能の研究では、これを支持するものもある。たとえば、情動的な刺激（恐怖を感じている顔表情など）を見たときに活動する"扁桃体"と呼ばれる脳の領域は、情動反応の中枢と考えられているが、その与えられた刺激の情動的な価値を言葉にして名前付けする（たとえば、「これは恐怖を感じている表情である」とラベリングする）作業をすると、この扁桃体の反応が低下することが知られている。つまり感情の言語化は、感情の制御機能を持っているのではないかと考えられ、先人の言葉である「もの言わぬは、腹ふくるる業なり」は慧眼であったと言えるのではないかと思われる。

自閉症スペクトラム

ここで、アレキシサイミアの話と関連して、自閉症スペクトラムの話をさせていただきたい。なぜここで自閉症スペクトラムの話なのかというと、この自閉症スペクトラムとアレキシサイミアの、その両者の臨床的特徴が、一見すると大変似ているところがあるという指摘がなされているからである（Fitzgerald & Bellgrove 2006）。

自閉症スペクトラムとは、「発達障害」と呼ばれる精神的な障害の一種である。その最も重要

な特徴は、社会的な対人交流・コミュニケーションがうまくいかなくなることである。そして同時に、興味が狭く限局し、反復して同じ行動パターンをとるようになるといった特徴も伴う。

自閉症スペクトラムの問題は、対人的なコミュニケーションである。そして、その際に、大きな問題と考えられているのが「心の理論 (theory of mind)」と呼ばれる能力である (Premack & Woodruff 1978)。「心の理論」とは不思議な言葉であるが、どのようなことかというと、「人間の心のはたらきはこのようなものだ」という一般的な原則（＝「理論」）を元に、心のはたらきによる人間の行動を予測することなのである。有名なのでご存じの方も多いかと思われるが、「サリーとアン」の課題、というクイズがある（図1-1）。サリーとアンは、最初、部屋で一緒に遊んでいる。サリーはビー玉を、かごの中に入れて部屋を出て行った。サリーがいない間に、アンがいたずらして、ビー玉を別の箱の中に移してしまう。（そうとは知らない）サリーが部屋に戻ってきて、ビー玉で遊ぼうとして、最初にどこを探すか？　というのが質問である。サリーは、アンがいたずらをしてビー玉を移してしまったのを知らないはずなので、正解はサリー自身が入れた「かごの中」である。このときに、この正解を答えるためには、サリーがビー玉の位置を、実際にそれがある位置（＝箱の中）とは違うところ（＝かごの中）にあると思っている、つまり「勘違い」をしているということを理解する必要がある。つまり、「人間というのは勘違いをして、間違うこともしている」という、人間の心のはたらきに関する原則を知らなければならない。このような課題を「誤信念課題」という。こうした人間の心のはたらきに配慮できないと、先の課題で言

9　　1　アレキシサイミアと社会脳

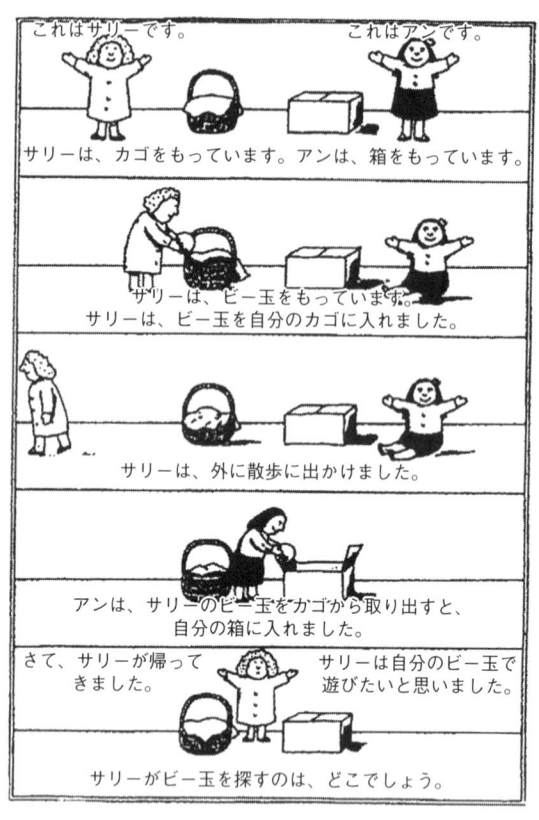

図1-1　サリーとアンの課題

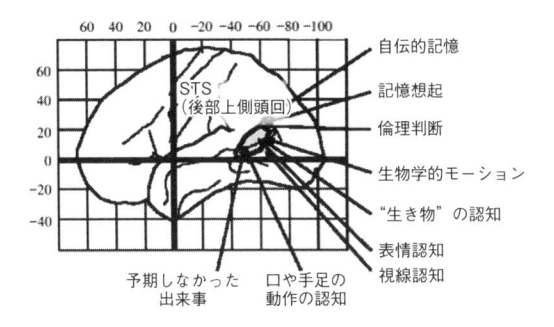

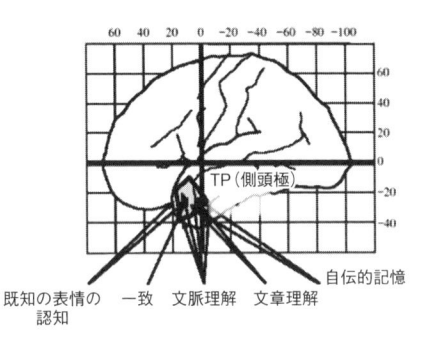

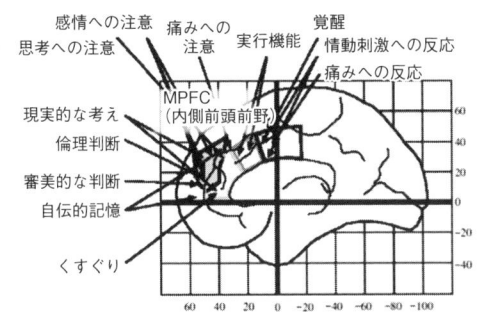

図1−2 心の理論関連の脳部位（Frith & Frith 2003 より引用）
縦横の軸は、空間上の座標軸を表す（mm）

えば、「ビー玉は箱の中にあるんだから、サリーは箱を探すだろう」と思って「箱を探す」という回答になってしまうことになる。事実、自閉症スペクトラムの子どもたちは、「箱」と答えてしまうことが知られており、心の理論課題が不得手であると考えられている。

この、心の理論を必要とするような様々な課題を行っているときの脳の活動を、機能的磁気共鳴画像（fMRI）やポジトロン断層撮影（PET）といった手法を用いて測定してみると、いくつかの重要な脳の部位があることがわかる（Frith & Frith 2003）。たとえば、後部上側頭回（STG）、側頭極（TP）、内側前頭前野（MPFC）などである。もちろん、これ以外にも、心の理論に重要な脳の部位はたくさんあるが、いくつもの領域がクローズアップされる（図1-2）。そして、重要なことは、こうした脳の部位の活動は、自閉症スペクトラムの人々では低下することが知られているのである（Castelli et al. 2002）。自閉症スペクトラムは、こうした心の理論に関する障害で、何らかの神経的な異常が背景にあることが推察されるわけである。

自閉症スペクトラムとアレキシサイミア

先ほど、自閉症スペクトラムは、臨床的特徴において、大変に似ていると

ころがあると述べた。それは、双方とも、周りとの生き生きとしたコミュニケーションが苦手で、想像性に欠け、内省傾向が少なく、自分以外の外界の事物にとらわれ、人間的なものよりは機械や数学・コンピュータといった非人間的なものを好み、表情や姿勢はぎこちなくて硬く、感情的でない、といった要素を共有しているからである。

しかしながら、自閉症スペクトラムとアレキシサイミアの概念は、元々はそれぞれ全く異なる発想から生まれている。つまり、自閉症スペクトラムは対人的コミュニケーション、つまり「他者」の心を読み解く心の理論のような能力の障害が予想されていたのに対し、アレキシサイミアは「自分」の気持ちを同定して表現することができない、ということを主眼としていたはずである。このように、全く違うところから生まれた2つの概念が、まわりまわって同じような人々のことを指しているかもしれない、というのは非常に興味深いことに思える。

自分のことがわかること、他人のことがわかること

ちょっと考えてみると、自分のことがわかることと、他人のことがわかることは、関係しているのだろうか？　たとえば、自分のことがわかる人は、他人のこともわかるのであろうか？　その逆も正しいのだろうか？　また、自分のことは手に取るようにわかるけれど、他人のことはわ

1　アレキシサイミアと社会脳

からない人とか、その逆とか…いろいろありそうである。しかしながら、何となく、自分のことがわかるということと、他人のことがわかるということには、少なくとも両方とも共通項がありそうな気がする。なぜなら、先ほどの「人の『こころ』を理解する、という意味では両方とも同じだからである。そうなると、先ほどの「心の理論」のような、人間の心に関するはたらきに配慮して、その行動を予測するような能力がその共通項なのではないのか？と考えることもできそうである。

自分のことがわかるということにも、人間の心に関する一般理論は大きな影響を及ぼすことは、理解していただけるのではないかと思う。たとえば、「人間は間違いや勘違いをおかすこともある」という原理を知っていれば、自分は今こう思っているけれど、ひょっとすると勘違いかもしれない、と思って自分の考えを見直すことにもなるだろうし、たとえば「人間は馬鹿にされたら怒るべきもの」という認識があればこそ、馬鹿にされたときには黙っていないぞ、という気分にもなる。もちろん、人間はいちいちこんなことを意識的に処理してはいないわけで、極めてオートマチックにものごとが進んでいるわけであるが、実際には、自分のことを理解するためにも、「人間の心というのはこういうもの」という規範が役に立つことは想像できるのではないだろうか。

自分のことを理解するというときに、ある意味自分を「外から眺めて」観察することが重要になる。ややこしい話になるが、自分が自分のまま自分のことを理解する、というのは実は難しいことで、自分が自分の外に出ないと、自分の全体像はわからない。こうした認知的プロセスを

「メタ認知」という。つまり、自分の外に、自分の分身のこびとを創造して、そのこびとからの視点で自分のことを眺めてみるようなイメージである。自分のことが観察される対象になる、という意味で「客体化」という言葉が使われることもある。

いずれにしろ、自分のことを理解するのには、自分の外に視点を置かなくてはならない。その際に自分を理解する手法は、他人を理解する手法と近づくことになる。

アレキシサイミアでの心の理論

以上のような背景を踏まえて、私たちの研究グループは、アレキシサイミア、つまり自分を見つめることに困難を感じる人々では、他人のことを理解する心の理論の能力が障害されているのではないか、そしてその問題は、自分が自分の外に出て自分を見つめることの問題なのではないか、という仮説を立て、fMRIによって脳機能を測定する実験を行った（Moriguchi et al. 2006）。（精神科にかかっている障害を持った人ではないものの）心理検査や面接などでアレキシサイミアとされた人々と、そうではない健常な人々に対して、心の理論の能力が必要とされる課題を行ってもらったのである。課題はロンドン大学（University College London）のチームによって開発されたものを、許可を得て使用した（図1−3）。これはアニメーション課題で、原著者の

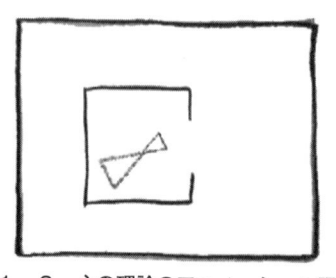

図1-3　心の理論のアニメーション課題

ホームページ上で見ることができる（https://sites.google.com/site/utafrith/research/animations）。大小の2つの三角形が動くアニメーションであるが、あたかも人間の心のはたらきをイメージさせるような動きになっている。まるで、2つの三角形がお互い気持ちを持って交流しながら、ストーリーを紡いでいるような感じである。つまり、無機質であるはずの三角形の動きに、どのくらい人の心のはたらきを感じられるか、という能力が要求されるわけである。この三角形の人っぽい動きのアニメーションと、同じ分だけ動くけれど全く人の心のはたらきは感じられない、全くランダムな動きの三角形アニメーションを用意して、それを見てもらい、「三角形が何を考え、どんな風に感じているのか」を想像してもらっているときの脳の活動を測定した。人間っぽい動きを見ているときの脳活動の図から、そうでないランダムな動きを見ているときの脳活動の図を差し引きすると、先ほど述べたような脳の部位、すなわちSTG、TP、MPFCと呼ばれる部位の活動が認められた。つまり、このアニメーション課題では、心の理論に関係しそうな脳のネットワークが確かに関与していると言えそうで

あった。そして、この3つの部位の脳活動を、アレキシサイミアの人々とそうでない人々で比べてみると、特にアレキシサイミアの人々では、心の理論に関係する脳の重要な部位の一つであるMPFCの脳の活動が低下していることがわかったのである。自分のことがわかるかわからない人（アレキシサイミア）は、他者のことがわかるための神経ネットワークが障害されているわけであるから、これは、自己と他者の理解をする上での共通項がやはり存在する、という私たちの仮説を支持していることになる。

私たちは、この脳のMPFCという部位の活動が、心の理論の中でどのような役割を担っているのか興味を持った。そこで、同時に参加者の人に対して、様々な心理的な側面に関して、心理検査（質問紙）を行った。すると、いろいろある項目の中でも特に、「視点取得能力（perspective taking）」という項目の得点が、最もMPFCの脳活動と関連していることがわかった。視点取得というのは、先ほど説明したとおり、自分とは違う視点を取得して、そこから観察できる能力のことである。つまり、自分の外にこびとを創って自分を見る力、ということに相当する。この脳の場所は、アレキシサイミアで活動が低下していた場所である。つまり、私たちの最初の仮説に戻れば、自分を見つめることと、他人のことを理解する心の理論の能力とはつながっている。そしてそのつながりは、「自分が自分の外に出て自分を見つめること」を介してつながっている。このことが自己と他者の理解を結ぶ共通項であるということが、この研究結果から示唆されるわけである。

17　1　アレキシサイミアと社会脳

共感とは？——共感における自己と他者

これまで、自己のことをわかることと他者のことをわかること、その両者のかかわり、そしてアレキシサイミアがどのようにかかわるかを述べてきた。対人コミュニケーションの中で、他者を理解し気持ちを共有する際に、その自分と他者との関係性・ありかたを示すのが「共感（empathy）」という言葉である。一般にはたとえば、「あの人の意見には共感する」とかいう言い方をする。「この人の生き方は多くの共感を呼んだ」など、ある人の考えや気持ちに「そうだ！」という賛同することを「共感」と表現していることが多いように思われる。つまり、他人の気持ちが「わかって」「自分もあたかもそのような気持ちになる」ということが共感という言葉が使われるときの重要な用件になっている。関連する英語表現で、"put oneself in someone's shoes" という表現があるが、直訳すると「自分を、他人の靴を履いた状態にする」ということである。これは「相手の身になる」という意味であるが、まさに共感は「他人の靴を履いてみる」行為にたとえられると思われる。今 Facebook などのソーシャルネットワークではやっている「いいね！」も、とどのつまりは、「私はあなたの発言に共感していますよ」ということを一言で表している言葉なのではないだろうか。こうした「いいね！」に代表されるような共感は、

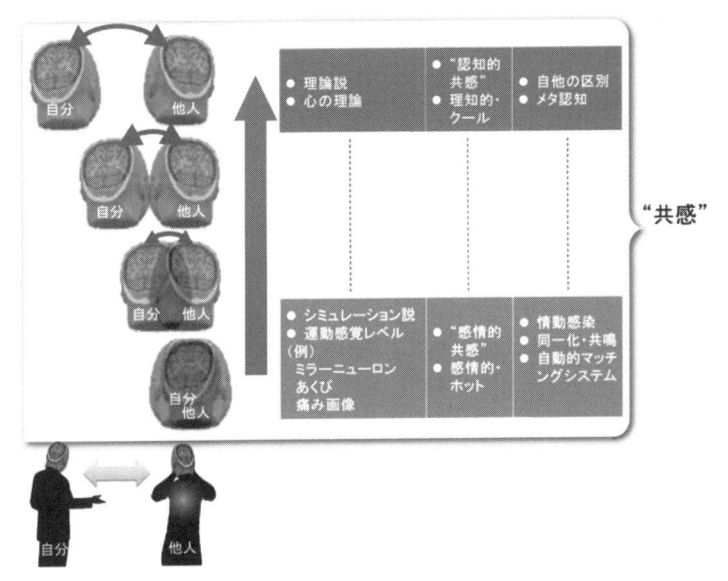

図1−4　共感の構造（カラー口絵参照）
自分と他者の距離によって、他者理解のシステムも変わってくる。

社会のつながりをもたらし、会社・学校・共同体・国家などなど、いろいろなレベルでの連帯感や共同体意識を生み出す。そこでの共感のありかたによっては、国家主義や、はたまた転じてファシズム・軍国主義など社会全体をも大きく動かしてしまう力となることは、たとえば戦前の日本やナチスドイツなどを思い出してみると容易に想像できる。なので、「共感」は、複数の人間のありかたの根本に横たわって、社会を支えている人間の心のはたらきと言って過言ではないと思われる（図1−4）。

先に、自己理解の障害であるアレキシサイミアでの、他者理解の問題、特に「心の理論」の問題を取り上げ

19　　1　アレキシサイミアと社会脳

た。「共感」が、他者理解の際の自己－他者の何らかのありかたを示す概念であるのであれば、共感の概念を押さえておくことは、自己－他者を理解すること、そしてその障害の構造をより深く掘り下げることができるのではないだろうか。実際には、「共感」の定義は、先に挙げたような一般に使われているイメージとは違って、様々な学者がいろいろな提案をしていて、かなり複雑な概念である（Preston & de Waal 2002）。

そもそも、他者をわかること、そしてその際の自己－他者の関係のありかたが共感だとすれば、先に挙げた「心の理論」は、共感の文脈ではどのように関係づけられるだろうか？「心の理論」という言葉が使われる際には、他者の「意図」や「考え方」等の理解といった、より認知的な色合いが濃いのに対し、「共感」の場合には他者の「気持ち」や「感情」などの共有、といったより情動的な意味合いが濃い場合が多いようである。

しかし共感は、「心の理論」よりはやや広い人間の心のプロセス、そしてその自分と他人のありかたを示していることが多いようである。特に、共感では、文字通り他人と気持ちを分かち合う〝ホットな〟共感と、ある程度冷めた〝クールな〟共感がある、という考え方が支配的である。クールな、というのはより「理知的な」「認知的な」共感という意味である。「共感性が高い」というと優しくて、他者のことを思いやれる「あったかい」人、という印象があるから、少し奇妙な感じがする。しかしながら、他者の気持ちに単純に同調・同一化して同じ気持ちになり（〝情動感染〟）、そのような思いやりが可能かどうかを考えてみると、決しておかしくはないことがわ

かる。たとえば、相手の人に同調しすぎた（過剰な同一化）としよう。たとえば、最愛の人を失った人に対して、自分も同じような気持ちになる、ということはあるかもしれない。しかし、もし、いつもいつも他者と「全く」同じ気持ちにならなくてはならないとしたら、とても普通には生きていかれそうもない。ある一定の気持ちを共有しつつ、しかしどこかで「相手と自分は違うのだ」という意識があるはずである。相手と気持ちや考えを共有はしつつも、自他の意識は常にはたらいている、というのでないと自分は保てないし、相手に思いやりの行動をとることにはたらいている、というのでないと自分は保てないし、相手に思いやりの行動をとることもできないだろう。この「クールな」共感による他者の理解は、実はどちらかというと「心の理論」の能力に似ている。先に述べた、「いったん自分とは離れた視点を持つ」といった心のはたらきは理性的で、外から人間を眺められるというのは、他者理解におけるクールなはたらきに近いはずである。外から人間を眺められるということは、少なくとも自分と他人の区別はついている、ということである。したがって、共感にはクールな共感（「認知的共感」）とホットな共感（「感情的共感」という）があって、その認知的な方では、同一化からある一定離れ、心の理論のような、外から人間を眺めつつ自他の区別をつけながら他者を理解しているのである。

共感とは、相手に対して「暖かくかつどこかで冷静」で、「くっついているけど離れてもいる」他者理解である、そんなややこしい心のはたらきであると言えるかもしれない。

運動感覚レベルの同調とミラーニューロン

今、共感には感情的共感と認知的共感がある、という話をしたが、特に感情的共感については、動物的で原始的なシステムで、より非意識的・自動的な自他のマッチングシステムと考えられている。よくこのことにたとえられる例では「あくび」がある。他人のあくびを見ていると、自分もあくびをしたくなる経験をした方もおられるだろう。「あくびは伝染する」というのは知られた事実であるが、このシステムは意識的・意図的に起こるわけではなくて、自動的に起こり、動物でも起こることが知られている。また、他人がけがをしたりする場面を見ているだけで、自分も同じように痛みを感じるといったことも、あえて努力しなくても、非常に自動的に起こる。こうした運動や感覚のレベルでの自分と他者の同調のメカニズムの候補の一つとして、「ミラーニューロン」と呼ばれるものがある。この言葉をお聞きになったことがある方も多いのではないかと思うが、少し触れておきたい。

1991年、イタリア・パルマ大学のリゾラッティの研究室では、サルの脳の運動領域に電極を置き研究をしていたが、たまたま大学院生がアイスを食べようと思ったときに、サルがそれを見ていた。すると、その電極の置かれた神経が反応を示したのである。重要なのは、サル自身は

動いてはいないのに、他者の動きを見ているだけで、自分の「運動」に関連する神経が反応した、ということである。この神経は、自分がある運動をしても、他者が同じ意図を持った運動をしても、共通に反応することで、つまり、まるで相手の運動が、自分の頭の中で模倣・再現されているかのような神経ということで、「ミラーニューロン」と名づけられた（Gallese et al. 1996; Rizzolatti et al. 1996）。ミラーニューロンは、サルの脳のF5という領域（ブローカ・腹側の運動前野に相当）で当初見いだされた。このミラーニューロンが存在する意味として、他者の行為の意図の理解の際には、自分の運動の表象を使ってリハーサルすることで、行動の意図を推定するのではないか？ そしてそれが、他者の行動の意図を理解する能力の基礎となっている可能性が考えられて、随所で大きく取り上げられている。

このニューロンはそもそもサルで見つかったが、ヒトにもあるのだろうか？ 私たちのグループは、サルでなくてヒトを対象として、ミラーニューロンをfMRIで観察できないかと考え、実験を行った（Ohnishi et al. 2004）。健常なヒトの被験者の脳血流をfMRIで撮像しながら、手を動かさずにただ見てもらう。その動画では、ヒトの手がペンやコップといった日用品に手を伸ばしてつかもうとするというシンプルなものである（図1–5）。その結果、ヒトにおいても、自分は手を動かしていないにもかかわらず、サルのミラーニューロンシステムにあたる前運動野や、頭頂葉などで脳活動が見られることがわかった。その後の同様の研究によって、ヒトにもサル同様のミラーニューロンシステムが存在することが明らかになりつつある。こ

23　1 アレキシサイミアと社会脳

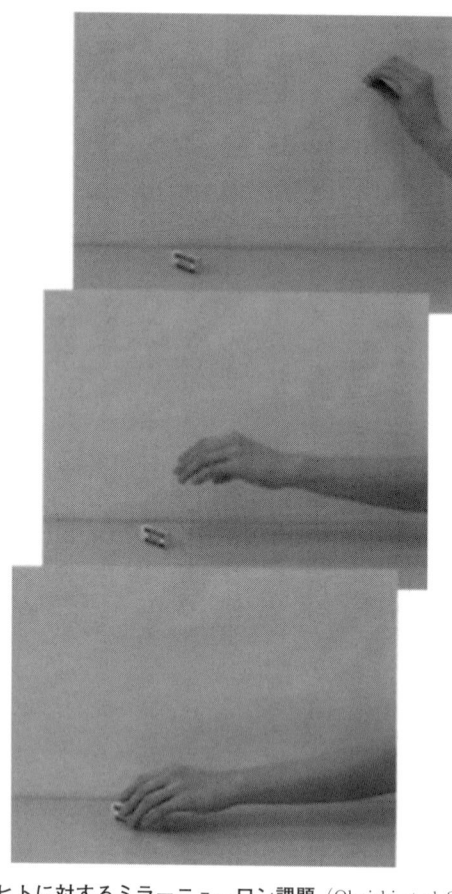

図1−5　ヒトに対するミラーニューロン課題（Ohnishi et al. 2004 より引用）

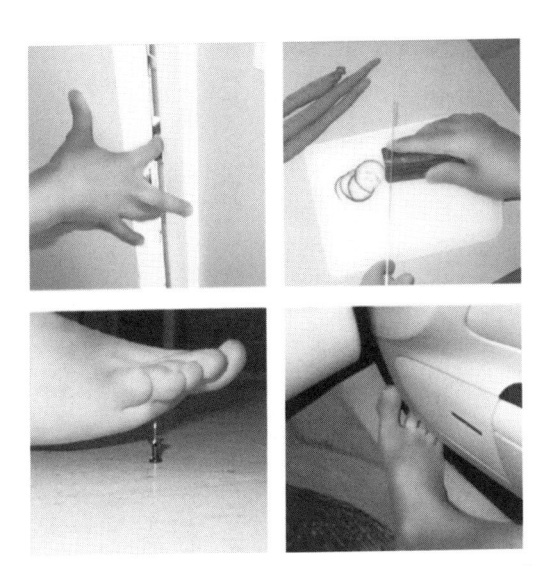

図1−6　痛み画像（Moriguchi et al. 2007より引用）（カラー口絵参照）
自分は痛みを受けていなくても、見るだけで、
痛みと体性感覚の脳内ネットワークが活動する。

のミラーニューロンシステムは、原始的・動物的で、自動的な、自分と他者の運動のマッチングシステムであると考えられる。

こうしたマッチングシステムは、運動の観察に限らない。体の感覚のレベルでも同様の現象が観察できる。たとえば、誰かの手や足が、針で刺されたり、ドアに挟まれたりするような「痛み画像」を見たとしよう（図1−6）。その際の脳活動をやはりfMRIで撮像すると、その画像を見た人自身は全く痛みを負っていないのに、体の感覚の関連の領域（感覚野）や、「痛み」のネットワークが活動する（Moriguchi et al. 2007）。これも、ある意味、感覚に関する自他の自動的マッ

25　　1　アレキシサイミアと社会脳

チングシステムである。

感覚運動レベルのマッチングと認知的共感──理論説 vs. シミュレーション仮説

こうしたミラーニューロンをはじめとした感覚運動レベルの自動的マッチングと、心の理論のような認知的共感とはどのような関係にあるのだろうか？このことに関しては、実は他者の心的理解についての有名な議論がある。それが理論説（theory theory）とシミュレーション説（simulation theory）の論争である（Davies & Stone 1995）。

理論説は、他者の心的状態という目に見えない状態の理解においては、人間の心的機能の一般理論、つまり「人間の心とはこんなものだ」といった法則を他人に当てはめることによって、その行動を説明・予測しているというものである。その際には、離れた視点から他人をミラーニューロンに代察し、客観的に「三人称」の立場をとる。対してシミュレーション説は、ミラーニューロンに代表されるように、「他人の靴を履いてみる」、つまり他者の状況に自分の身を置いた場合、自分の脳内でその他人の感覚運動状態をシミュレートして得た結果、他者の心的状態がわかるはずである、というものである。その際には、自分が他者と同一になり、「一人称」であるかのような立場になる。この2つの理論に関しては、特に哲学の領域などで非常に長く活発に議論がなされて

26

おり、あえてここで深くは触れない。しかし、少なくとも他者理解において、両方の説にはそれ相応の根拠があることを考えると、時と場合に応じて、両者が併存しながら他者理解を助けているであろうと考えるとすっきりする。ここでは、少なくともそういう立場をとりたいと思う。

この2つのプロセスは、発達の観点から考えるとどのように違うのだろうか？　個体の発生学的視点から見ると、心の理論のような人の心の一般理論に基づく他者理解の獲得より、ミラーニューロンのような感覚運動のマッチングによるシミュレーションの方が早く発達すると考えられている。ミラーニューロンシステムに依存する視線の動きは、少なくとも生後12ヶ月後にはできるようになっているが (Falck-Ytter et al. 2006)、一方で心の理論課題、たとえば先に挙げた誤信念課題は、4歳以前の幼児ではなかなかできないことがわかっている。すなわち、より基礎的なレベルでの他者理解のシステムとしてシミュレーションがあり、それを基礎として心の理論ベースの他者理解も発達していく、というように考えることもできる。

しかしながら、シミュレーションが心の理論の発達のベースにはなりえても、ずっとシミュレーションにしがみついているのはいけないのではないか、とも考えられる。つまり、他者との同一化は、自分とは違う視点を獲得することとは相反して、自分から抜け出せなくなってしまうからである。最近のロンドン大学の研究 (Santiesteban et al 2012) を紹介しよう。指の動きのビデオを被験者に見せる実験をするのであるが、被験者を3つのグループに分け、あるグループの人にはあえて「まねしない」で抑制し被験者には動きをまねするように、もう一つのグループの人にはあえて「まねしない」で抑制し

て違う指を動かすようにしてもらい、残りのグループは、動きのまねかそうでないかは全く関係のない抑制トレーニング、というトレーニング介入実験を行った。そして被験者は、心の理論課題や、視点取得の能力のテストをトレーニング介入の前後で受けた。その結果、興味深いことに、まねしないで抑制するようにした群のみ、視点取得の能力が向上したという結果が得られた。「まねしない」ことで、あえて自他の区別を強調する方が、視点取得のような心の理論の獲得に必要な能力をのばしたということになる。つまり、シミュレーションのような自他の同一化による原始的な他者理解は、心の理論的な、第三者的な他者理解をある部分で阻害する可能性がある、ということを示している。これが、共感の中で、自他が同一になるだけではだめであり、ある一定の同一化を抑制し、自分・他人というそれぞれのトラックが混線しないで走っていることが必要なのでは、と想像させるわけである。

アレキシサイミアと感覚運動レベルのマッチング

話をいったんアレキシサイミアに戻そう。先に、自己の内面がわからないアレキシサイミアは、他者理解での心の理論の神経基盤が低下しており、そのために自分とは異なる視点を獲得するという認知的能力が障害されているのではないか、ということを述べた。共感の文脈では、い

わばアレキシサイミアは「認知的共感」の部分での障害があるのではないかと考えられる。私たちは、もう少しアレキシサイミアでの社会性の問題について、詳しく知りたいと考えた。自己理解の障害であるアレキシサイミアでは、まず認知的な他者理解の障害があるとすると、より原始的な感情的共感・シミュレーションはどうなのだろう？ という疑問がわく。アレキシサイミアは、自己と他者の感覚運動の自動的なマッチングという、非常に原始的なレベルからすでに障害を受けているのだろうか？

それに答えるために、私たちは、まず運動の自他マッチングであるミラーニューロンシステムの脳活動を、アレキシサイミアの人々とそうでない人々とでグループ比較をしてみた（Moriguchi et al. 2009）。この場合も、先に述べたように、自分の手は動かさないで、ヒトの手が日用品に手を伸ばしてつかもうとする動画をただ観察することをしてもらいながら、fMRIで脳血流を撮像した。まず、この課題で、前運動野や頭頂葉などのミラーニューロンシステムがヒトで反応することが再度確認された。やや驚きだったのは、アレキシサイミアの人々はそうでない人々と比べ、ミラーニューロンシステムの活動が低下するのではなくて、逆に亢進していたのである。これは、認知的共感が低下していたこととは逆の現象が起きていたことになる。

さらに、感覚の自他マッチングの課題である、先の「痛み画像」を観察している際のfMRIによる脳血流を（自分は全く痛みを受けずに）測定し、やはりアレキシサイミアの人々、そうでない人々でどのように異なるか観察した（Moriguchi et al. 2007）。すると、体性感覚野、視床、前

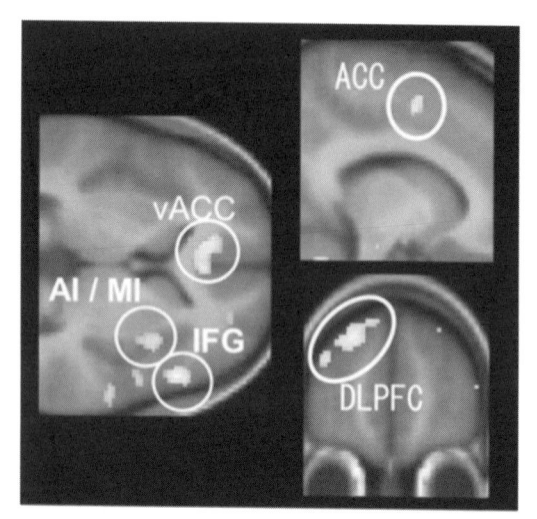

図1−7 痛み画像に対するアレキシサイミアでの脳活動
(Moriguchi et al. 2007 より引用)(カラー口絵参照)
左がアレキシサイミアの被験者で反応の亢進が見られた部位、右上・右下が反応の低下が見られた部位。

帯状回、島皮質、背外側前頭前野などの、体の感覚と痛みにかかわる脳領域の活動が確認されたが、アレキシサイミアの人々では、特に認知的・制御的な領域と考えられている背外側前頭前野(DLPFC)や背側前帯状回(dACC)では脳血流反応が低下していたのに対し、痛みの中でも情動的なプロセスを担当している部位と考えられる前部・中部島皮質(AI/MI)、腹側前帯状回(vACC)などでは、逆に反応が亢進していたのである(図1−7)。

この2つの運動・感覚のマッチングにかかわる研究から、アレキシサイミアについてどのようなことが言えるだろうか? 少なくとも、認知

的・制御的な共感については、アレキシサイミアの人々はやはり弱くなっているが、より自動的な感情的共感の部分では、むしろやや一般より過剰であったと結論できる。つまり、アレキシサイミアの人々というのは、運動感覚マッチング・シミュレーションにより、偏った他者理解のシステムに頼っていて、認知的共感である心の理論などの他者理解のシステムにまで至っていない、という解釈が可能であると考えられたのである。すなわち、より自他の分離が難しく、他者と過剰に同一化してしまうような傾向があるのではないかと考えられる。アレキシサイミアにおいては、感覚運動レベルにより偏っている処理がなされている考えは、その後のアレキシサイミアの（脳画像研究を含む）いくつかの研究で明らかになっている。たとえば、東北大学の鹿野らの研究では、アレキシサイミアの被験者に内臓的な刺激（大腸にバルーンを挿入し膨らませる）を与えたところ、アレキシサイミアでない被験者と比べて、内臓感覚に関係する島皮質の脳活動がむしろ高かったことが示された (Kano et al. 2007)。さらに、運動に関しても、アレキシサイミアの人々の方が運動関連領域の活動が高いことが示されている (Karlsson et al. 2008)。

自分の感情への気づきのモデル

レインとシュワルツは、1987年に「自分の感情への気づき (emotional awareness)」に関

するモデルを提唱した（Lane & Schwartz 1987）。そのずっと以前に、発達心理学で有名なピアジェによる認知発達のモデルがあったが、人間が生まれてから大人になるまでの個体としての発達の段階に応じて、人間の認知機能も段階的に発達していく、というものであった。レインとシュワルツのモデルは、このモデルにヒントを得て、人間が自己の内面を認識する際にも段階的な発達を踏むはずである、そして、自己の感情を認識するためにもその発達段階は重要である、さらにその段階は脳の発生段階に応じた部位によって担われている、というアイディアを提唱したのである。レインによれば、感情認識の問題であるアレキシサイミアについても、この発達による段階的な「レベル」があると考えられるとしている（図1-8）。このように、ピアジェによる「認識の発達モデル」は、細かなところでは様々な批判や修正が加えられているものの、その後の心理学に大きな影響を、依然として与え続けている。

ピアジェのモデル、そしてレイン／シュワルツのモデルを眺めてみると、いくつかの重要な点がある。まず、その発達段階の一番はじめは、「感覚運動」がその認知の中心であるということである。人間の発達でいけば、0－2歳くらいまでである。この時期は、人間の五感への入力や、内受容感覚（内臓の感覚など身体の内部情報）がそのまま運動出力に結びつき、その間に「表象」が介在しない――つまりその感覚・運動の様態を（たとえば言葉などで）〝表す〟というプロセスがない、ということである。そして、この感覚運動レベルの処理は、脳の非常に古い部位、特に脳幹・間脳、そして感覚運動に直接まつわる部位によって行われていると考えられる。そして、

神経解剖的　　　心理的

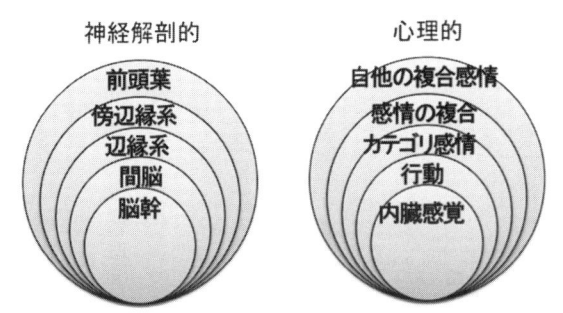

前頭葉　　　　自他の複合感情
傍辺縁系　　　感情の複合
辺縁系　　　　カテゴリ感情
間脳　　　　　行動
脳幹　　　　　内臓感覚

図1－8　レイン・シュワルツによる、自分の感情への気づきのモデル
（Lane & Schwartz 1987 より改変引用）
それぞれの神経解剖の発生段階（左）に沿って、心理的なプロセスが階層的に起こる。

発達につれて、記号的表象（主には言語）や、形式的・抽象的な操作的思考が可能になっていく。さらに、自己の視点のみでなく、他者の視点に立って理解することができるようになるのも発達段階で獲得されていく能力である、というのも、この発達モデルの特徴である。そしてさらに重要なのは、レイン／シュワルツのモデルでは、自分の気持ちのわかることの発達の最終にあるのは、「自他の感情の区別ができること」なのである。

こうした発達的な視点からは、やはり感覚運動レベルでの他者理解は、より高次のレベルの心の理論・認知的共感の基礎にはなりえるが、その感覚運動レベルの処理、特に自他の共鳴が強固な状態で停滞していてはだめで、ある程度のところで抑制して次の段階に進まなくてはいけないのではないかと考えられる。

改めて、自己と他者の理解について

これまで、自己の理解、他者の理解、そしてそれらの障害であるアレキシサイミアや自閉症スペクトラム、そしてその関連を探ってきた。脳機能画像を含めた様々な研究から、自分と他人の理解について、どのようなことが言えるのだろうか？

まず、自己の心的状態の理解と、他者のそれとは、特に認知的な、心の理論的なレベルにおいてはかなりオーバーラップするものであろうと考えられる。双方とも「人間のこころを理解する」ことに変わりはなく、それが自分か他人かの違いにすぎない、と極論することもできる。その際には、ヒトの心のはたらきの一般理論に基づく三人称的理解（心の理論・認知的共感）が要求され、自分、あるいは他人とはいったん離れた視点を持つことが必要であることも変わりない。その際には、常にこの行為は「メタ的」であり、人間が自分自身を理解する、という入れ子構造であることは明白である。

自己と他者の理解の際に、両者で最も大きな相違であると思われるのは、感覚運動レベルの理解に関してである。他者の理解をするためにはミラーニューロンなどの自他のマッチングシステムによるシミュレートが必要になることもあるだろうが、自分がそのときに体験している情動体

34

験や、心的状態に対して自分がシミュレートする、とは言わない。それは自分自身の体験であるのだから。

しかしながら、より深く考えると、自己の理解の際にも一人称的なシミュレーションが有効である場合もあるはずである。それは「過去の追体験」や「将来の体験の予測」のときである。このときの理解される対象の「自己」は過去や未来のものなので、自分とはいえ、すでに「対象物」であって、今現在の主体たる「自己」そのものではない。そのときには、今の自分ではない「昔の自分になってみる」「未来の自分を想像してみる」といったような作業が必要になる。その際には、他者理解と非常に近似した能力が要求されることになるはずで、心の理論のみならず、ミラーニューロンのようなシミュレーションベースの理解も有用である場合もあるだろう。

アレキシサイミアに含まれる重要な要素の一つに「想像力の欠如」がある。想像とはイマジネーション、つまり、今、現実には自分に起こっていないことを、あたかも今見たり聞いたりしているかのような体験が、自分自身でできるということである。「もし大金持ちになったら何をしようか？」「もしドラえもんがいたらどんなことをしてもらおうか？」といった空想をしておもわずにやにやしてしまった、という経験は誰にもあると思われるが、アレキシサイミアの人々は、こうした想像力が豊かではない。これは、シフネオスが当初提唱していた、アレキシサイミア傾向を測定する質問紙（トロ

ント・アレキシサイミア・スケール、TAS1994)。その後、この質問紙の妥当性の検証の中で、この「想像力の欠如」尺度に関して、心理測定尺度としての信頼性が薄い、という理由で質問紙の項目から外されてしまったが、実はこの要素は非常に重要で、何とか残すべきではなかったかという意見もある。シミュレーションや心の理論といった他者理解の内容を考えてみればわかるとおり、「あたかも～であるかのような体験」("as if"という）ができる、というのは人間の心の理解にとって不可欠だからである。人間の心の理解においても、実際に「イマジネーション」する必要があるわけである。広島大学での研究で、アレキシサイミアの人々で過去・未来のことを想像している際の脳活動を測定してみると、想像活動に重要な楔前部（けつぜんぶ）と呼ばれる脳の後ろ側中央部分の脳活動が低下しているという報告がある（Mantani et al. 2005）。想像というのは、現在とは違う自分にならなくてはならないわけである。たとえば、アレキシサイミアの人々は、小説や映画で登場人物になりきって物語に入り込むことが難しい、ということが経験的にわかっており、このことは先の質問紙の項目にも取り上げられている。

想像という人間の心のプロセスにおいても、というか想像においてこそ、「自他の区別」は重要である。たとえば精神医学において、「幻覚」や「妄想」という概念がある。幻覚は実際には存在しないものが見えたり（幻視）、聞こえたり（幻聴）などすることである。妄想は、現実には ありえない事項や非合理的な思考をしたりすることで、これらは統合失調症などの精神病に認め

られる症状である。たとえば、「みんなが自分の悪口を言っている」というのは非常によく遭遇する妄想であるが、想像力がただ単にたくましくてもこうした被害的な気持ちになりえる。ここで、幻覚・妄想であるか、それとも単に想像がたくましいのであるかどうかは、その確信の度合いによる。たとえば、想像力豊かな人であれば、想像上の人物（たとえばドラえもん）を目の前にありありと思い浮かべることができるかもしれないが、自分とは違うもう一人の三人称的な自分がどこかにいて、「それは想像だけどね」という意識がどこかにあるわけである。想像という体験は、一人称でもありしかし三人称のトラックも走っている、という独特の体験なのであって、自他の区別はちゃんとついている。もしそうでなく、（想像上の）その人物がありありと前にいるだけで、「これは想像だ」と教えてくれる視点が何もないとしたら、ドラえもんが自分の目の前に現れたことは、まさに今体験している「現実」そのものであり確信となる。ドラえもんの声が「実際に聞こえる」だろうし、自分が本当にのび太君になってしまうかも知れず、幻覚妄想であると言える。こうした統合失調症の精神病理は、自我同一性の障害、自我境界の崩壊、幻覚妄想離の障害といった問題として捉えられてきた。「自分の考えがテレビや新聞に漏れて流されている」「自分が他人に乗っ取られている」といった症状も典型的な症状として取り上げられるが、こうしたものは、自他の区別の問題が、幻覚妄想の本質にあること、そして健全な精神活動としての「想像」に自他の区別が欠かせないことを何より物語っている。

おわりに

この章では、自分や他人の心の理解を、アレキシサイミアの観点から考察した。アレキシサイミアの人々では、認知的共感・心の理論・そして視点の取得といった神経基盤が弱くなっており、逆に感覚運動レベルでの神経基盤の処理に依存する傾向があって、この発達段階にとどまっていることが、さらなる認知的共感・心の理論的理解のレベルに進むためにはさまたげとなっているのかもしれない、ということを述べた。さらなる疑問というのは、ミラーニューロンがシミュレーションのベースにある神経基盤とすると、自閉症スペクトラムではどうであろうか？「自閉症のミラーニューロン仮説」は本当だろうか？ などの疑問がまだある。この点については、いくつかの背反する結果が出ており、実はまだはっきりしていない。今後注目すべき疑問であるが、ミラーニューロンシステム自体も単一のものではなく、いろいろな種類のミラーニューロンシステムがありそうで、「〜のミラーニューロン仮説」という単純な解決の仕方は難しいだろう。自閉症スペクトラムとアレキシサイミアは何が違うのかについても、まだはっきりしない。

しかしながら、自分の心も他人の心も人間の心であり、それを理解することには、神経基盤の面からも大きな共通項があって、そしてその心の理解の仕方も様々な発達的段階がありそうだ、

ということはおわかりいただけたかと思う。そしてそういった観点から今後も研究が進んでいくと、自分と他人を「わかる」ことについて、もっと多くのことがわかってくるのではないだろうか。それを踏まえれば、自分と他人を理解することはどう違う、のかというもう一つの疑問にも答える素地が生まれるのだと思う。

2　身体的自己の生起メカニズム

嶋田総太郎

はじめに

われわれは普段から自分の身体を当然の存在として受け止めている。自分の手を見て、改めてそれが自分の手であることを確認することなど稀であろう。しかしながら、本章を読むに先立って、もう一度自分の手をよく眺めてほしい。なぜあなたはそれを自分の手以外ではありえないと断言できるのだろうか？　手の形に見覚えがあるからだろうか。自分の思い通りに動かせるからだろうか。空間的に自分の手以外ではありえない位置に見えるからだろうか。たとえば、自分の手をビデオカメラで撮影し、ヘッドマウントディスプレイ越しに眺めている状況を想像してみてほしい。それでもあなたはそれが自分の手だと断言できるだろうか？　誰かの悪戯で、ヘッドマウントディスプレ

イに他の人の手が映し出されていることはないだろうか？

自分の身体が自分の身体であるという感覚は、哲学者のギャラガーによれば、身体保持感と運動主体感の2つを源泉としている（Gallagher 2000、嶋田 2009）。身体保持感は「この身体はまさに自分のものである」という感覚であり、運動主体感は「この身体の行為を引き起こしたのはまさに自分自身である」という感覚である。どちらの自己感も自己身体としており、われわれがその気になればいつでも感じることのできる感覚である。身体保持感と運動主体感は一見似ているが、たとえば意図的な行為と非意図的な身体の動きとを比べてみると区別できることがわかる。意図的な行為（たとえばコーヒーカップに手を伸ばす）のときに自分の腕を意図どおりに動かせていれば、身体保持感と運動主体感の両方が引き起こされる。しかし非意図的な身体の運動（たとえば誰かがぶつかってきたときの腕の動き）については、身体保持感は相変わらず存在するものの、運動主体感はそこにはない。

身体保持感と運動主体感はどちらも身体からの情報を統合することによって得られると考えられる。身体からは触覚、体性感覚（姿勢などに関する情報）など内部情報と視覚や聴覚（自分の手の視覚像や出した音）などの外部情報を得ることができる。身体保持感はこれらの情報からどの物体が自分の身体であるかを脳が判断した結果としてもたらされるだろう。さらにわれわれが身体を動かすときには、運動野から筋肉へ運動指令が出る。この情報は同時に運動野から頭頂葉と呼ばれる領域へも発せられると考えられており（遠心性コピー）、これによって運動の結果受け取

42

るであろう視覚・聴覚・触覚・姿勢等の感覚フィードバックを予測することが可能となる。運動主体感と身体保持感の違いは、この遠心性コピーが利用可能かどうかもかかわっていると考えられる。

自己身体認識においては視覚や体性感覚、触覚などの異種感覚および遠心性コピーが時間的・空間的整合性が重要であると考えられる。以下では、身体保持感ならびに運動主体感がどのような状況で起こりうるのか、特に人為的に感覚フィードバックに操作を加えたときにどこまで柔軟に自己身体の内的イメージを適応させていけるのかについて、筆者らの最近の研究を中心に見ていきたい。なお身体の自己感に関する哲学的な議論については筆者の前著についても参照していただきたい（嶋田 2011）（3章「自己を知る脳」を参照）。

ラバーハンド錯覚

身体保持感は、当然ながら自分の身体に対して抱く感覚である。ところが自己身体以外の物体に対して身体保持感を抱くことがある。その一つがラバーハンド錯覚であり、自分の手ではない偽物の手（ラバーハンド）が触覚刺激を与えることで自分の手のように感じられるというものである（Botvinick & Cohen 1998）。ラバーハンド錯覚の実験を行うためには、まずラバーハンドを

机の上に置き、自分の手をその横（ラバーハンドと自分の手の間には衝立などを置く）あるいは机の下などに、直接見えない位置に置く。その状態で他の人にラバーハンドと自分の手を同時にブラシなどで撫でてもらう。これを数分間繰り返すと、自分の手ではないはずのラバーハンドが突然自分の手のように感じられ始める、というものである。実際にやってみるとわかるが、頭では自分の手ではないとわかっているのに、その手がまさしく自分の手であるかのように感じられるというとても奇妙な感覚に陥る。

ラバーハンド錯覚が起こっていることは主に実験後のアンケートによって調べられるが、そのほかに体性感覚ドリフトと呼ばれる現象によっても確かめられる。これは実験の前後に自分の手がどの位置にあるかを目を閉じた状態でもう一方の手で机の下から指さしてもらうという手続きで調べられる。錯覚が起こっていれば、実験前よりもポイントする位置がラバーハンドの方へズレる（ドリフトする）ことが知られている。

これ以外に生理指標を用いた方法もある。錯覚が起こるように十分に長い時間、触覚刺激を与えた後で、ラバーハンドだけに対して物理的に強力な刺激（たとえばハンマーでなぐる、ナイフを突き刺すなど）を加えたときの被験者の皮膚電気反応を調べるという、やや荒っぽい方法もしばしば用いられる。皮膚電気反応は、刺激していない方の手の2本の指（たとえば人差し指と中指）に電極を装着してその間の電気抵抗の変化を計測することで得られる。これは恐怖や驚きなどの情動によって引き起こされる手のひらの汗腺の活動（自律神経反応）を反映すると考えられてお

り、錯覚が起こっているときの方が振幅が有意に大きくなることが知られている。また錯覚が起こっている方の手の皮膚温度を計測すると、錯覚が起きているときに温度が有意に下がるという現象も報告されている（Kanaya et al. 2012）。

ものごとのメカニズムを理解する上で、うまくいっている事象を調べるよりも、誤動作をしていると思われる事象を調べた方がはるかに有益なことがある。ラバーハンド錯覚はまさに身体保持感の誤動作といえる事象である。ラバーハンド錯覚においては触覚および体性感覚と視覚フィードバックとの整合性が身体保持感を確立していると推測できる。感覚間の整合性には空間的整合性と時間的整合性がありうるが、いま空間的に2つの手（ラバーハンドと自分の手）は異なる位置にあるので厳密には整合していない。一方、2つの手は「同時に」撫でられているので視覚と触覚の間には時間的整合性が成り立っている。ここから視覚的身体に対する身体保持感においては、視覚と触覚の時間的整合性が重要であると考えられる。実際、撫でるタイミングをずらすとラバーハンドに対する身体保持感は生じなくなる（Botvinick & Cohen 1998）。ただし感覚間の空間的整合性もある程度重要であることも報告されている。たとえば、ラバーハンドが自身の手から遠い位置に置いてある場合（Armel et al. 2003）や自身の手と向きが反転している場合（Ehrsson et al. 2004）などは錯覚が有意に弱まる。このことから、ラバーハンド錯覚は触覚・体性感覚などの内在性感覚と視覚情報との時間的・空間的整合性を基盤として成立すると考えられる。

このようにラバーハンド錯覚において視覚と触覚・体性感覚の整合性、特に時間的整合性が重要であると考えられるわけだが、では逆に脳はどの程度の感覚間の時間ズレを許容するのだろうか。これに答えるために筆者らは、ラバーハンド錯覚実験において視覚情報を数百ミリ秒遅延させることができる装置を用いて実験を行った (Shimada et al. 2009)。この装置では被験者の手と同時に撫でられるラバーハンドをビデオカメラで撮影する。この映像に数百ミリ秒の遅延を挿入し、被験者に対してモニタで呈示する。このとき、図2-1のように両面鏡を用いて撮影および投影を行うので、被験者にはあたかも自分の手の位置にラバーハンドがあるかのように（ただし実際には自分の手よりも15cm左に）見える。このときの遅延がどの程度までであればラバーハンド錯覚が起こるのかを検証した。その結果、ラバーハンド錯覚の強さは「私の指が触られている感覚が、あたかもラバーハンドを触っているブラシによって引き起こされているかのように感じた」というアンケート項目に最も顕著に反映され、200〜300ミリ秒程度の遅延までであれば、有意に錯覚が起こることが示された（図2-2）。逆に300ミリ秒以上では、錯覚は徐々に減衰し、600ミリ秒の視覚情報の遅延があると錯覚は起こらなくなった。このことから、身体保持感を生じさせるのに必要な感覚間の時間的整合性が約200〜300ミリ秒であることがわかる。

さらに筆者らは近赤外分光装置（NIRS）を用いてラバーハンド錯覚時の脳活動を計測した。近NIRSとは、近赤外光を用いて脳表面の血流変化を非侵襲的に安全に測定する装置である。近

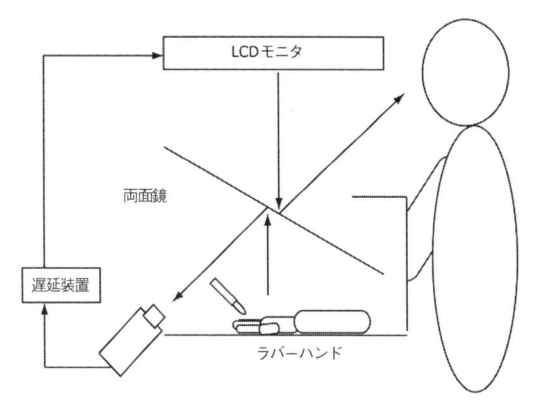

図2−1 ラバーハンド錯覚実験（Shimada et al. 2009. 許可を得て転載）

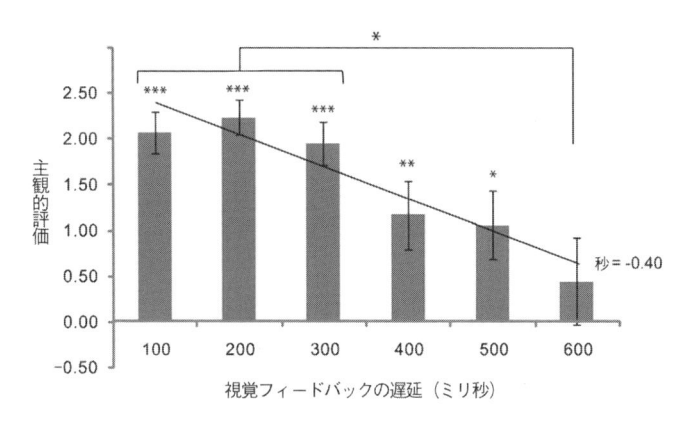

図2−2 時間的ズレと錯覚の強さ（Shimada et al. 2009. 許可を得て転載）
*: $p<0.05$, **: $p<0.01$, ***: $p<0.001$

赤外光は比較的人体を透過しやすいので頭皮上から投射すれば脳の表面まで到達する。脳表面には血液が流れており、いくらかの光は血液によって吸収される。この反射光の強さを測定することでNIRSプローブ下の血流変化を測定することができるという装置である。脳活動は脳血流量に比例すると考えられるので、血流変化の情報は脳活動を調べる上で重要な手がかりとなる。

実験では100、400、600ミリ秒の視覚フィードバック遅延を挿入し、このときの運動感覚野の活動を調べた（Fukuda & Shimada 2010）。その結果、100ミリ秒遅延（被験者は遅延にほとんど気づかない）条件では、運動感覚野が強く活動したのに対し、400ミリ秒以上遅延する条件では活動が見られなかった（図2－3）。これは自己身体（もしくはラバーハンド）の視覚情報と触覚情報が統合された結果が運動感覚野の活動に反映されていることを示している。

アーソンらは、ラバーハンド錯覚を経験しているときの脳活動を機能的核磁気共鳴法（fMRI）を用いて測定し、運動前野と頭頂葉で錯覚にかかわる活動が起こっていることを見いだした。特に錯覚の強さと運動前野の活動が相関することを指摘している（Ehrsson et al. 2004）。これらの結果はラバーハンド錯覚と運動感覚関連の脳領野の活動が深くかかわっていることを示している。

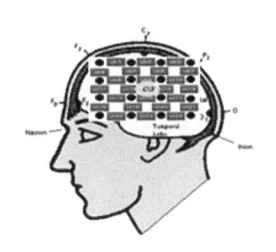

100ミリ秒　　　400ミリ秒　　　600ミリ秒

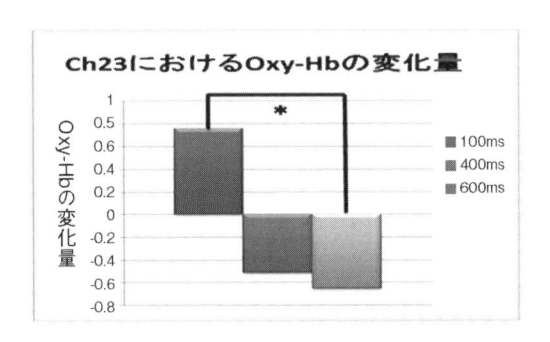

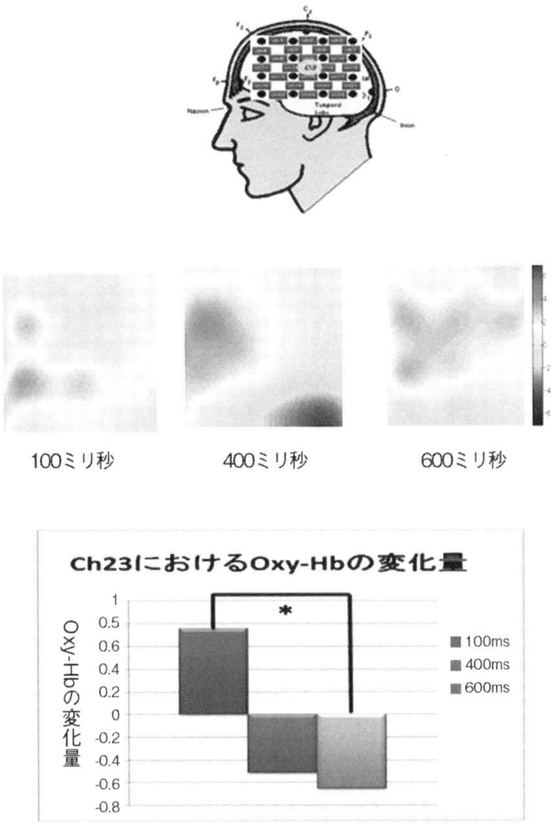

図2-3　視覚フィードバック遅延と運動感覚野の活動
(Fukuda & Shimada 2010 より引用)(カラー口絵参照)
*: $p<0.05$

2　身体的自己の生起メカニズム

運動主体感と身体保持感

ラバーハンド錯覚は被験者による運動の要素がないので、身体保持感に関する現象である。身体保持感については感覚間の整合性を持たせることで錯覚を抱かせることができた。では運動主体感についてはどうだろうか？ ここでは運動指令と感覚フィードバックの整合性が重要であることが予想される。

運動主体感に関する実験として、ダプラッティら (Daprati et al. 1997) は、被験者に被験者自身の手の映像または別の場所にいる実験者の手の映像のどちらかを見せ、それが自分の手かどうかを判定させた。ちょうどこの章の最初に挙げた思考実験を思い出してほしい。その結果、自分の手と他者の手の動きが同じときに、他者の手を自分の手であると判断してしまうエラーが増加した。さらにこの傾向は幻覚症状のある統合失調症患者で強くなることがわかった。またツァキリスら (Tsakiris et al. 2005) はダプラッティらと類似の実験を健常成人被験者に対して行い、受動的運動（実験者によって被験者の手が動かされる場合）よりも能動的運動（被験者自らが自分の手を動かす場合）の方が認識の正答率が高いことを報告している。これは運動指令の遠心性コピーによる感覚フィードバックの予測が自己身体認識の精度を高めるのに重要な役割を果たしている

ことを示している。

運動と視覚フィードバックの空間的な不一致が自己身体認識に与える効果について調べた研究に、ファンデンボスら (van den Bos et al. 2002) がある。彼らは、被験者と実験者の手をテーブルを挟んで対称に置きランダムに4パターンの角度（0、90、180、270度）で回転させた映像を表示し、自分の手がどちらかを判断させる実験を行った。その結果、実際の被験者の手が見える映像が表示された場合（0度条件）、他の回転角度の映像より被験者は自分の手を正しく認識できた。また映像を180度回転させ、被験者の手が見えるべき位置に実験者の手がある映像を見せたときに誤答が最も多くなった。この結果は、視覚と内在性感覚の空間的整合性もやはり自己身体の認識に重要であることを示している。

前述の先行研究では、被験者の手と実験者の手の映像が用いられているが、両者の動きには空間的不整合性と時間的不整合性の両方が含まれている可能性があり、それぞれが自己身体認識に与える影響について厳密には統制されていない。そこで筆者ら (Shimada et al. 2010) は映像遅延装置を用いて視覚と内在性感覚が時間的に不整合な状況を作り出し、受動的および能動的運動における自己身体認識の特性について調べた。実験では、ビデオカメラで撮影した被験者の手の映像に数百ミリ秒の遅延を挿入し、その映像が実際の自分の手の動きと一致していたかどうかを判断させた。これによって時間的整合性の要因だけを操作することができる。実験では被験者の手が電磁石によって受動的に動かされる場合（受動条件）と自ら手を動かす場合（能動条件）

51 　2　身体的自己の生起メカニズム

がある。受動条件では、自分の手の位置が変化する感覚（体性感覚）とその視覚フィードバックが与えられる。能動条件では、これらに加えて自分が手を動かす運動の遠心性感覚統合の処理プロセスが精緻化されることが予想される。したがって能動条件の方が自己身体に関する情報が多く、それだけ感覚統合の処理プロセスが精緻化されることが予想される。

しかしながら結果はこの予想をサポートしなかった。どちらの運動条件においても遅延弁別曲線は緩やかなS字型の曲線、いわゆるロジスティック曲線となったが、能動条件においても遅延弁別閾値（遅延弁別の確率が50％となる遅延幅）は全く同じであり、自己身体映像の遅延弁別閾値は、遠心性コピーの有無にかかわらず約230ミリ秒であることが示された。一方、遅延弁別曲線の勾配については能動的運動と受動的運動の間で有意な差が認められ、能動的運動の方が勾配が急であることが示された（図2-4）。

遅延弁別課題では体性感覚等の内在性感覚および能動的運動の場合には、さらに遠心性コピーをベースに形成された自己身体イメージと、視覚フィードバックとの時間的整合性がチェックされると考えられる。能動的運動と受動的運動で弁別閾値に差が見られなかったことを考えると、遠心性コピーは身体イメージを形成する時間を早めたり、身体イメージと視覚フィードバックのマッチングの際の時間窓を狭めたりする効果はないことが示唆される。むしろ、マッチングの時間窓の前後でのコントラストを強調する効果があると言える。すなわち弁別閾値よりもわずかに短い遅延であれば時間的に一致していると判断し、逆に弁別閾値よりも少しでも遅くなると時間

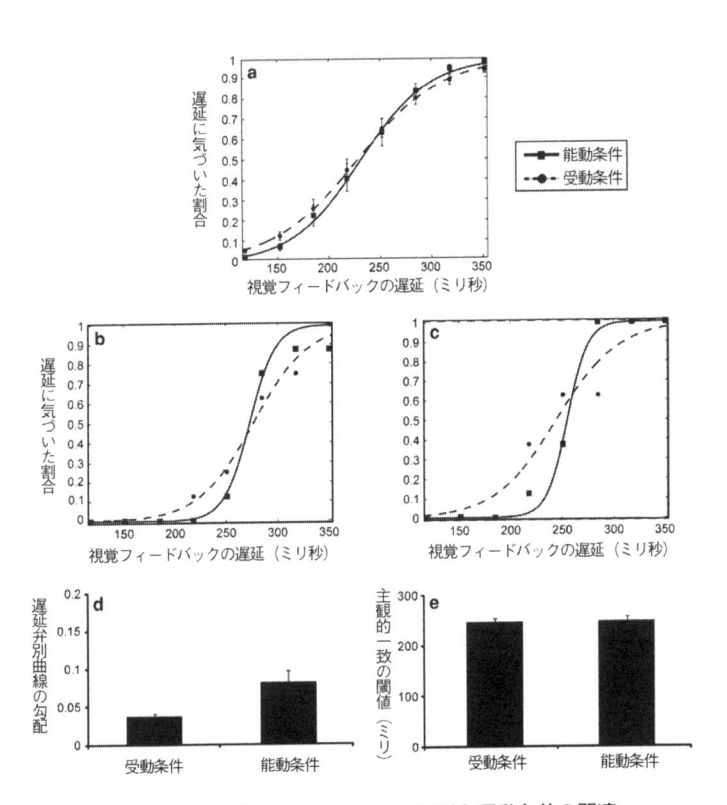

図2−4 視覚フィードバックの遅延と運動条件の関連
(Shimada et al. 2010 より引用)

的に不一致であると判断するようなバイアスに寄与していると言える。一つの仮説として、体性感覚だけから内的身体イメージを形成する場合に比べて、遠心性コピーが存在する場合には身体イメージを形成するのに必要となる時間が安定することが考えられる。これによって視覚フィードバックとの時間的整合性のマッチングが安定し、弁別閾値前後のコントラストが強調される結果になるはずである。またこのことは、能動的運動と受動的運動で遅延弁別の基本的なメカニズムが共通していることを示唆するが、両者で脳活動が共通しているという最近の脳機能イメージング研究とも整合していると言える (Balslev et al. 2006)。つまり、自己身体に関する情報の多さは、感覚統合の時間窓を変化させるのではなく、むしろ200〜300ミリ秒の時間幅で安定させるはたらきがあるのだと言える。すなわち、感覚間のズレが200〜300ミリ秒の時間窓に入っていれば自己身体として受容するが、それを少しでも外れると自己身体としての感覚統合を行わなくなるのだと言える。

能動的運動と受動的運動の差は運動のタイミングの予測精度に起因するということも考えられる。つまり能動的運動では運動がいつ起こるかについてほぼ完璧な予測が可能であるのに対し、受動的運動では運動のタイミングを能動的運動の場合と同じ精度で予測することは原理上不可能である。今回の実験では受動的運動のタイミングはランダムであったので、被験者はそのタイミングを予測することは困難であり、このことが遅延弁別の不安定性に寄与した可能性がある。そこで運動の起こるタイミングに関して予測精度を上げるために、受動的運動を引き起こす約2秒

前に実験者が合図を送るという変更を加えた追加実験を8名の被験者を対象に新たに行った。ウェグナーとウィートレイ (Wegner & Wheatley 1999) によって、運動の1〜5秒前に合図を送ると自らの運動でなくても運動主体感が高まるという結果が報告されており、2秒前に合図を送ることで運動のタイミングの予測精度ならびにその運動主体感が高まるという効果を期待した。

その結果、弁別閾値は228ミリ秒となり、本実験の受動的運動および能動的運動と差がなかった。一方、勾配は0・025となり、本実験の受動的運動（0・022）と比べて変化がなく、能動的運動（0・039）とは有意に異なる値となった（$p<0.05$）。このことから受動的運動のタイミングの運動予測精度を多少改善するだけでは結果はそれほど変わらないことが示された。このことは自己の運動指令情報、すなわち遠心性コピーが自己身体視覚フィードバックの遅延検出のプロセスにとって大きな役割を果たしていることを示唆している。

続いて行われた筆者らの実験（光真坊・嶋田 2011）では、上述の実験に空間的回転の効果を加えている。これまでの研究では、能動的および受動的運動において感覚間の時間的および空間的整合性が重要であることが独立に示されている。しかしながらこれらの要因を組み合わせたときの影響についてシステマティックに調べた研究はまだない。そこで筆者らは能動的運動、受動的運動において感覚間の時間的不整合性と空間的不整合性を組み合わせた場合に、自己身体認識にどのような影響があるのかを調べた。実験装置としては先行研究（Shimada et al. 2010）を踏襲し、手を動かしたときの映像を被験者に見せ、映像と自分の手の動きの時間的な一致を判定させた。

この際、映像に数百ミリ秒の遅延と回転を挿入した。これによって、時間的不整合性と空間的不整合性による効果が相互に影響し合うのか、あるいは独立に影響を与えるのか、またその効果が能動的運動と受動的運動で異なるのかを検討した。

実験では、被験者の手の映像に反時計回りに0度、90度、180度、270度の回転を加えた状況で、視覚フィードバック遅延検出の課題を行わせた。被験者の手が空間的に整合した位置（0度）に見えるときには、手が反転した位置（180度）に見えるときより弁別閾値が有意に短かった。90度、270度の回転条件では先の2条件の中間の値（ただし受動的運動の90度を除く）となった（図2-5）。この結果は、映像を回転することで自己身体運動認識の成績が悪化するというファンデンボスら（2002）の結果と整合性があると言える。

この結果をもたらす原因として心的回転（Shepard & Metzler 1971）が考えられる。心的回転では判断に要する時間が回転角度に比例して増大するが、身体の心的回転では、生物学的に回転することが難しい角度の刺激が提示された場合には、回転することが可能な角度の刺激が提示された場合に比べて判断時間が長くなる。たとえば手や足などいくつかの角度に回転させた刺激に対して左右どちらの手足かを判断させる課題では、生物学的なキネマティクスの制約が影響することが報告されている（Parsons 1987; Petit et al. 2003）。

今回の実験では、回転によって遅延弁別の閾値が長くなることが示された。これは以下のように、内的自己身体イメージを心的回転させてから呈示された遅延映像とマッチングをとっている

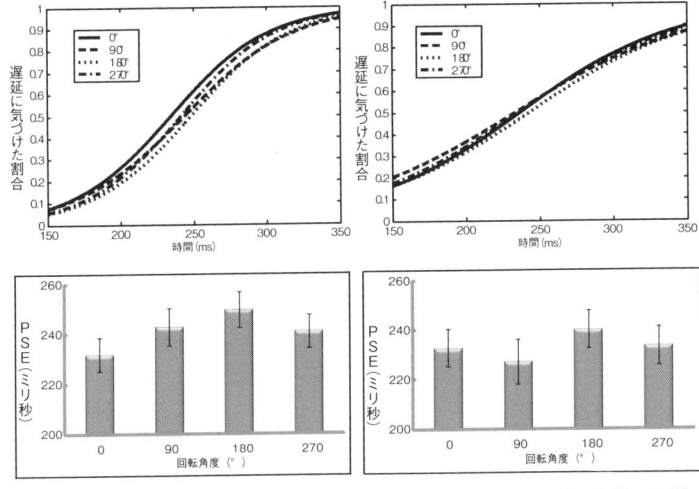

図2−5 運動条件と空間的回転の効果（光真坊・嶋田 2011. 許可を得て転載）

と考えると理解しやすい。まず体性感覚等の内在性感覚をベースとして内的身体イメージが構成され、その向きは実際の被験者の向きと整合している。次に身体イメージは映像と同じ向きになるように心的回転が施され、映像の動きとの時間的マッチングが行われる。

ここでいくつか留意すべき点がある。第一に、心的回転を行わずに身体イメージと映像の動きのタイミングだけをチェックしていると考えると、弁別閾値が0度と180度条件で異なることが説明できない。上述の身体の心的回転研究と同様に、本研究の課題においても身体イメージの内的な回転処理が介在していると考えるべきである。第二に、本研究では実際に手が動き出すよりも前から手の映像は静止した状態で呈示されており、あらかじめ身体イメージの心的回転を行うことは可

能である。ただしあくまで静止した状態での身体イメージについてであり、実際の運動が起こった際にはその度に身体イメージを心的回転する必要があると考えられる。第三に、身体イメージを回転させるのではなく、映像を心的回転し身体イメージとマッチさせるという方略も考えられる。しかしながら、この場合には遅延して動く映像をさらに心的回転させることになるが、映像の遅延時間に加えて内的身体イメージによる遅延時間が発生するので、内的身体イメージと視覚的身体情報の時間ズレは相対的に大きくなってしまう。その結果として180度回転したときの方が0度のときよりも弁別閾値はむしろ短くなる（少ない映像遅延でも遅延を検出する）べきであるが、実際はそうはなっていない。したがってここでは身体イメージを心的回転して映像とマッチングする方略を採用していると考える方が良い。

また先行研究と同様に、能動運動の方が受動運動よりもグラフの傾きが急峻であることが示された。ただし、運動の種類と回転の交互作用は見られなかった。このことは映像の心的回転は遅延検出の処理とは独立に身体処理に対して負荷を与えていることを示しており、心的回転後の身体イメージマッチングプロセスは共通であると考えられる（図2-6）。

身体イメージの心的回転は自己身体認識においても非常に重要な要素となる。そこで筆者らが行った身体像の心的回転時の脳活動計測実験を紹介する（Tanaka & Shimada 2012）。実験では、まず被験者に基準となる画像（手または物体）を1秒間呈示し、その後1秒のブランクをおいてからターゲット画像を3秒間呈示する（図2-7）。ターゲット画像は、基準画像または基準画

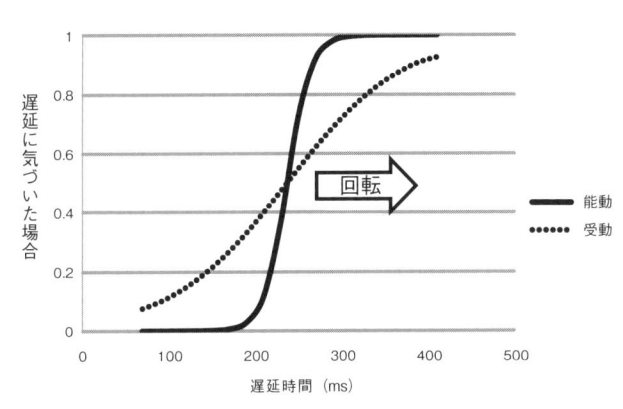

図2−6　身体イメージの回転と遅延の与える影響
（光真坊・嶋田 2011. 許可を得て転載）

像を左右反転した画像を、0度、90度、180度、270度のいずれかの角度だけ反時計回りに回転させた画像である。被験者はターゲット画像を適当に回転させたときに基準画像とぴったり一致するかどうかを判断する。反応時間を調べた結果、画像が手でも物体でも、0度のときが反応が最も速く、180度のときに最も遅くなった。この結果は従来の先行研究とも一致する。運動野の脳活動を計測した結果、画像が手のときには、回転角度が増えるにつれて活動が強くなり0度と180度では有意に差があったが、画像が物体のときにはこのような変化は見られなかった（図2−8）。このことは身体画像の心的回転に運動野が関連していることを示している。

視覚は後頭葉で、触覚および体性感覚は頭頂葉の最前部（中心後回）で処理されていることを考えれば、これらの感覚情報がその中間に位置する頭頂葉

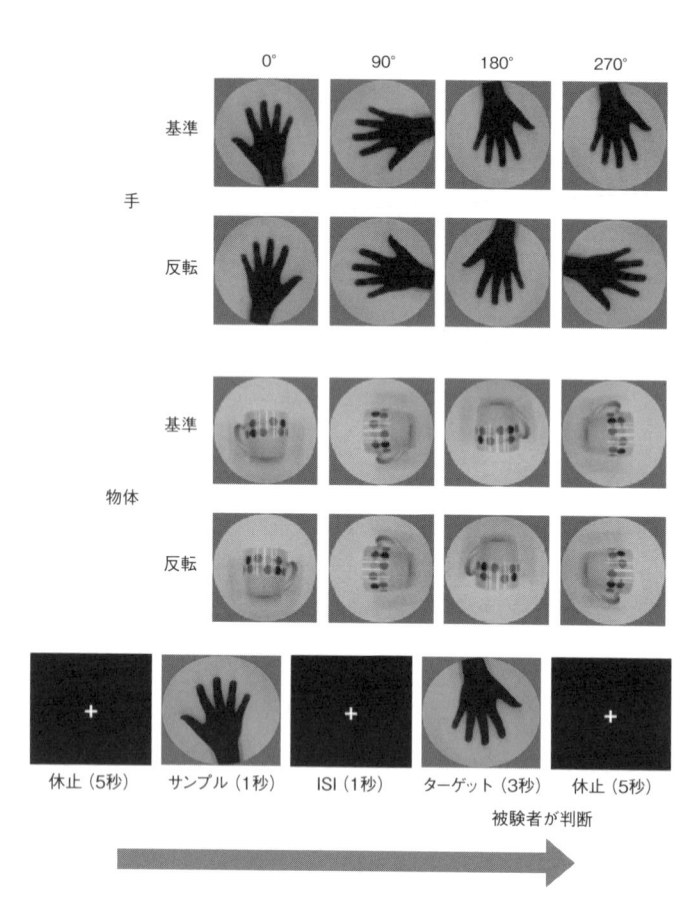

図2−7　実験に用いた基準画像とターゲット画像
（Tanaka & Shimada 2012 より引用）

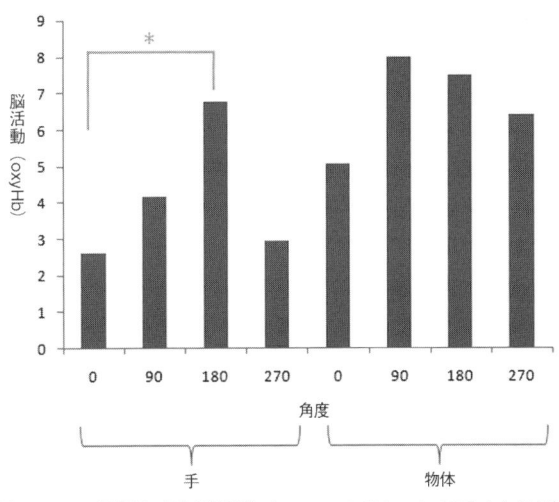

図2-8 回転角度と脳活動（Tanaka & Shimada 2012 より引用）
*: $p<0.05$

で統合されていることは十分に予想できる。

筆者らはこの疑問に答えるべく実験を行った（Shimada et al. 2005）。実験では、電動の回転台を用いて被験者の手を受動的に動かしたときの視覚フィードバックが体性感覚と整合しているかどうかを判定させた。

このとき視覚フィードバックに数十から数百ミリ秒の遅れを挿入した。その結果、被験者はこれまでの実験と同様に約200ミリ秒以上の遅延を検知できた。このときの頭頂葉の活動をNIRSを用いて測定したところ、視覚フィードバックの遅延が大きい場合には右下頭頂葉が強く活動し、遅延が小さい場合には左右の上頭頂葉が活動していた（図2-9）。

右下頭頂葉は自己運動に対する視覚フィードバックの空間的ズレを大きくする

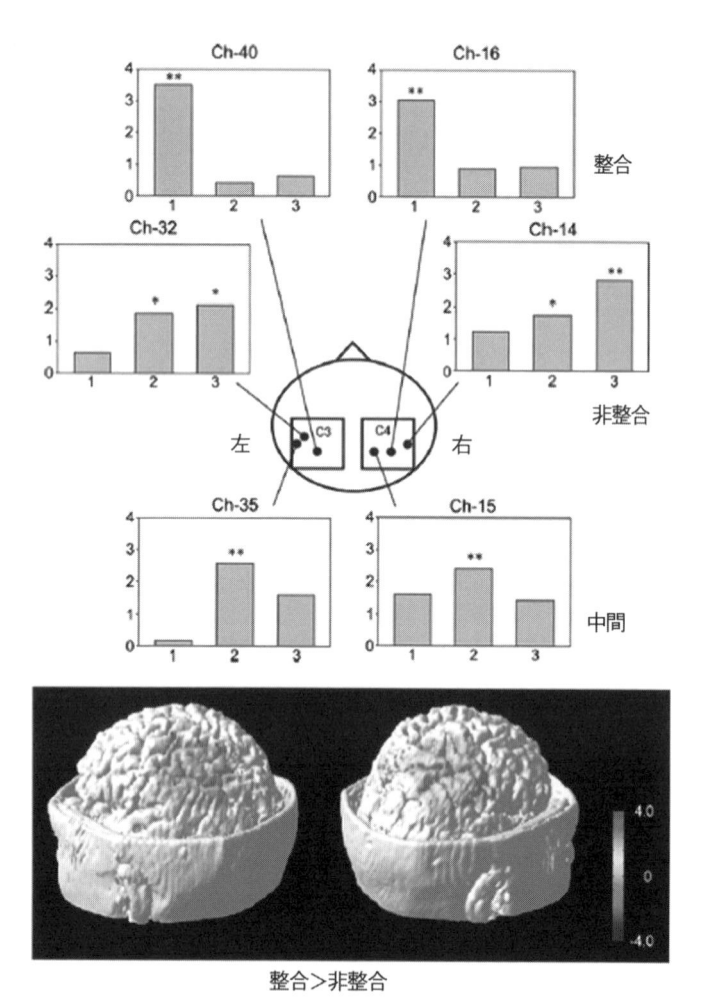

図2−9 視覚フィードバックの遅延と頭頂葉の活動
(Shimada et al. 2005. 許可を得て転載)（カラー口絵参照）
*: $p<0.05$, **: $p<0.01$

62

と活動が大きくなることが報告されている（Farrer & Frith 2002; Farrer et al. 2003）。今回の結果と合わせると、右下頭頂葉は運動主体感および身体保持感の違いにかかわらず、身体にまつわる諸感覚間の矛盾検出を行っていることを示唆している。バルスレブらは、能動的な運動と受動的な運動の両方において感覚間に矛盾が存在する場合に右下頭頂葉に近い部位が活動し、かつ、これらの条件間で差が見られないことを報告している（Balslev et al. 2006）。一方、遅延の小さい場合、すなわち体性感覚と視覚の間に整合性がある場合には、上頭頂葉が活動していた。これは、身体保持感と上頭頂葉の活動との関連を示唆しており、上頭頂葉損傷患者では自己身体イメージの保持が難しくなるという報告（Wolpert et al. 1998）とも一貫性がある。これらの結果から自己身体のイメージは上頭頂葉で処理・保持され、他者身体の処理は下頭頂葉で行われているものと考えることができる。

遅延感覚フィードバックへの順応

ここまで、自己身体に関する視覚や触覚、体性感覚、運動指令などの情報がある程度の時間幅を持って統合されることを見てきた。では、この統合の時間窓は経験や学習によって変化することはあるのだろうか？

たとえばわれわれは、はさみやテニスのラケット、自動車、パソコンのマウス、楽器などの道具をあたかも自分の身体であるかのように使うことができる。これらの道具の中には自分の操作とそれに対するフィードバックの間にある程度の遅延を内包するもの（たとえばパソコンのマウスやある種の楽器など）も存在する。当初は戸惑うものの経験や練習によってわれわれはその遅延に慣れていく。このように道具や外部システムにまで拡張して考えるとき、感覚間の時間的整合性の基準は学習可能であることが予想される。

ここで、身体運動に伴う聴覚フィードバックが遅れているかどうかを判断させた筆者らの実験を紹介する。このとき外部システムの遅延に応じて遅延弁別閾が適応的に変動するかどうかを検証した（Toida et al. 2014）。身体運動は、右手人差し指でスイッチを押す動作とし、スイッチの押下に伴ってパルス音を呈示する装置を用いた。パルス音にはエフェクタを挿入し、被験者にはヘッドフォンによって呈示した。被験者はアイマスクを掛け椅子に座り、実験装置のスイッチを押したときの聴覚フィードバック刺激が遅れているかどうかを口頭で回答させた。聴覚フィードバックの遅延時間は8水準とし、各水準はランダムな順序で呈示された。実験はそれぞれの遅延水準各1回の8試行で1ブロックとし、8ブロック合計64試行とした。聴覚フィードバックの遅延時間は、条件1として19〜253ミリ秒、条件2として119〜353ミリ秒、条件3として186〜419ミリ秒（以上すべて33・3ミリ秒間隔）、さらに遅延時間範囲の幅の影響を考慮し、条件4として19〜119ミリ秒（14・3ミリ秒間隔）の4条件とした。な

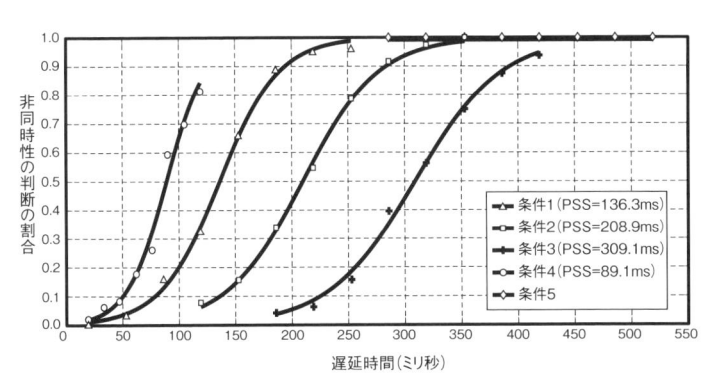

図2-10 聴覚フィードバック刺激の非同時性判断の割合と遅延時間の関係
(Toida et al. 2014. 許可を得て転載)

お学習効果を避けるため、それぞれの条件ごとに異なる被験者が参加した。

各水準における全被験者の回答の平均から求めた非同時性判断の割合と遅延時間の関係を図2-10に示す。

条件1～3の回帰曲線は、曲率（傾き）が類似しており、ほぼ相似形を描いた。条件4は他の曲線と比べて傾きが急峻となったが有意差はなかった。弁別閾値は、条件1が136ミリ秒、条件2が209ミリ秒、条件3が309ミリ秒、条件4が89ミリ秒と異なり、すべての条件間で有意差が確認された。このことから、遅延弁別閾は呈示された遅延時間の範囲に応じて調整されること、すなわち呈示する遅延が大きいほど弁別閾値も大きくなることが示された。この結果を受け、どれぐらいの遅延までならば調整できるかを明らかにするため、追加条件（条件5）として、遅延時間範囲を286～519ミリ秒とした条件で同様の実験を実施した。その結果、被験者6名中6名がすべての試行に

おいて「遅れている」と回答した。これらの結果から、遅延弁別閾が調整されるのは最小遅延が200ミリ秒程度までの条件であることが示唆された。

各条件の弁別閾は呈示した遅延時間範囲のほぼ中央に位置することから、被験者には同時・非同時の回答を半々にするような調整作用がはたらき、非同時性判断の基準を変えた可能性も考えられる。実験終了後、被験者には実験趣旨を説明しデブリーフィングを行ったところ、呈示される刺激に非同時性判断を合わせたことを示唆する回答は得られなかった。このことから、遅延弁別閾の調整は自動的・無意識的な現象だと考えられる。セッション内の弁別閾の推移を図2－11に示した。遅延時間範囲の大きい条件2、条件3に着目すると、最初の2～3ブロックの弁別閾において、弁別閾は最初は比較的短いが、実験の進行とともに遅延への調整が速やかに行われていることが確認された。

身体運動に伴う聴覚フィードバックについて非同時性判断が起こる遅延時間を調べた結果、その弁別閾は条件として呈示した遅延時間の範囲によって変化することがわかった。身体運動に伴う聴覚フィードバックの弁別閾については、既往の研究では最短で約40ミリ秒と報告されており (Heron et al. 2009)、これと比べると本実験の弁別閾は非常に大きいと言える。これは、実験装置という外部システムを介したことに起因すると考えられる。杉田ら (Sugita & Suzuki 2003) は、視聴覚刺激の感覚統合において、脳は音の時間遅れを補正することを報告している。

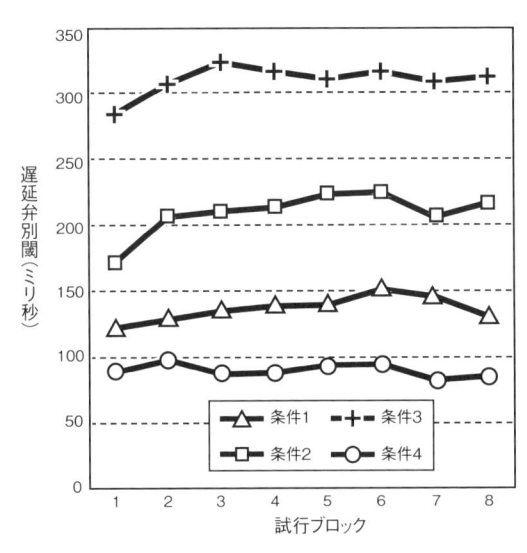

図2−11 条件別に見た各ブロックの弁別閾値

光と音の同時性を判断する際、刺激との距離が遠い場合に、音速の分だけ遅らせて呈示した光刺激に対して同時と判断する割合が増えることが確認され、脳は音の伝搬の時間遅れを計算に入れて視聴覚情報の統合を行うことが示されている。本実験の結果は、外部システムの音の時間遅れを加味した多感覚統合の情報処理プロセスの一例であると考えられる。道具などの外部システムを使用する場合、外部システムの遅延時間は未知数であることから、その遅延を探りつつ弁別閾値を調整する適応的な方略が脳には存在すると考えられる。本実験の結果から、そのような遅延を伴う外部システムに適応的に対処できるのは、200‐300ミリ秒

程度の遅延までであることが示唆される。

さらに筆者らは遅延聴覚フィードバックに対する順応現象に関するもう一つの実験を行った。前述と同じ実験装置を用いて、身体運動に対して遅延のある聴覚刺激を一定時間呈示し、その後、遅延の短い刺激を呈示した際の同時性判断を調べた。実験は順応フェーズとテストフェーズから成る。順応フェーズでは被験者のボタン押し運動に対して一定の遅延（後述）を挿入した聴覚フィードバック刺激を数十秒間呈示する。これによってボタン押しに対する聴覚フィードバックの遅延に対して被験者を順応させる。続くテストフェーズでは、被験者は2秒に1回程度のテンポで鍵盤を押す動作を繰り返し行った。このとき順応フェーズと同じ遅延のフィードバックを呈示するが、数回の試行にランダムに遅延のないフィードバックを呈示する（図2－12）。被験者には、聴覚刺激のタイミングが変化したと気づいた場合、口頭により自分のボタン押し動作に対して聴覚フィードバックが「早かった」「同時だった」「遅れていた」の三択で回答を求めた。被験者が遅延なしのフィードバック刺激呈示時に被験者が遅延時間の変化に気づかなかった場合にはその10秒後に試行を打ち切った。試行間の間隔は5秒とした。

実験では、順応刺激の遅延時間5水準（100、200、300、400、500ミリ秒）、順応時間3水準（30、60、90秒）の組合せによる15条件について調べた。条件ごとの回答の割合を図2－13に示す。実験1において、順応時間（30、60、90秒）が異なっても結果に有意な変化は見られなかった。遅延時間に着目すると、100ミリ秒では70％以上が変化に気づかなかった。一

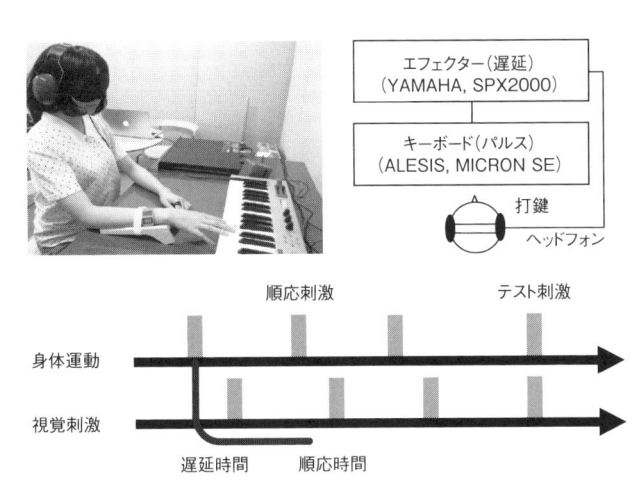

図2−12 遅延聴覚フィードバックに対する順応現象実験

方、200ミリ秒以上の遅延時間では80％以上の被験者が変化に気づき、そのうち約20％が遅延なしのフィードバックに対して自分のボタン押しよりも「早かった」という回答を行った。

有意差がなかった順応時間3条件について「早かった」の回答をまとめて遅延時間が異なる条件間で比較した結果、100ミリ秒と200ミリ秒以上の各遅延時間条件間で有意差が確認された（$p<0.01$）。このことから、200ミリ秒以上遅延したフィードバックに順応させると、主観的な「現在」が移動し、実際には運動と同時のフィードバックに対して運動よりも早く音が生起したと感じる割合が有意に増えることがわかる。

身体運動に伴って生じる聴覚刺激の同時性判断について、遅延を付加したフィードバック刺激に順応させた後に遅延が短いフィードバック

2 身体的自己の生起メカニズム

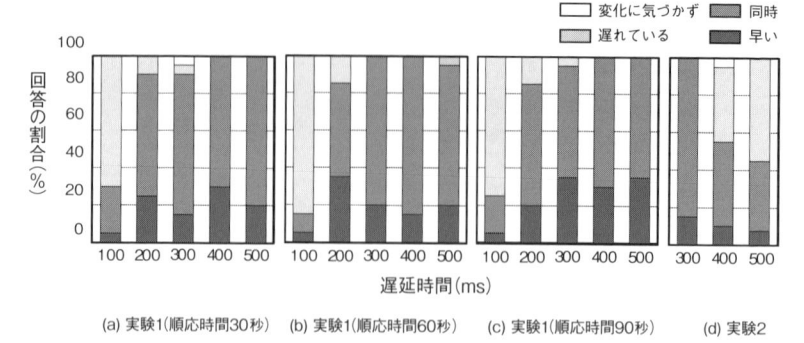

図２−13　順応刺激の遅延時間と変化への気づき

刺激を呈示すると、「あたかも運動よりも先に音が聞こえる」という感覚が得られることが確認された。服部ら(2005)は、周期リブ壁面に向けて拍手をすると、生成されるスイープ音（遅れ時間20ミリ秒程度）が拍手よりも早く知覚される場合があると報告している。この現象が生じる理由については言及されていないが、今回の実験で確認された順応によって解釈が可能である。すなわち、通常の空間での反射音群（多くは100ミリ秒以上）の聞こえ方を経験的に体得している場合、それよりも早いタイミングの反射音を聞いたときに運動より先に音が聞こえるという錯覚が生じたものと考えられる。これは順応によって「現在」の時間窓が遅延時間方向にシフトしたことで生じたものと考えられる。前述のように、人間が身体を動かすとき、運動野から筋肉へ動作指令が出るのと同時に、その情報が運動野から頭頂葉へ送られる（遠心性コピー）。この遠心性コピーの到来時刻や様相によって、運動に伴うフィードバックの到来時刻や様相について予測

を立てることができる（フォワードモデル）と考えられている。フォワードモデルによる予測と実際の感覚フィードバックが時間的に一致していない場合、ズレが微小であればフォワードモデルの再学習が起こり、時間的整合性判断、すなわち主観的「現在」の範囲が変化するものと考えられる（本シリーズ3巻1章「注意の時間窓」も参照）。

おわりに

本章では、自己身体の認識において感覚間の時空間的整合性が重要であることを、ラバーハンド錯覚、遅延感覚フィードバックの検出および順応実験を通して示してきた。その結果、身体に起因する諸感覚が200〜300ミリ秒の範囲内で整合性を持って生起することが重要であることを見いだした。すなわちこの200〜300ミリ秒が、脳が自己身体を構成するために必要な異種感覚統合の時間窓であることがわかった。さらに、この時間窓は、ある程度であれば学習によって変化することも示された。自己身体の脳内表現は環境に合わせて柔軟かつ適応的に構成されるのだということができる。

2　身体的自己の生起メカニズム

3 自己を知る脳 ── 自己認識を支える脳

矢追 健・苧阪直行

「自分」が「自分」であるということ

　藤子・F・不二雄の国民的マンガ『ドラえもん』に登場する「入れかえロープ」というひみつ道具をご存じだろうか。このロープは両端を持った人同士の身体はそのままに人格のみを入れかえてしまうというものであり、作中ではジャイアンにいじめられたのび太が仕返しをするためにドラえもんに出してもらう。のび太はジャイアンと入れかわり仕返しを果たすのだが、その後ドラえもんやしずかちゃん、果ては野良犬（！）と次々に入れかわってしまう。お話のオチについては原作をご確認いただくとして、この話に限らず、何らかの原因（大概は互いに頭をぶつけてしまうことによる）によって互いの人格が入れかわってしまうという設定のドラマやマンガは数多

く存在している。自らの意識や記憶はそのままに、他者の身体や環境を体験することができる（させられる）という状況は、私たちの好奇心と変身願望を密かに刺激するのかもしれない。しかし、フィクションとしてはよくある部類に入るこの種の話も、よく考えてみると私たちの意識や記憶、あるいは感覚というものについて、興味深い示唆を与えてくれていることに気がつく。たとえば、自分の意識や記憶を身体から切り離すことはできるのだろうか。しかし、その前に、そもそも「自分の意識や記憶」とは何なのだろうか、などと考え込んでしまう。

私たちは普段の生活において、「自分」が「自分」であることに対して疑問を抱くことはほとんどない。自分が目や耳などの感覚器官を通して見たり聞いたりしているものであり、自分の腕や足などはまぎれもなく自分自身のものであり、また自分の考えや行動は基本的に自分自身で制御することができると（意識する、しないにかかわらず）感じている。もっとも、私たちは寝ている間、夢を見ているとき以外はほぼ「無意識」であり、自らの行動を意識して制御することはできない。しかし、そんな状態であっても私たちの「自分」は失われているわけではない。揺り起こされたり水をかけられたりすれば、大半の人は目を覚ますか、何らかの反応を返すだろう。これは自分自身へ与えられた刺激を正しく処理できていることを示している。また、ある朝目覚めると自分の名前や自分を取り巻く環境、幼い頃からこれまでに至る記憶などの個人的な記憶の一切を失ってしまっており、いわゆる記憶喪失（精神医学的には解離性障害のひとつとされ、「全生活史健忘」と呼ばれる）に

なってしまっている、というような事態に陥ることはそうそうあるものではない。私たちの「自分」は寝ている間にも正しく保持され続けているのである。

自己認識とは

このような自分にかかわる様々なレベル（「身体」から「こころ」まで）の情報をそれとして処理し、自己とそれ以外とを区別するという能力は、広く私たち自身の自己認識 (self-recognition) によって支えられていると考えられる。私たちの普段の生活において、この自己認識が突然失われたり変容したりしてしまうような体験をすることはあまりなく、それゆえにこの自己認識という能力の存在は当たり前のように感じられるかもしれない。しかし、私たちの自己認識が絶対かつ永久不変なものであるかというと、実はそうではない。先ほど登場した全生活史健忘もそのひとつではあるが、自己認識は各種の精神疾患や脳損傷、あるいは部分的にはごく単純な錯覚などの要因によって容易に失われたり変動したりしうるものであることが知られている。たとえば、アルツハイマー型認知症（Alzheimer's disease）による、自己認識の障害（自分の写真を見ても、それが誰であるかを認識できないなど）をはじめとする様々な症例について検討した研究は数多い (Biringer & Anderson, 1992; Bologna & Camp, 1997; Hehman et al. 2005 など）。また、アメリカの神

75 　3　自己を知る脳

経内科医ファインバーグはその著書『自我が揺らぐとき』（Feinberg 2001）の中で、様々なタイプの精神疾患や脳損傷によって自己認識の能力が失われたり、変容したりしてしまった顕著な事例を多数紹介している。特に後者は私たちが「当たり前」と信じている自己認識が意外にもろく、壊れやすい側面を持っていることをあざやかに示してくれている。

「私」はどこにいるのか

このように、私たちが自分を自分として（意識する、しないにかかわらず）認識するための自己認識は、何らかの形で自己にかかわる情報の処理が行われることによって成立する、ヒトやその他の動物が持つ認知機能のひとつであると言える。では、私たちの自己認識は、どのような情報処理のシステムによって支えられているのだろうか。ヒトをはじめとする多くの動物において、多くの情報処理の中枢を担っているのはやはり脳である。ということは、少なくとも私たちの自己認識の大部分は、脳のはたらきによる情報処理の産物であると考えられるだろう。事実、脳のある領域の損傷あるいは機能低下によって、生命維持やその他の認知活動にはほとんど影響がないにもかかわらず、自己認識の能力が失われたり変容したりしてしまう事例は多い。たとえばミラーら（Miller et al. 2001）は脳の前頭葉から側頭葉にかけての機能が失われる、または低下する

ことによる認知症（前頭側頭型認知症：frontotemporal dementia）の患者において、特に右側の前頭葉の萎縮がその人物の人格に大きな変容をもたらす場合があることを示唆している。この疾患においては、それまでの当人の性格が急に変わったり、奇妙な言動や行動（会話中にもかかわらず、急にその場を立ち去ったりする行動障害など）が出現するのだが、自身の変化についての病識が欠如しているのが特徴であるとも言われる。また、前出の『自我が揺らぐとき』において取り上げられている自己認識の喪失や変容は、その大半が脳卒中、脳血栓や事故によって脳に損傷を負ったことが原因となっている。

では、私たちの自己認識能力は脳のどのようなはたらきによって生み出されているのだろうか。また、脳のここに「私」がいる、と言えるような場所（脳領域）は存在するのだろうか。筆者らの考えでは、おそらく「脳のある特定の領域」が「私」を生み出しているということはない。身体からこころに至る様々なレベルでの自己認識――ひいては意識――に対して特に重要な役割を果たしている領域はそれぞれに存在するだろう（苧阪 1996a, 1996b）。たとえば本章で取り上げるとおり、私たちの脳には自分自身の顔や腕といった身体部位やその動きを見たとき、あるいは自分自身の人格について思いをめぐらせるときなどに特によく活動を示す領域がそれぞれ（別に）あるといわれている。このように、自己認識を成立させるためには扱う情報の違いによって多様なレベルの情報処理が必要とされるために、状況に応じて脳の複数の領域が連携してはたらくことによって私たちの自己は生み出されていると考えられるのである。アメリカの哲学者デ

ネットは『解明される意識』(Dennett 1991) の中で、様々な情報が脳のある領域に集められることによって意識が形成されるという、多くの人がその誘惑に陥りやすい考えを「デカルトの劇場(Cartesian Theater) モデル」と名づけている。いわば、意識を形づくる感覚情報などすべての情報を見張っている脳の領域というものがあって、この見張り番が意識を生み出すもとになっている、というアイデアである。これを、たとえば自己意識に当てはめてみると、自己というはたらきを担うシステムが脳の特定領域、つまり自己意識のデカルトの劇場を形成すると考える誘惑にとらわれることになる。デカルトの劇場モデルは、情報の見張り番という小人モデル(ホムンキュラス :homunculus) を必要としているが、このような仮定を行ってしまうと、さらにこの小人を見張る別の小人が必要とされ、モデルが無限に後退してしまうことになる。このため、説得力のあるモデルにはなりえないのである。

特に近年、私たちの脳の「活動」を、脳を直接傷つけることなく (間接的に) 計測するための様々な手法が発達してきたこともあり、私たちの自己認識の成立にかかわっているこうした脳の活動について探索しようという試みが広く行われるようになってきている。ヒトの脳活動を調べる――正確には神経活動の間接的な指標を得る――ために脳波 (Electroencephalogram : EEG) やポジトロン断層法 (Positron Emission Tomography : PET)、機能的磁気共鳴画像法 (functional Magnetic Resonance Imaging : fMRI)、脳磁場計測法 (Magnetoencephalography : MEG) などの手法が用いられていることは周知の事実である (苧阪 2010a)。次に、こうした手法を用いるこ

78

とで、自己認識に対して重要な役割を果たしていると考えられる領域について検討した研究をいくつか取り上げて紹介する。

身体的自己とその脳内神経基盤

さて、ここで自己認識に対して脳のどのような領域がかかわっているのかを検討した研究を紹介するにあたって、まず便宜上、自己認識を身体的自己（bodily self）の認識と心的自己（mental self）の認識とに分けておきたい。このような区別をするのは、あくまで説明を簡便なものとするためのものであり、絶対的な分類ではないものの、必要とされる認知プロセスにかなりの違いがあるため、それに伴ってかかわる脳領域も異なると考えられる。

一つ目の身体的自己とは、ここでは私たちが自分自身の顔や手といった身体部位や自分自身の動きなど、視覚、運動感覚や体性感覚といった私たち自身の感覚器官を通して得られた自己に対する認識のことを指している。たとえば、私たちは鏡に映った自分の姿を見て、多くの場合それが自分であると正しく認識することができる。これは私たちが自分の顔や身体の外見的な特徴、あるいはそれがどのように動いているのかといった情報を常に把握し、それと鏡に映った像とを正しくマッチングすることができるためであると考えられる。また、パソコンでマウスを使って

3　自己を知る脳

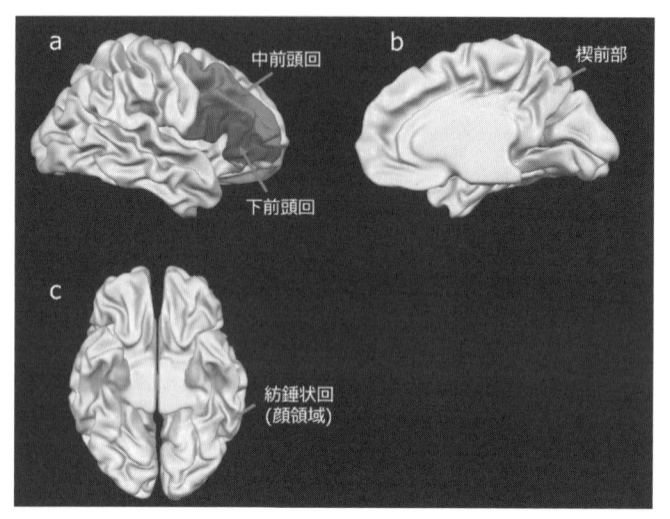

図3-1 他者の顔を見たときと比較して、自分自身の顔を見たときにより活動を示す脳領域（Platek et al. 2008 より引用）（カラー口絵参照）

(a) 中前頭回（middle frontal gyrus）および下前頭回（inferior frontal gyrus）。
(b) 右脳の楔前部（precuneus）。この図は右脳の内側面を表している。
(c) 左脳の紡錘状回顔領域（FFA）。この図は大脳を下から見上げる形となっている。
（Platek et al. 2008 をもとに BrainVoyager Brain Tutor ソフトウェア（http://www.brainvoyager.com/products/braintutor.html）によって作成）

画面上のカーソルを動かすときのことを考えてみたい。カーソルは私たちが自分の意思で動かすことのできる手とは物理的に離れた位置に表示されているが、私たちはそれが自分の手（に握ったマウス）の動きに従って動いているということを理解し、目標の位置まで自分の意図によって移動させることができる。これには腕や手の運動量や方向と、画面上のカーソルのそれとが対応関係にあることを認識できる能力が必要とされる。

このように考えると、私たちの身体的自己の認識にあ

たっては、脳の中でも特に視覚や身体感覚など、外部から感覚器官を通して入力された情報を処理する領域が特に重要な役割を果たしていることが予想される。では、具体的にどういった領域がそのような身体的自己認識とかかわっているのだろうか。

鏡の中の自己——顔と身体

私たちの身体部位の中で、まずもって他の人と違うところといえばやはり「顔」である。顔は他者を識別する上で重要な要素のひとつであると同時に、私たち自身のアイデンティティとも深くかかわっている。このような観点から、自分の顔を認識するにあたって脳のどのような領域が特によく活動するのかについて、前述したfMRIなどの脳イメージング手法を利用して検討した研究が行われている。たとえば杉浦ら (Sugiura et al. 2005) は、被験者が自分自身の顔を見ているときと、自分にとって身近な他者である友人、または見知らぬ他者の顔を見ているときとの脳活動を比較した。その結果、自分自身の顔を見ているときには右脳の下前頭回 (inferior frontal gyrus; frontal operculum ともいう)、そして左脳の紡錘状回 (fusiform gyrus) が、より活動していたことが示されたのである。杉浦らの実験と同様の研究は他にも多数存在しているが (Platek et al. 2004; Uddin et al. 2005; Sugiura et al. 2006 など)、プラテックら (Platek et al. 2008) はそれらの

研究において自分自身の顔を見たときにおおよそ共通して活動を示しているのは、左脳の紡錘状回、両側の中前頭回 (middle frontal gyrus) および下前頭回、そして右脳の楔前部 (precuneus) と呼ばれる領域であるとしている (図3-1)。プラテックらはそこで示された各領域の役割について、視知覚レベルでの顔情報の検出を行う紡錘状回、自己に関連する情報に対する参照的な処理を行う楔前部、自己を他者から区別するといったより高度な処理が行われる中・下前頭回という、三段階の情報処理プロセスから成る仮説を提唱している（この仮説自体は Northoff et al. 2006 に基づいたものである）。しかし、ここでひとつ留意しておくべきなのは、こうした領域が「自分の顔」を見たときにのみ活動を示すわけではないという点である。たとえば紡錘状回（の一部）はそもそも自己・他者を問わず顔を見たときに活動を示すのがよく知られており (Kanwisher et al. 1997)、そうした領域は紡錘状回顔領域 (fusiform face area : FFA) と呼ばれている。この紡錘状回をはじめとする諸領域が、なぜ自分自身の顔に対してより高い活動を示すのかという問題については未だにはっきりとした答えは得られていない。

では、顔以外の身体部位であればどうだろうか。顔ほどの違いはないにしても、私たちは自分の手や足の形を認識し、他の人のそれと区別することができる。こうした顔以外の自己身体認識についても同様の研究が行われており、特に脳の後頭葉、視覚野の一部である外線条皮質 (extrastriate cortex) の中に存在する外線条身体領域 (extrastriate body area : EBA) と呼ばれる領域が重要な役割を果たしていることが最近示唆されている[2] (David et al. 2007, 2009, Myers &

Sowden 2008; Vocks et al. 2010)。身体領域、という名前が付いているのは、顔に対するFFAと同様に、この領域がそもそも自己・他者を問わず身体部位の写真や運動を見たときなどにより強い活動を示すことが知られている (Downing et al. 2001; Downing et al. 2006) ためである。その上でこのEBAが自分自身の身体部位の認識に対して活動を示す理由として、マイヤーズとソーデン (Myers & Sowden 2008) は、EBAの中に自分自身と他者の身体部位に対してそれぞれ選択的に活動を示す神経細胞の小集団が存在するためだとしている。いずれにしても、自分自身の顔または身体と他者のそれとに対する知覚的なレベルでの認識において、関連する脳領域が近接ないしは重複しているということは、自己あるいは他者に対する認識が互いにどのような関係にあるのかを考える上で非常に興味深い。

「この手」は誰のもの？──身体保持感と運動主体感

さて、ここまでは身体的自己の中でも特に自分自身の顔や身体を「目で見て」認識することにかかわっていると考えられる脳の領域について見てきたわけであるが、当然ながら私たちの身体的自己の及ぶ範囲はそれだけではない。むしろ、生物としてより基本的なレベルでの身体的自己とは、手や足などの身体部位が確かに「自分のものである」と感じる帰属感を形成することがで

83　3　自己を知る脳

きること（これは「身体保持感（feeling of ownership）」と呼ばれる）や、それらを動かすときに、「動かしているのが自分自身である」と認識することができること（こちらは「運動主体感（sense of agency）」と呼ばれる）によって支えられていると言える（Gallagher 2000; Newen & Vogeley 2003）。この問題については2章「身体的自己の生起メカニズム」でも検討されている。このレベルにおける身体的自己は、私たちの感覚としてあまりにも「当たり前」でありすぎるが故に、なかなかそれを「認識」しているという実感はないかもしれない。しかし、事故や病気などによって脳の一部に損傷を受けたりすると、この身体保持感や運動主体感は失われてしまうこともある。たとえば身体保持感が失われてしまった状態は身体失認（Asomatognosia）と呼ばれ、これは自分の身体の一部を、自分のものではないと思い込んでしまうという奇妙な体験であるが、特に報告が多いのは左腕が自分の意思と異なり勝手に動くように感じられるという症状である。これはエイリアンハンド（他人の手：alien hand）症候群などとも呼ばれている。ここでは身体保持感も運動主体感も失われていると推定され、この身体失認状態に陥った患者は、自分自身の身体を誰か他の人物のものであると主張したり、あるいは名前を付けて擬人化したりしてしまうことが知られている。この症状は右半球の頭頂葉、特に上下の頭頂小葉と呼ばれる領域の障害によって生じやすいと言われている（Ramachandran 2012）。

身体失認ほどに限定的かつ永続的な状況でなくとも、私たちの身体保持感は時に一時的な混乱をきたしてしまう場合がある。その代表的な事例のひとつがラバーハンド錯覚（rubber hand

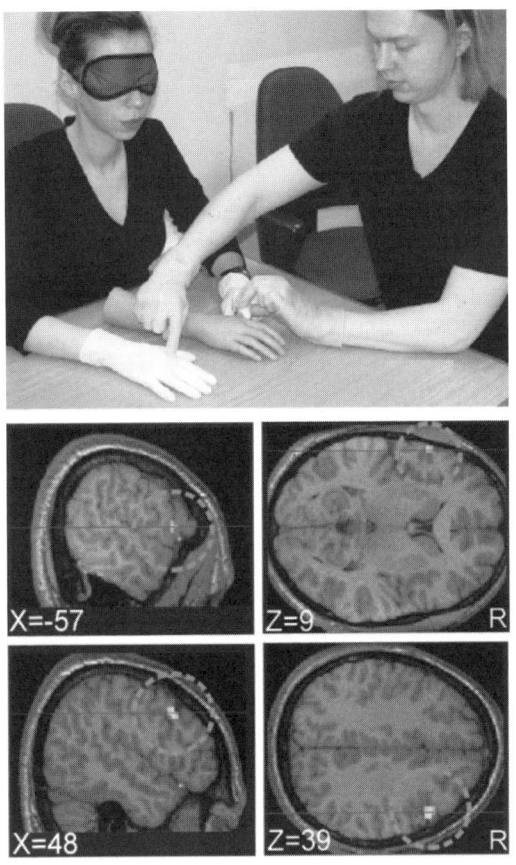

図3−2 ラバーハンド錯覚実験

(上) ラバーハンド錯覚実験の様子 (Ehrsson et al. 2005 より引用)
(下) ラバーハンド錯覚と関係することが示唆されている前頭葉の運動前野(破線の円で囲まれた領域)(Ehrsson et al. 2004 より引用)(カラー口絵参照)

illusion）と呼ばれる現象である（Botvinick & Cohen 1998）（2章も参照）。ラバーハンド錯覚とは、ゴムなどで作られた模型の手（ラバーハンド）と、自分からは見えないように隠されている自分自身の手が同時にブラシなどで触られているのをしばらく見ていると、ゴムの手の方を自分自身の手であるかのように錯覚してしまうというものである（図3−2上段）。このラバーハンド錯覚は、本来自分のものではありえないはずのゴムの手に対して身体保持感を付与してしまう現象であるとも言える。このため、ゴムの手が自分自身の手であると感じているときと感じていないときとを比較することによって、私たちの身体保持感が生じる際のメカニズムを検討することができる。このような観点から、ラバーハンド錯覚は身体保持感にかかわる脳内神経基盤を検討する研究に利用されている。たとえばアーソンら（Ehrsson et al. 2004; Ehrsson et al. 2005）は、ラバーハンド錯覚の発生とその度合いの強さに対応して、特に前頭葉の後部にある運動前野（premotor cortex）と呼ばれる領域が活動することを示唆している（図3−2下段）。サルを対象とした研究などから、この運動前野は視覚や触覚などから得られた情報が収束する頭頂葉からの連絡を強く受けている場所であり、また身体部位に対する視覚刺激と触覚刺激の両方に対応する神経細胞が存在することが知られている（Graziano et al. 1997; Graziano et al. 2004）。このことから、ラバーハンド錯覚は運動前野の神経細胞の活動を介して身体部位に対する触覚刺激（自分自身の手にブラシで触られていること）と視覚刺激（ゴムの手がブラシで触られているのを見ていること）とが結びつけられることによって生じると考えられている。こうした研究によって、私たちの身体保持

感が成立するためには、触覚や体性感覚（皮膚や筋肉などから得られる、身体の位置や動きなどについての感覚）によって得られた感覚と、視覚によって得られた感覚とのマッチング（時間的・空間的にほぼ一致していること）が重要であることが示唆されている（嶋田 2009）。

最後に、運動主体感とそれを支える脳内神経基盤についても触れておきたい。たとえば、自分で腕を上に上げる場合と、他の人に腕をつかまれて持ち上げられている場合とをどちらの場合もその腕が「自分のもの」であることは、視覚や触覚などから得られる身体保持感によって認識することができる。しかし、自分で腕を上げているのにそれを他の人に持ち上げられていると感じたり、逆に他の人に持ち上げられている腕を自分で上げているように感じたりすることはない。これは私たちの運動主体感が適切にはたらいていることを示している。それでは、この運動主体感とはどのようなメカニズムと脳内神経基盤によって成立しているのだろうか。運動主体感が成立するためには、まず当然のことながら「身体が自分の意思によって思ったとおりに動く（動いている）」という前提が必要である。上に上げようとして動かし始めた腕が、意思に反して下がっていくような場合に運動主体感を感じることはできない（何か外からの力がはたらいているように感じられるはずである）。このように考えると、私たちの運動主体感には、自分自身の身体の位置や動きなどを常に把握するための体性感覚に加え、思い通りに身体を動かすための運動の意図的コントロールの能力が密接にかかわっていることは自明であろう。実際に、この運動主体感にかかわる脳内神経基盤を検討した研究からは、自分自身の身体や外界の空間的情報

87　3　自己を知る脳

を把握し、運動をコントロールする役割を担っている前頭葉の運動野および頭頂葉の連合野と呼ばれる領域が重要な役割を果たしていることが示唆されている（Farrer et al. 2003; Leube et al. 2003; Schnell et al. 2007; Yomogida et al. 2010）。

では、私たちの運動主体感が形成される過程において、運動野あるいは頭頂葉では実際にどのような情報の処理が行われているのだろうか。まず、私たちが自分の身体を動かそうとするときには、脳の運動野から運動の指令が筋肉に送られるだけではなく、その信号の「コピー」（これは「遠心性コピー：efference copy」と呼ばれている）が作成され、頭頂葉に送られていることがわかっている（von Holst 1954; Andersen et al. 1997）。この遠心性コピーは、筋肉に送られた運動情報を用いることによって自分自身の運動をモニタリングあるいは予測し、その結果を運動によって生じた体性感覚情報と照合するために用いられていると考えられている（Andersen et al. 1997; 村田 2009）。私たちの運動主体感の形成には、自分自身が指令した運動とその結果の情報、すなわち遠心性コピーによって得られた運動の情報と、視覚や体性感覚から「フィードバック」された実際の身体の感覚情報とが時間的に正しく合致することが重要であるとされている（de Vignemont & Fourneret 2004; David et al. 2008）。また、このフィードバックを生み出す対象は私たち自身の身体そのものである必要はなく、自分自身の運動と時間的に同期して連動する対象に対しても拡張して適用される。たとえばパソコンでマウスを使って画面上のカーソルを動かすような場合には、遠心性コピーによってモニタリングされている腕の運動情報が、移動している

88

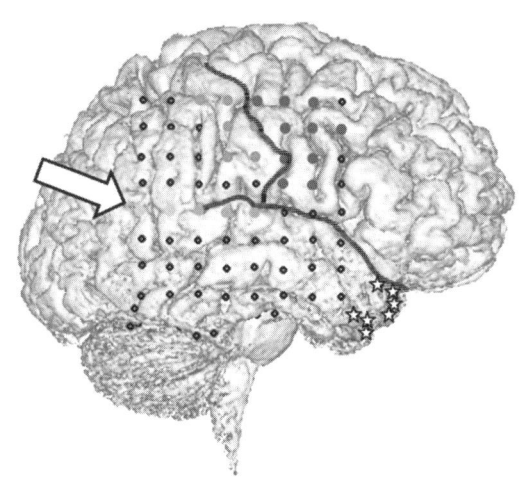

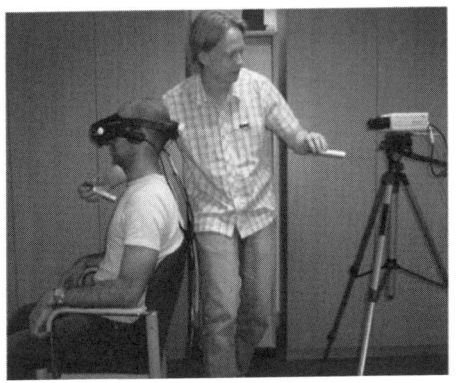

図3-3 体外離脱体験実験
(上) てんかん患者の角回領域(矢印の先)に対して電気的な刺激を与えると、体外離脱体験が生じた (Blanke et al. 2002 より引用)(カラー口絵参照)
(下) 体外離脱体験実験の様子 (Ehrsson 2007 より引用)

カーソルを見ることによるフィードバックと時間的にマッチングされることによって、カーソルを自分で動かしているという主体感が生じるのである。さらに、こうした運動主体感、すなわち私たちが自分自身と他者の運動を区別するためのメカニズムには、自分自身が運動するときと、他者の運動を見るときとの両方で活動することが知られている「ミラーニューロン」が関係する可能性も示唆されている（嶋田 2009；村田 2009）。紙幅の都合で詳細は省略するが、自分自身と他者の運動とを区別しない神経細胞が運動コントロールの一部を担っているということは、私たちが自分自身の行為を通して他者の行為を理解するためにも必要であると考えられている。

以上のように、私たちの自己意識は基本的には自らの身体保持感や運動主体感と切り離すことができないのであるが、実は切り離されるという経験が可能であるという報告を、最後につけ加えておきたい。それがわれわれの意識が身体から離れて感じられるという体外離脱経験（out-of-body experience：OBE）である。この現象は、たとえば右半球の側頭葉にてんかん症状を呈する患者の治療の一環として、右半球の角回（angular gyrus：AG）と呼ばれる領域に電極を当て電流で刺激した場合に生じることが報告されている（Blanke et al. 2002）。通電する電流量を増やしていくと、患者は「私はベッドに寝ている自分を上から眺めており、自分の足と胴体の下部が見える」などというOBEを報告した。さらに刺激を与えると、身体の浮揚感が生まれ天井に近いところまで浮き上がる感じがしたという。この現象について、ブランクらは角回への刺激（図3-3上段）が体性感覚と内耳の平衡感覚を司る前庭機構の情報統合を乱したため、自身の身体

保持感に変容が生じたためではないかと推定している。もっとも、このような状態のもとでも自分で体を触ると運動主体感が戻ってOBEは消えるという。こうした身体保持感の変容が角回近傍にある前庭機構の影響を受けているとすれば、私たちの身体保持感の形成には重力方向に対する身体のバランスが体性感覚によるモニタリングを受けることも関係しているのかもしれない。

ブランクらの報告は脳に対して直接電流による刺激が加えられるような特殊な場面におけるものであるが、被験者の受ける感覚と知覚をうまく操作することによって、健常者においてもOBEを生じさせることが可能であることが知られている。たとえば先にも登場したアーソンらは、まず被験者にヘッドマウントディスプレイ（HMD）を装着してもらった上で被験者自身の背中を左右2台のビデオカメラで撮影し、それぞれの映像を左右のHMD画面に映し出して自分の背中を立体視させておいた（図3-3下段）。ここで、実験者が2本の棒で被験者の実際の胸（HMDのため見えない）と、カメラから見える位置で「偽物の」胸（実際にそこに何かがあるわけではない）とを同時になぞると、OBE、つまり自分が体から分離したように感じる知覚的錯覚が生まれるという（Ehrsson 2007; Lenggenhager et al. 2007）。これはラバーハンド錯覚が生じる場面とよく似たものであるともいえる。このことからも、私たちの身体的自己は視覚と様々な身体にかかわる多感覚の精妙な統合によってもたらされることがわかるだろう。こうした現象から言えることは、私たちが普段当たり前と信じている自分自身の身体保持感も、やはり脳の情報統合が創り上げた産物なのだということである。身体派ではない認識論者である哲学者カントは五感でも認

91　3　自己を知る脳

識しえない対象を物自体と名づけて、感性的認識の信頼性に疑問符をつけたが、自分の身体保持感にも似た論議が可能かもしれない。自己とは不可思議な現象ではある。

さて、この章では私たちのこうした身体的自己の認識と、それにかかわる脳内神経基盤について検討した研究について概観してきたわけであるが、ここで取り上げることができたものはごく一部である。こうした研究から明らかになりつつあるのは、身体的自己の認識には紡錘状回やEBAといった身体部位に関する視知覚的な処理を行う領域、そして視知覚や体性感覚からの情報と運動情報とのマッチングにかかわる運動前野や頭頂葉などが特に重要な役割を果たしているということである。しかし、前述したようにそうした領域は自己認識に対してのみかかわっているわけではなく、他者の身体や運動を認識する際にもある程度共通したかかわりを示すことが知られている。このことは、私たちの自己認識とそれを支える脳内神経基盤について考える上で、「自己認識は脳の○○という領域で行われている」と単純に言い切ることはできないことを改めて示すと同時に、私たちは自己を通して（自己をモデルとして）他者を認識することによって他者とつながっていることを意味しているのかもしれない。あるいは、他者を通して（他者をモデルとして）自己を認識するという側面も考える必要性を示唆しているのかもしれない。

心的自己とその脳内神経基盤

続いて心的自己であるが、これは端的に言うと私たち自身が持っている、自分に関する一連の情報（記憶）によって形成されるものである。この情報とは過去、現在、そして（予想しうる）未来にわたるものであり、「自分がどのような人間であるのか」という自己概念（self-concept）やアイデンティティを形成する基盤となっている（これにはもちろん自分の顔や身体がどのような特徴を持っているのか、という心的イメージなども含まれている）。身体的自己と心的自己の分類が絶対的なものではないとしたのはこのためでもある。たとえば、自己紹介をするときのことを考えてみたい。初めて会う人に対しては、まず自分の名前や年齢、職業、出身地などを伝えることが多いだろう。場合によっては自分が気づかなかった事柄について相手から聞かれ、改めて答えることもある。このように他者に自分のことを伝えるためには、心的自己から形成された自己表象（self-representation; 自己像とも言われる）に対してアクセス（つまり想起する）ことが必要となる。またこの逆に、他者から自分に関する情報を与えられるという状況もあるだろう。たとえば「あなたは謙虚な人ですね」と言われると、自分に関する情報として「謙虚」という言葉が記憶の中に刻まれる（それが相手の本音であるかどうかは別として）。この場合には外部から与えられた情報

と心的自己とを結びつける必要があると考えられる。このように、心的自己は私たち自身のこれまでの経験に基づいた、自分にとって重要な意味を持つ自伝的記憶（autobiographical memory）と特に密接な関係があり、このため外部情報を自伝的記憶と結びつけたり、自伝的記憶を検索したりするような認知プロセスに基づいていると考えられる。

自己参照効果とは

さて、この心的自己の認識にかかわる脳領域について検討した諸研究を取り上げる前に、まず研究の背景として自己表象の持つ特殊な認知的性質について考えてみたい。自己表象は「（自分の中で）他者がどのような存在であるのか」という情報に基づく「他者表象」やそれ以外の表象と比較して、特別な性質を持っていることが知られている。たとえば自己参照効果（self-reference effect: 自己関連づけ効果とも言われる）は、その代表的な現象のひとつである。

自己参照効果とは、ある対象への適合度を判断することが求められるような課題（参照課題）において、実験参加者自身の自己表象への参照処理（アクセス）がなされた情報は、より単純なその他の処理がなされた情報と比べると、主に偶発学習（記憶することが明示的に指示されない状況下での記憶）によってよく記憶されているという現象である（Rogers et al. 1977; Symons &

Johnson 1997)。具体的には、実験参加者に「あなたは『寛大』ですか？」という質問と、「『頑固』は強情と同じ意味ですか？」という質問の両方に回答してもらった場合、実験参加者は偶発学習によって『寛大』という単語の方をよりよく記憶しているということになる。

この自己参照効果が生じる理由ははっきりしていないが、自己表象が他の表象と比較すると最も豊かな情報量を持ち、なおかつ統合度が高いという特別な性質を持っているためであるという仮説などが唱えられている (Klein & Loftus 1988; 堀内 1995)。もっとも、自分自身の人格特性に対して判断を行う課題と、単語の意味などを判断するだけの課題とではあまりにも必要とされる認知プロセスのレベルが違いすぎるという印象を持たれるかもしれない。それでは、参照先が自己ではなく他の人物である場合はどうだろうか。一般的に、同様の参照課題を行う際にその対象が自分にとって身近でない他者（有名人など）であった場合、自分自身を参照した場合と比べて記憶成績は低下することが示唆されている (Bower & Gilligan 1979; Kuiper & Rogers 1979 など)。

前述したように、自己概念に対する参照を必要とするような課題においては、自己表象へのアクセスが必要であると考えられる。同様に、（自分の中の）他者に対する参照を必要とするような課題においては、その人物の表象へのアクセスが求められる。この両者に対して用いられた刺激に対する記憶成績に差があるということは、自己表象が、身近でない他者の表象とは異なる認知的な性質を持つことを示していると考えることができよう。

しかし、この自己表象がその他のあらゆる表象と区別されうる「特別」なものであるかどうか

については未だ議論の余地が残されている。たとえば参照課題において実験参加者にとって身近な人物（友人や配偶者など）に対する評定などを行った際に、自己参照課題と比較して刺激に対する記憶成績が低下するかどうかについては、研究によって異なる結果が示されている（Symons & Johnson 1997; Heatherton et al. 2006）。友人や配偶者といった自分にとって身近な他者は、身近でない他者と比較すると情報量も豊かであり、より自己表象に近い性質を帯びていることが影響しているのかもしれない。このため、自己表象と身近な他者の表象との間にどのような認知的性質の違いがあるのか、あるいはないのかという問題については検討の余地がある。

心的自己は「特別」なのか

少々前置きが長くなってしまったが、心的自己の認識にかかわる脳領域について検討した研究においては、その多くがこのような参照課題を利用した実験を行っている。たとえばケリーらの実験（Kelley et al. 2002）では、被験者は画面上に表示される性格を表す形容詞が自分自身に当てはまるかどうか（自己参照条件）、身近ではない他者（ブッシュ前米大統領）に当てはまるかどうか（他者参照条件）、そしてその文字が大文字か小文字か、という3種類の評定課題を行う際の脳活動をfMRIによって測定した。その結果、自己参照条件における脳活動を他者参照条件と比

96

較すると、特に脳の前頭葉（frontal lobe）のうち、表面（外側）ではなくその内側にあたる前頭前野内側部（medial prefrontal cortex：MPFC）と呼ばれる領域がより活動していたことが示された。このことから、ケリーらはこのMPFCが自己表象へのアクセス、あるいはその評価といった認知活動に対して重要な役割を果たしていると主張している。これと似た実験手法によって検討を行ったものとしてはクレイクらによるもの（Craik et al. 1999）をはじめいくつか存在しているが、その多くは自己参照条件においてMPFCがより活動することを示唆するものである（Johnson et al. 2002; Fossati et al. 2003）。また、ノートフとベルムポール（Northoff & Bermpohl 2004）は、こうした一連の研究から、自己表象、自己意識や自伝的記憶といった心的自己に関連した情報を処理するために特に重要な役割を果たしている脳領域として、前頭前野から後部帯状回（posterior cingulate cortex：PCC）と呼ばれる領域に至る大脳皮質正中内側部（cortical midline structure：CMS）を提唱している。これによれば、CMSは大きく4つの領域に分けることができ、それぞれが異なった機能を持つとされる（図3-4）。まずMPFCのなかでも特に上側（背側）に位置する前頭前野背内側部（dorsomedial prefrontal cortex：DMPFC）は自己にかかわる情報に対する評価（evaluation）によって重要な役割を果たすとされている。次にその下側（腹側）にあたる前頭前野眼窩内側部（orbitofrontal prefrontal cortex：OMPFC）は、参照課題などによって自己と結びつけられた刺激の表象との関係が指摘されている。続いて左右の大脳半球を連絡する脳梁を取り巻く帯状回と呼ばれる領域の前部（anterior cingulate cortex：A

97　3　自己を知る脳

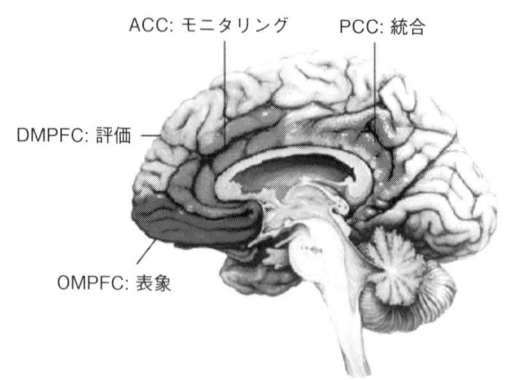

図3-4 大脳皮質正中内側部（cortical midline structure）とその機能分化
（Northoff & Bermpohl 2004 より改変引用）（カラー口絵参照）
DMPFC は前野背内側部、OMPFC は前頭前野眼窩内側部、ACC は前部帯状回、PCC は後部帯状回を指す。

CC（前部帯状回）は、自分自身の反応の選択や抑制といった認知機能との関係が示唆されており、そうした自己にかかわる情報を担う内的なモニタリングあるいはコントロールを担う領域であるとされている。またその帯状回の後部（PCC）および近傍の楔前部（precuneus）と呼ばれる領域は、自己にかかわる情報を、様々な文脈に則って自分自身と統合（integration）するプロセス、あるいは自伝的記憶と深く関係していることが示唆されている。では、このMPFCをはじめとする諸領域こそが心の自己にとって「特別」な領域であると言えるのだろうか。

ケリーらやクレイクらの実験において、自己との比較対象とされた他者は著名人、すなわち自分にとって身近ではない人物であった。この両者の表象に対する参照プロセスに神経基盤レベルでの差が存在するという結果は、自己参照

効果によって示唆されている「自己表象の特殊性」を裏づけるものであるとも言える。しかし興味深いことに、自己と身近な人物との間で参照刺激に対する記憶成績に差が生じるのかどうかという問題と同様に、自己表象と身近な他者の表象に対する参照過程に神経基盤レベルでの差が存在するかどうかについては、実験によって異なる結果が示されているのだ。たとえばヘザートンらは被験者自身とその友人に対する参照課題を実施し、自己参照条件においてMPFCがより活動することを示した（Heatherton et al. 2006）。この結果から、ヘザートンらはMPFCが特に自己参照に対して重要な役割を担っていると主張している。これに対し、シュミッツら（Schmitz et al. 2004）やヴァンダーワルら（Vanderwal et al. 2008）などはほぼ同様の実験手法によって、自己参照条件と友人参照条件の両方においてMPFCが活動することを示している。このように、自己表象へのアクセスが必要とされるような参照課題において、特にMPFCが「特別」な役割を果たしているかどうかについてははっきりしていない。

それでは、どうして類似した研究間でこのように異なる結果が示唆されているのだろうか。仮に自己表象への参照プロセスが脳内神経基盤においても「特別」であるとすれば、類似したすべての研究においてそれを示すような結果が出るべきではないだろうか？　この問題をややこしくしているのが、自己と対比されている「他者」が、多くの研究において一つの対象（人物）でしか検討されていないことである。MPFCが特に自己表象へのアクセスを必要とするようなプロセスに対して重要であるのかどうか、あるいは他者表象へのアクセスにもまたMPFCが関与し

99　3　自己を知る脳

表3−1　参照課題において用いられた形容詞の例 （Yaoi et al. 2009 より引用）

親切	明るい	正直	勤勉
おとなしい	従順	口下手	早口
わがまま	無気力	冷淡	無責任

ているがそれが「弱い」場合があるだけなのかという問題、また「身近な他者」と「身近ではない他者」との間にも何らかの程度の差があるのかどうかという問題に対しては、自己とひとりの他者とを比較するだけでは結論を下すことはできないと考えられる。そこで筆者らは、被験者自身、被験者にとって身近な他者（友人）、身近ではない他者（首相）という三者に対して、それぞれの表象にアクセスすることが求められるような参照課題を一つの実験内で実施し、その際の脳活動をfMRIによって撮像するという試みを行った（Yaoi et al. 2009）。実験の手法自体はこれまでの研究を踏襲しており、被験者は呈示された単語（「のんき」や「親切」といった性格を表す形容詞：表3−1）が、対象となる人物をどの程度正しく形容しているか（どの程度よく当てはまるかどうか）、あるいは呈示された単語の文字数が何文字であるかを4段階で評定するよう求められた。実験参加者の行った具体的な課題は以下のとおりである。

・「自己」参照課題：被験者は呈示された形容詞が「自分自身」にどの程度よく当てはまるかを4段階で評定した。

・「身近な他者（友人）」参照課題：被験者は呈示された形容詞が自分にとって「身近な」他者にどの程度よく当てはまるかを4段階で評

定した。ここでの身近な他者とは、被験者自身と同性の、最も親しいと考えられる「友人」を指していた。

・「身近ではない他者（首相）」参照課題：被験者は呈示された形容詞が自分にとって「身近ではない」他者にどの程度よく当てはまるかを4段階で評定した。ここでの身近ではない他者とは、小泉純一郎元首相であった。

・「文字数」評定課題：被験者は呈示された形容詞の文字数を数え、4択で解答するよう求められた。この課題は、人物表象に対する参照が必要とされる他の3条件に対してのベースライン（基準値）として設定された。文字数を数える場合、人物表象に対する参照は必要とされないが、「形容詞を見る」ことや「反応するためのボタンを押す」といった行動は参照課題と共通している。このため、各参照課題をこの条件と比較することによって、各対象（人物）に対する参照過程にかかわる脳活動のみを取り出せるのである。

この課題を被験者に行ってもらい、その際の脳活動を静磁場強度1・5テスラのfMRIを用いて計測した結果が図3‐5である。図中で赤く示された箇所が、ベースラインとして設定した文字数評定課題と比較して、その課題中において有意に活動が増加していた領域を示す。一見してわかるように、この実験において示された活動領域は自己参照条件、友人参照条件、首相参照条件の三者とも大差なく、いずれの課題においても前頭前野背内側部（DMPFC）、後部帯状回

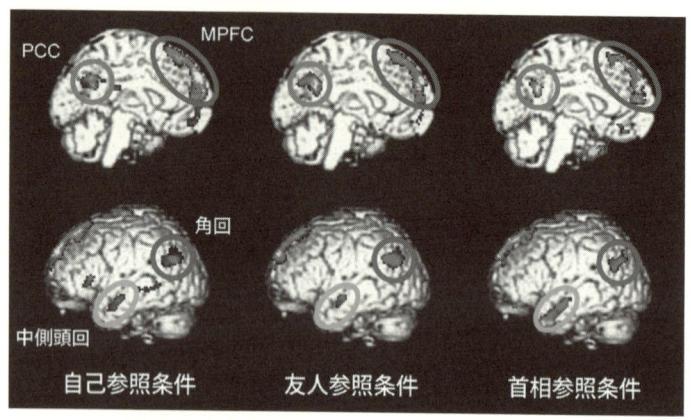

図3−5 3種類の人物参照課題において、文字数判断課題と比較してより活動が示唆された領域（Yaoi et al. 2009 より改変引用）
（カラー口絵参照）

前頭前野背内側部（DMPFC）をはじめとする複数の領域が共通して活動していることが示唆された。なお、上段は大脳半球の内側面を表している。

（PCC）、側頭葉の中ほどに位置する左中側頭回（middle temporal gyrus：MTG）および頭頂葉の後部に位置する角回（angular gyrus：AG）という共通の領域がかかわっていることが示唆されたのだ。自己参照条件、友人参照条件、首相参照条件の三者を直接比較しても差は見られなかった。

この結果ははたして何を意味しているのだろうか。まず、DMPFC以外の3領域、PCC、左MTGとAGの活動について見てみることにしよう。これらの領域は自伝的記憶を含むエピソード記憶（時空間的に定位できる、経験したことに関する記憶）や言語的な記憶の検索（retrieval）ないしは符号化（encoding）にとって重要な役割を果たしていることが複数の研究によって示

されている（Ojemann et al. 2004; Wagner et al. 2005など）。形容詞が（自己を含む）ある人物に対してどの程度よく当てはまるかを判断する際には、その人物の表象をはじめ、その人にかかわる様々な情報を検索し利用する必要があり、これらの領域の活動は参照課題におけるそうした共通の認知活動を反映していると考えられる。では、同じくMPFC（DMPFC）が自己参照、友人参照、首相参照という3条件においていずれも共通した活動を示したことはどう解釈できるのであろうか。

これまでの研究結果との単純な比較を行うとするならば、MPFCの活動が自己参照に特異的なものであるとしたヘザートンらの主張とは異なり、自己参照条件と友人参照条件の両方においてMPFCが活動することを示したシュミッツらの結果を支持するものであったと言える。MPFCが具体的に評定課題におけるどういったプロセスに関与しているかはこの実験からだけでは断定できないが、少なくとも自己参照のプロセスが他者参照と比較してエピソード記憶内の人物表象にアクセスし、それに依拠していることを示すものではなく、むしろ共通の神経基盤が認められたと言えるだろう。実は、筆者らの実験によって示唆されたこうした結果は、同様の研究を数多く収集して行われたメタ分析（同様の実験を行っている多数の先行研究の結果から、その現象に対してどのような共通した要因や脳活動などがはたらいているかを検討するための分析）の結果を裏づけるものとなっている。レグランドとルビー（Legrand & Ruby 2009）はメタ分析によって、MPFC、楔前部（precuneus）、側頭

頭頂接合領域（temporo-parietal junction）、側頭極といった広範な脳内神経ネットワークが、自己関連情報に対する判断のみならず、他者関連情報も含めた幅広い表象情報に対する推論や記憶の再生プロセスにかかわっていることを見いだし、それをEネットワークと名づけた（Eは"evaluation"の略）。図3-5に示したような、自己参照と他者参照に共通する脳活動は、このEネットワークの存在を裏づけるものであるとも言えるだろう。

しかし、自己参照あるいは他者参照というプロセスにかかわる脳内神経基盤が、Eネットワークからすべて説明できるかどうかについては不明な点も多い。そもそも本研究を含めた先行研究において、同様の実験パラダイムを利用しているにもかかわらず、特にMPFCの活動に関して互いに相反するかのような結果が示唆されているのはなぜだろうか？筆者らは、このMPFCは自己表象への参照プロセスに対してのみ特異的に関係している領域ではなく、自己や他者、あるいはその他の様々な事物についての内的な表象に対するアクセスを行っている領域ではないかと考えている。またMPFCに限らず、先ほど取り上げた大脳皮質正中内側部（CMS）の諸領域も同様に、心的自己に関する情報のみに対する評価や統合というよりも、むしろ様々な種類の内的情報に対する処理を行っていると考えられるのである。前述したとおり、自己表象はその他の表象と比較して豊かな情報量を持っているため、参照課題などを行うと基本的には自己参照条件において内的表象に対するアクセスの「程度の差」を反映しているならば、このような場合にはMPFCが自己参照条件に対する

おいてより活動を示すだろう（こうした意味では自己は特別であるとも言える）。実際に、筆者らの近年の研究では、自己あるいは他者に対して参照課題を行う際に、判断に時間がかかるような単語を用いていた場合においてのみ自己参照条件と他者参照条件との間でMPFCの活動に差が生じる可能性があることが示唆されている（Yaoi et al. 2013）。しかし、ある人が自己表象ないしは他者表象というものにアクセスするプロセス自体、またはそれとかかわる脳内神経基盤に対しては、自己あるいは他者がその人の中でどのような位置づけであるかによって左右されうる。そこにはおそらく個人差ないしは文化差のようなものが存在しており、それに応じてMPFCの活動が自己特異的であったり、そうでなかったりするように見えるのではないだろうか。このように考えると、先行研究間で実験パラダイムは似通っていても、被験者の母集団が異なる性質を持っていれば結果は異なるものとなりうる（メタ分析ではそれらの変数がすべて丸め込まれた結果が得られると考えられる）。

この可能性を示唆する文化心理学的研究も、すでにいくつか報告されている。たとえばカズンス（Cousins 1989）は日本人とアメリカ人との間で、自己認識のパターンに質的な違いが存在することを示唆している。そしてさらに興味深いことに、近年は社会脳神経科学の観点からもこれを裏づける結果が報告されつつある（Han et al. 2008; Han & Northoff 2008）。ジュウら（Zhu et al. 2007）は被験者自身あるいはその母親に対する評定課題を行う際の脳活動を中国人と西洋人とで比較した。その結果、西洋人ではMPFCの活動が自己評定課題でのみ見られるのに対し、中国

105　3　自己を知る脳

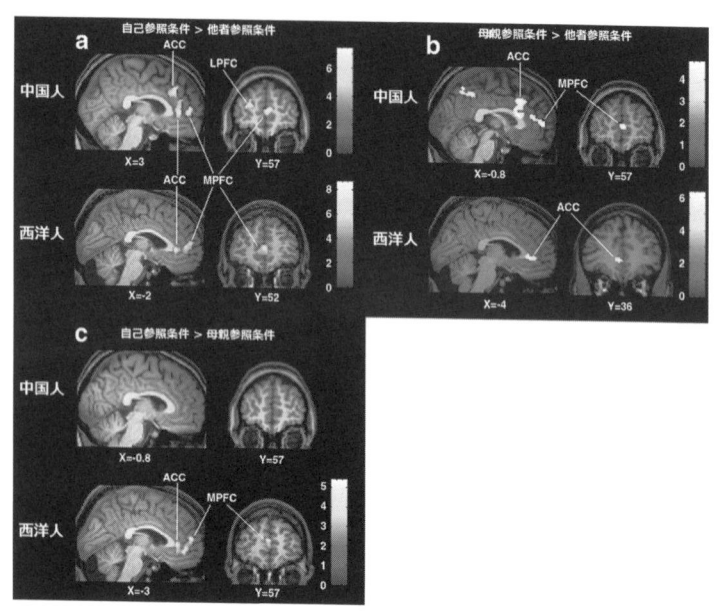

図3-6 自己、母親、他者に対する参照課題を行う際の神経活動
(Zhu et al. 2007 より改変引用)(カラー口絵参照)
(a) 自己参照条件において他者参照条件よりも活動を示した領域。
(b) 母親参照条件において他者参照条件よりも活動を示した領域。
(c) 自己参照条件において母親参照条件よりも活動を示した領域。
特に(c)において中国人(上段)と西洋人(下段)との間でMPFCの活動に違いが見られることがわかる。

人では自己評定と母親評定の両課題において活動が見られることが示され、自己参照あるいは他者参照のプロセスと、それにかかわる脳内神経基盤とに文化による差が実際に存在することが示唆されたのである（図3-6）。こうした文化神経心理学的なアプローチからの研究はまだまだ数が少ないため、本当に文化差のようなものが存在するのかどうか、あるいは存在するとすればどの程度のものであるのかについては現時点では必ずしも明確ではないが、これからの発展が期待される文化神経科学の重要なテーマとなるだろう。

統合された自己とは

さて、これまで身体的自己および心的自己それぞれの認識において重要な役割を果たしていると考えられる脳領域について概観してきたわけであるが、ここで改めて私たち自身の感覚としての「自己」を振り返ってみると、新たな疑問がわいてくる。私たちは普段、自己にかかわる情報を身体的・心的といった区分を問わず必要に応じて連続的に処理し、「私」という個人を維持している。たとえば私たちの身体を通して入力された情報は、それぞれの刺激に応じた感覚・知覚システムの流れの中で連続的に処理され、その中の一部のものには注意が向けられることによって意識され、またあるものは意識内で（特別な）意味を与えられ、それが心的自己の一部となっ

ていく。そこには異なる情報処理システムの間のギャップがあるようには感じられず、自己にかかわる様々な種類の情報が一つの「自分」へと練り上げられ統合されていく何らかの高度なプロセスがはたらいているように思われる。

では、この「統合された自己」はどのようなシステムによって創り出されているのだろうか？ こうした自己にかかわる様々なレベルの情報に対する一連の処理プロセスは、（これまで取り上げてきたような）自己認識にかかわる個々の情報を処理していると考えられる脳領域のはたらきからだけでは説明することが難しい。しかも、このような統合された自己認識の問題を考えるにあたっては、究極的には私たちの自己認識の根幹をなす「意識」と「脳」の関係にまで踏み込む必要がある。たとえば、私たちが自分の顔を見たときに電気的・化学的に活動する脳神経細胞があったとして、それらの「活動」から、私たち自身のこころに生じる「これが自分の顔である」という「感じ」がどうやって生み出されているのだろうか？ これはいわゆる「意識のハード・プロブレム（hard problem）」と呼ばれる問題（Chalmers 1995）であり、難問であるように思われるが、実はヒントとなる仮説はいくつか提唱されている。たとえばダマジオはその著書の中で、私たちの統合された自己感を生み出し続けている脳内の神経メカニズムとして、身体からの感覚入力を司っている脳幹（大脳と脊髄を結ぶ、間脳・中脳・橋・延髄からなる生命維持にとって非常に重要な部位）を基盤とする一連の知覚および意識の根幹をなすシステムから、前頭前野あるいはその内側面によって担われていると考えられる高次の自己認識システムに至るまでの、階層的な

108

認知・神経構造が存在するという仮説を提唱している（Damasio 1999）。また、近年ではファインバーグ（Feinberg 2011）も同様の階層構造を提唱している（意識も含めた）自己認識の発生メカニズムを提唱している。こうした仮説に基づけば、私たちの自己認識という認知機能は、生物としての身体や運動の感覚・知覚に基づいた、比較的低次かつ無意識的なレベルで行われる情報の処理から、内的な記憶や自己像の操作といった、より高次で意識的な情報の処理に至るまでがなめらかに連続して形成された、複雑な階層的システムによって構成されているのかもしれない（1章のレイン・シュワルツモデルも参照のこと）。

いずれにせよ、筆者らが今回取り上げた自己認識にかかわる諸研究は、未だ自己のある特定の部分を対象としているにすぎない。身体感覚や知覚のレベルから内的な表象のレベルに至るまでの多様な「自己」がどのように統合され、私たち一人ひとりの自己認識を形成しているのかは非常に難しい問題であり、現時点では個々のレベルでの知見を積み重ねていく手探り段階でしかないと言える。また、自己や他者への認識や理解といった、ヒトやその他の動物が持つ社会性の基礎となる能力について、その脳内神経基盤（いわゆる「社会脳」）を明らかにしようとする研究自体、まだ始まったばかりである（苧阪 2004, 2010b, 2012）。私たちがどのような認知システムによって自分を自分であると認識し、その上で他者やその他の外的世界とどのようにして共存しているのかを自分で明らかにしていくことができれば、『自分』とは何なのか」という、私たちの根源的な疑問に答えるヒントが得られることだろう。

注

[1] 近年の研究には、自分の顔の認識に左脳と右脳の紡錘状回がそれぞれ異なる役割を果たしているとするものもある (Ma & Han 2012)。

[2] この他に、前出の紡錘状回の中で身体部位の知覚に関係することが知られている領域（紡錘状回身体領域：fusiform body area）も、自分自身の身体部位を見たときにより活動するとする知見もある (Vocks et al. 2010)。

4 自己の内的基準に基づく意思決定

中尾 敬

はじめに

　人生は選択の連続である。われわれの日常では、ギャンブルや学校でのテストのように、外的環境において一義的に定められた正答を求めて行動を選択することもあれば、夕食のメニューを選ぶときのように、自分の幸福や満足に結びつく選択は何かということを基準として意思決定を行うこともある。本章では、前者のように外的な基準（例：金銭報酬）によって一つの正答が定められている事態における意思決定を「正答のある意思決定 (Externally guided decision making)」、後者のように外的基準のみでは一つの正答が決まらず、自己の内的な基準（例：自分の好み、価値観）に基づいて行う意思決定を「正答のない意思決定 (Internally guided decision making)」と呼ぶ。

意思決定の問題（脳は外的環境や自身の身体からの入力といった多様な情報から、どのようにして行動を選択するのか）については、心理学や脳科学の分野において数多くの研究がなされてきた (Balleine & O'Doherty 2010; Bechara et al. 2000; O'Doherty 2004, 2007; Ohira et al. 2010; Rangel et al. 2008; Rolls & Grabenhorst, 2008)。しかし、その研究の多くは「正答のある意思決定」を扱ったものであり、「正答のない意思決定」についての体系的な検討はなされてこなかった。それでも近年、「正答のない意思決定」の脳内プロセスについての研究も蓄積されつつある (Di Domenico et al. 2012; Greene & Paxton, 2009; Moll et al. 2006; Nakao, Mitsumoto et al. 2010; Nakao, Osumi et al. 2009)。本章では「正答のある意思決定」と「正答のない意思決定」、それぞれについての代表的な研究と、ニューロイメージング研究のメタ分析の結果を紹介し、これらの意思決定の実験操作的な違い、神経基盤の違い、意思決定プロセスの理論的説明の違いについて概説する（意志決定については本シリーズ5巻『報酬を期待する脳』でも詳しく論じているので参考にされたい）。

不確実下における正答のある意思決定

操作的特徴

正答のある意思決定については主に、予測困難な一つの正答が存在する事態（不確実下）における意思決定について検討がなされてきた。不確実という概念はプラットとヒュッテル (Platt & Huettel 2008) によって「意思決定者が意思決定によりどのような結果が生じるかについての知識がない状況における意思決定者の心理的状態」と定義されている。実験における不確実な事態は確率的に変動する結果 (Abler et al. 2009; Chandrasekhar et al. 2008; Delgado et al. 2005; Huettel, 2006; Knutson et al. 2005; Preuschoff et al. 2008; Tobler et al. 2007; Volz et al. 2003, 2004, 2005) や知覚的に判断が難しい刺激 (Callan et al. 2009; Grinband et al. 2006; Heekeren et al. 2004) により操作されてきた。これらの実験事態では、予測困難ではあっても一つの正答が設けられており、参加者はその正答となる判断ができるように意思決定することが求められる。

不確実性を確率的な結果の変動により操作した実験例として、ヴォルツら (Volz et al. 2003) が挙げられる。彼らは各試行で2つの刺激（キャラクター）を提示し、参加者にどちらの刺激

勝利するか（報酬をもたらすか）を判断するように求めた。それぞれの刺激は60～100％の確率で勝利するように設定されていた（例：刺激Bは刺激Cに対して平均60％の確率で勝利する）。このような実験事態において、参加者はその確率については一切情報を与えられない状況で選択を行うよう求められる。

確率的な操作だけではなく、判断の知覚的困難度によっても不確実性は操作されてきた（Banko et al. 2011; Callan et al. 2009; Grinband et al. 2006; Heekeren et al. 2004）。たとえば、ヒーカレンら（Heekeren et al. 2004）は特定のレベルのノイズを加えられた顔と家の写真を用いている。参加者は呈示された刺激が家と顔のどちらの写真であるのかについて判断するように求められた。この課題においても一つの客観的な正答は存在しているが、どちらの判断（家、顔）が正答であるのかについてはノイズのために予測しにくく操作されていた。

このように、確率的に変動する結果や知覚的困難度といった操作を用いた不確実下の意思決定を扱ったニューロイメージング研究では、不確実性（結果の予測の困難さ）の増加に伴い、背内側前頭前皮質 (dorsal part of the medial prefrontal cortex: DMPFC) (Callan et al. 2009; Grinband et al. 2006; Hsu et al. 2005; Knutson et al. 2005; Krain et al. 2006; Mohr et al. 2010; Volz et al. 2003, 2004)、外側前頭前皮質 (lateral prefrontal cortex: LPFC) (Abler et al. 2009; Callan et al. 2009; Heekeren et al. 2004; Hsu et al. 2005; Krain et al. 2006; Volz et al. 2003, 2004)、眼窩前頭皮質 (orbitofrontal cortex) (Abler et al. 2009; Hsu et al. 2005; Tobler et al. 2007)、島 (insula) (Callan et al. 2009; Grinband et al. 2006; Heekeren et al. 2004; Knutson et al. 2005; Krain et al. 2006; Mohr et al. 2010; Volz et al. 2003, 2004)、視床（Callan et al. 2009; Grinband et al. 2006; Heekeren et al. 2004; Krain et al. 2006; Mohr et al. 2010; Volz et al. 2003）などに活動の増加が認められることが報告されている。

不確実下における正答のある意思決定プロセスについての理論的説明

不確実下における正答のある意思決定のプロセスについては一般的に、強化学習モデル（reinforcement learning model：RLモデル）やそれを発展させたモデルにより説明がなされてきた。強化学習モデルでは期待値（expected value、結果（例：報酬）の強度×その結果が生じる確率）が意思決定を方向づけ、予測誤差（prediction error、予測と結果との差）に基づいてその期待値が修正されるとされている（たとえば、Behrens et al. 2007; Boorman et al. 2009; Cohen, 2007; Glascher et al. 2009; Kim et al. 2006; O'Doherty et al. 2004; Tanaka et al. 2004; Wunderlich et al. 2009, Yoshida & Ishii 2006）。

このモデルにおける概念（期待値、予測誤差）と神経基盤との対応については、数多くの研究がなされている。期待値については眼窩皮質、扁桃体（amygdala）、腹側線条体（ventral striatum）や島との関連が、予測誤差については腹側線条体や背側前部帯状回（dorsal anterior cingulate cortex：dACC）との関連が報告されている（Cohen 2007; Daw et al. 2006; Glascher et al. 2009;

Kim et al. 2006; O'Doherty 2007; Rolls et al. 2008; Tanaka et al. 2004; Tom et al. 2007; Wunderlich et al. 2009; Wunderlich et al. 2011)。

　ハンプトンら (Hampton et al. 2006) は単純な強化学習モデルの限界を指摘している。彼らはfMRIを用いた実験により、強化学習のように学習された期待値のみによって意思決定が方向づけられているのではなく、意思決定課題の構造についての知識といった高次な認知構造も意思決定に影響を与えているのかを検討するために実験を行った。彼らは単純な強化学習モデルと、強化学習モデルに逆転学習課題についての知識（一定時間が経過すると選択肢と正答・誤答との対応関係が逆になるが、一つの選択は正しく、もう一つの選択は正しくないというルールは不変）を組み込んだモデル（構造ベースモデル：structure-based model）を、計算モデルとして実装し、実際の参加者による逆転学習課題遂行時の行動データとfMRIデータとの対応を検討した。その結果、腹内側前頭前皮質 (ventral region of medial prefrontal cortex：VMPFC)、眼窩皮質、扁桃体の活動は強化学習モデルよりも構造ベースモデルにより良く説明されることが明らかとなった。このことは、ヒトの脳における意思決定プロセスは単純な強化学習モデルのみによって十分に説明されるものではないことを示している。単純な強化学習モデルの限界については他の類似した研究からも指摘されており (Daw et al. 2006; Hampton et al. 2008; Pearson et al. 2011)、近年ではベイズ理論（過去の事象の発生率から将来の事象の発生率を予測する確率論）を適用した正答のある意思決定プロセスの検討も盛んに行われている (Behrens et al. 2007; Paulus & Yu 2012; Yoshida & Ishii

このように、不確実下における正答のある意思決定は主に、確率的に変動する結果や知覚的困難な刺激により操作されてきた。強化学習モデルは広くその意思決定プロセスの説明に用いられてきたが、それのみではヒトの脳における正答のある意思決定プロセスを説明することはできないことが指摘されている。

社会的状況における正答のある意思決定

操作的特徴

意思決定研究では確率的に変動する結果や知覚的困難な刺激に加え、正答が他者の意思決定により変化する（もしくは変化すると信じられている）事態（例：囚人のジレンマゲーム）も用いられてきた（Assaf et al. 2009; Delgado et al. 2005; Elliott et al. 2006; Frith & Singer 2008; McCabe & Castel 2008; Rilling et al. 2002; Rilling et al. 2008; Rilling et al. 2004; Sanfey 2007; Wischniewski et al. 2009; Yoshida et al. 2010）。このような事態を用いた実験では、社会的要因により正答の予測が困難になっているが、一つの正答が外的に定められていることに変わりはなく、参加者にはその外的に

定められた正答に沿った意思決定をすることが求められる。そのためこのような神経経済学において よく用いられている意思決定課題も、正答のある意思決定であると言える。

ギャラガーら（Gallagher et al. 2002）の研究は、社会的事態における正答のある意思決定の良い例である。彼らはジャンケンを他者と行っているときとコンピュータと行っているときの脳活動をfMRIにより検討した。他者条件とコンピュータ条件ではどちらも、実際の刺激系列（グー、チョキ、もしくはパー）はランダムに決定されていた。実験の結果、他者とジャンケンを行っていると参加者が信じているときにはコンピュータ条件よりも、前部帯状回吻側部と内側前頭前皮質に活動の増加が認められた。

同様の結果は、その他の神経経済学的課題でも観察されている（囚人のジレンマゲーム（Rilling et al. 2004）、予測課題（Elliott et al. 2006）、ドミノゲーム（Assaf et al. 2009）、美人コンテストゲーム（Coricelli & Nagel 2009）。

社会的事態における正答のある意思決定プロセスについての理論的説明

このような実験における統制条件は社会的要因の含まれていない予測困難な事態における意思決定である（例：コンピュータによりランダムに正答が決定される事態）。そのため実験条件間の差（社会的事態における意思決定──統制条件）は不確実性それ自体というよりは、参加者の課題に

118

対するスタンスの違い（ヒトと対戦しているのか、コンピュータと対戦していると信じている）の影響を反映していると言える。そのため、参加者がヒトと対戦していると信じている部位は、他者の心的状態を推論するプロセス（心の理論、メンタライジング）を反映していると考えられる（Frith & Frith 1999, Frith & Singer 2008）。

ハンプトンら（Hampton et al. 2008）はメンタライジングに意思決定を方向づける機能があることを示している。ハンプトンらはｆＭＲＩを用い、参加者が反復的視察ゲーム（repetitive inspection game; 被雇用者は働くか怠けるかを各試行で決定し、雇用者は視察するかしないかを決定するゲーム）を実施している際の脳活動を記録した。参加者がお金を得るためには、被雇用者の立場では雇用者が視察に来ると思うときにのみはたらき、雇用者の立場では被雇用者が働いていないときにのみ視察を行うことが求められた。ｆＭＲＩデータの解析には単純な強化学習モデルに加え、対戦相手の過去の行動からの相手の次の行動の予測を組み込んだモデル（Fictitious model）、対戦相手の過去の行動だけでなく自身の行動が相手の方略にどのように影響するかについての知識も組み込んだ影響モデル（Influence model）が用いられた。実験の結果、影響モデルよりも参加者の行動をよく説明でき、また影響モデルから算出される期待値の信号が他のモデルの期待値信号よりもよく腹内側前頭前皮質の活動を説明できることが明らかとなった。これらの結果は、腹内側前頭前皮質におけるメンタライジングが報酬の予測に影響し、意思決定を方向づけていることを示している。

119 　4　自己の内的基準に基づく意思決定

正答のない意思決定

操作的特徴

このように、これらの神経経済学的課題を用いた研究では、正答のある意思決定における社会的相互作用の効果が検討されてきた。このような他者の意思決定により正答が変動するような事態においても、一つの正答が外的に決められており、参加者にはどちらの選択がより良い結果をもたらすか予測し、意思決定することが求められる。不確実下における意思決定の場合とは異なり、この社会的事態を扱った研究の結果は、不確実性そのものを反映しているのではなく、社会的相互作用の影響を反映していると言える。メンタライジングに関与する内側前頭前皮質の活動には、社会的事態における正答のある意思決定を方向づける機能があると考えられる。

不確実下や社会的事態における意思決定では、正答の予測がしにくい状況ではあるものの、一つの外的に定められた正答が存在していた。ではそのような外的に定められた一つの正答というものが利用可能でない事態において、われわれの脳はどのように意思決定を行っているのであろうか。もちろん、そのような事態では外的に定められた正答に基づいて自分の行動を制御するこ

とはできないため、選択の正しさは自分自身、つまり自己の内的な基準に依存してなされること になる（Goldberg & Podell 1999, 2000; Lieberman & Eisenberger 2005; Nakao et al. 2013; Nakao et al. 2012; Nakao, Takezawa et al. 2009; Volz et al. 2006; 中尾ら 2006）。

そのような正答のない意思決定を扱った研究には、モラルジレンマ課題等を用いた道徳的意思決定の研究が含まれる（Cikara et al. 2010; Greene & Paxton 2009; Hare et al. 2010; Heekeren et al. 2005; Kahane et al. 2012; Moll et al. 2001; Moll et al. 2006; Paulus & Frank 2006; Schleim et al. 2011; Sommer et al. 2010; Zysset et al. 2003）。たとえばモルら（Moll et al. 2006）は、参加者が実在の慈善団体に匿名で寄付をするか寄付を拒むかを選択している際の脳活動を検討した。このような事態では、参加者が金銭（正答のある意思決定では正答として扱われる結果）を受け取ることは必ずしも正答ではなく、より道徳的な観点からは慈善団体に寄贈することが正答であると捉えられる。もちろん、それとは逆に経済的利益を重視し、寄付するのではなく金銭を受け取ることが正答と捉えることもできる。つまり、このような事態では、どの基準に基づいて意思決定を行うかは参加者自身の判断に委ねられる。実験の結果、自分に金銭的な損失があっても寄付をするもしくは寄付をしないことを選択した場合に、単純に金銭的報酬を得るための判断をした場合と比較して、内側前頭前皮質に活動増加が認められた。

このような道徳的意思決定に加え、選好判断も正答のない意思決定に含まれる。選好判断の課題では、参加者は外的な基準ではなく自分の内的な基準によって意思決定することが求められる。

これまでに、食べ物（Arana et al. 2003; Hare et al. 2009; Izuma et al. 2010; Linder et al. 2010; Paulus & Frank 2003; Piech et al. 2009）、商品（Knutson et al. 2007; Knutson et al. 2008）、ブランド（Santos et al. 2011）、顔（Chen et al. 2010; Kim et al. 2007）、休日の過ごし方（Chaudhry et al. 2009）、絵画（Jarcho et al. 2011）、政治的信念（Zamboni et al. 2009）、職業（Nakao, Osumi et al. 2009; Nakao, Osumi et al. 2010）、課題の種類（Forstmann et al. 2006）、形状（Jacobsen et al. 2006）、そして色（Goldberg & Podell 1999, 2000; Johnson et al 2005）といった多様な対象に対する選好判断課題が用いられてきた。

たとえば、ポーラスとフランク（Paulus & Frank 2003）はソフトドリンクの選好判断を行っている際の脳活動を記録した。実験では各試行において2つのソフトドリンクの写真が呈示された。選好判断課題ではどちらのソフトドリンクが好きであるかを判断することが参加者に求められた。統制条件では同じ刺激セットに対してどちらのソフトドリンクが缶（もしくは瓶）に入っているかを判断することが参加者に求められた。このような選好判断課題では吻側前部帯状回、内側前頭前皮質、後部帯状回といった部位が統制条件に比較して活動が増加することが報告されている。

このように、正答のない意思決定や選考判断を用いた検討がなされてきた。正答のない意思決定には内側前頭前皮質などの部位が関与しているようである（Nakao, Takezawa et al. 2009; 中尾ら 2010; 中尾ら 2006）。しかしどのような神経ネットワークが正答のない意思決定時に一貫して活動しているのかを明らかにするには、統計的手法を用いて量的に検討す

表4-1 メタ分析に使用したキーワード

["fMRI" or "functional magnetic resonance imaging" or "PET" or "positron emission tomography"] and ["decision- making"] and ["uncertain" or "uncertainty" or "probability" or "probabilistic" or "difficult" or "difficulty" or "neuroeconomic" or "economic" or "social" or "game" or "moral" or "morality" or "ethic" or "ethical" or "preference" or "prefer" or "belief" or "free" or "evaluation"]

正答のある意思決定と正答のない意思決定の違い

る必要がある。また、これまで説明してきたように、正答のある意思決定と正答のない意思決定は操作的・概念的に異なったものであるが、神経基盤の観点からも区別することができるのかについては、その神経基盤を量的に比較する必要がある。そこで以降ではこれらの意思決定に関与する神経基盤をメタ分析により検討した研究（Nakao et al. 2012）を紹介し、その結果を踏まえた上で、正答のある意思決定と正答のない意思決定の違いについて考察する。

メタ分析の方法の概要

メタ分析に使用する文献はPubMedデータベースで表4-1のようなキーワードを用いて検索した。関連する論文をすべて含めるために、検索の結果採用された論文と、関連するレビュー論文の引用文献の中から、選定基準を満たしたものについてもメタ分析に含めた。選定基準は

123　4　自己の内的基準に基づく意思決定

表4-2　データの選択基準（Nakao et al. 2012より引用）

	包含基準	除外基準
全ての 意思決定研究	・健常参加者の脳活動データ ・全脳の3次元座標（x, y, z）についてのデータ ・課題間の比較、パラメトリックデザイン等による脳活動データ ・活性化についてのデータ ・意思決定課題を用いた研究	・神経疾患、精神疾患患者の脳活動データ ・興味領域（ROI）についてのデータ ・機能的結合についてのデータ ・不活性化についてのデータ ・意思決定を求めていない研究
正答あり	・一つの選択肢が他方の選択肢よりも良い結果と結びついている課題を用いた研究 ・フィードバックは提示されない場合でも、課題の性質上一つの正答が想定され、参加者に正しい反応を求めている研究	・正答のない事態の意思決定には適用できない計算モデルを解析に用いたfMRIデータ ・フィードバックや予測誤差に限定された脳活動についてのデータ
不確実下	・正答を予測するのが難しい事態の脳活動への影響を検討した研究	・正答の予測の難しさだけでなく報酬などによって操作された期待値やリスクの脳活動への影響を調べた研究
社会的事態	・他者の判断で正答が変化する事態の影響を調べたもの	・対人場面における異なる判断間の脳活動を調べたもの
正答なし	・どの選択肢も正答と決められていない課題を用いている研究 ・正答のない事態の脳活動の影響を検討した研究	・異なる種類の正答のない意思決定を比較した結果 ・正答のない事態における異なる判断間の脳活動 ・社会的な基準に基づいて判断させる課題を用いた研究

表4−2に示した。メタ分析に含められた文献や方法の詳細については中尾ら（Nakao et al. 2012）を参照されたい。

正答のある意思決定と正答のない意思決定の神経基盤の違い

メタ分析の結果、正答のある意思決定と正答のない意思決定で神経基盤に違いが認められた（図4−1）。正答のある意思決定（不確実下）では背内側前頭前皮質、下頭頂葉、島、視床、背外側前頭前皮質が観察された。正答のある意思決定（社会的事態）では背内側前頭前皮質と下前頭回が観察された。正答のない意思決定では内側前頭前皮質、吻側前部帯状回、後部帯状回、上側頭回が観察された。正答のある意思決定（不確実下）と正答のない意思決定のそれぞれで観察された部位は、それらの直接比較（正答のある意思決定（不確実下）〉〈正答のない意思決定（不確実下））においても同様に観察された（図4−2）。表4−3に示されたメタ分析に含められた先行研究のデータ数からわかるように、正答のある意思決定（社会的事態）に含まれるデータ数が少なかった。そのため、正答のある意思決定と正答のない意思決定の直接比較は行わなかった。

メタ分析の結果（図4−1、4−2）から、正答のある意思決定と正答のない意思決定とは神経基盤の観点からも区別されることがわかる。このことから、これまで数多くの検討がなされて

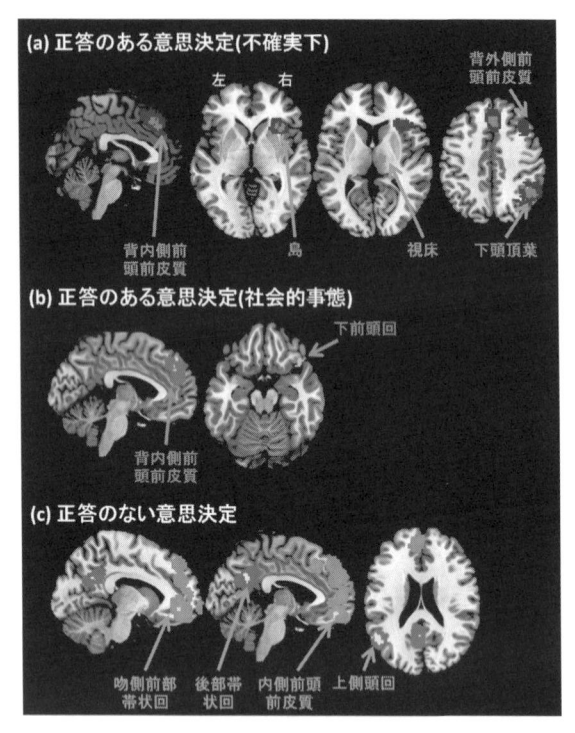

図4−1　正答のある意思決定と正答のない意思決定の神経基盤の違い
　　　　（Nakao et al. 2012 より引用）（カラー口絵参照）

(a) 不確実下における正答のある意思決定、(b) 社会的事態における正答のある意思決定、(c) 正答のない意思決定、それぞれのカテゴリーに含まれる先行研究のメタ分析の結果。

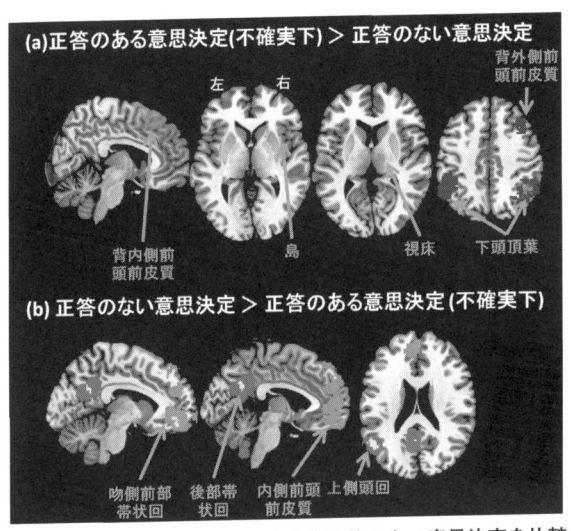

図4−2 不確実下における意思決定と正答のない意思決定を比較したメタ分析の結果（Nakao et al. 2012 より引用）（カラー口絵参照）

きた正答のある事態における意思決定について調べるだけでは、われわれの脳内で日常的に引き起こされている意思決定のプロセスを十分に説明することはできないと考えられる。

正答のある意思決定（不確実下）に関与している部位はタスクポジティブネットワーク（task-positive networks：TPN）、正答のない意思決定に関与するネットワークはデフォルトモードネットワーク（default mode networks：DMN）（Broyd et al. 2009; Fox et al. 2005; Hampson et al. 2010; Kim et al. 2010; Northoff et al. 2010; Wu et al. 2011）とそれぞれ類似している。TPNは目標達成型の認知課題遂行時に一貫して活動の増加を示すことが報告されているネット

表4-3 メタ分析に投入された文献・データ数

		文献数	コントラストの数	座標数	参加者数
正答あり	不確実下	18	24	205	293
	社会的事態	6	8	49	86
正答なし		18	22	143	202

ワークで、背外側前頭前皮質、島、下頭頂葉、視床、補足運動野、背側前部帯状回などが含まれる（Cabeza & Nyberg 2000; Fox et al. 2005; Kim et al. 2010; Owen et al. 2005）。

一方、DMNは主に皮質の内側（Gusnard & Raichle 2001; Raichle & Gusnard 2005）により構成されており、内側前頭前皮質、吻側前部帯状回、後部帯状回、上側頭回が含まれる（Fox et al. 2005; Kim et al. 2010; Qin & Northoff 2011）。DMNは安静時に目標達成型の課題を遂行している場合よりも活動が増加することが知られている（Buckner et al. 2008b; Raichle et al. 2001）。またDMNに含まれる部位間の機能的結合（functional connectivity）が安静時に高まること（Beckmann et al. 2005; Buckner et al. 2008a; Raichle et al. 2001; Raichle & Snyder 2007）や、DMNとTPNの活動は反相関関係にある（例：目標達成型の課題遂行時にはTPNの活動が増加し、DMNの活動が低下する）ことが知られている（Fox et al. 2005; Fox et al. 2009）。マインドワンダリングなどの外的刺激によらない思考（stimulus-independent thought）との関連が指摘されている（Christoff et al. 2009; Mason et al. 2007）。DMNはまた、自己参照（Kelley et al. 2002; Northoff et al. 2006）、エ

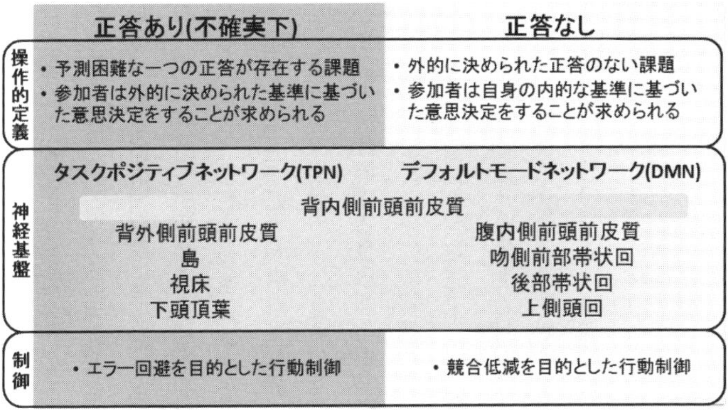

	正答あり(不確実下)	正答なし
操作的定義	・予測困難な一つの正答が存在する課題 ・参加者は外的に決められた基準に基づいた意思決定をすることが求められる	・外的に決められた正答のない課題 ・参加者は自身の内的な基準に基づいた意思決定をすることが求められる
神経基盤	タスクポジティブネットワーク(TPN)	デフォルトモードネットワーク(DMN)
	背内側前頭前皮質	
	背外側前頭前皮質 島 視床 下頭頂葉	腹内側前頭前皮質 吻側前部帯状回 後部帯状回 上側頭回
制御	・エラー回避を目的とした行動制御	・競合低減を目的とした行動制御

図4−3　正答のある意思決定と正答のない意思決定の違いについての概略図

ピソード記憶の想起(Buckner et al. 2008b)、将来の出来事についての想像(Szpunar et al. 2007)、心的イメージ(Daselaar et al. 2010; Hassabis et al. 2007)、メンタライジング(Amodio & Frith 2006; Gusnard et al. 2001)といった内的に生成された情報を活性化させる課題でも活動の増加が認められる。このように多様な心理的概念との関連が指摘されていることから、DMNの機能を特定の既存の心理学的概念に集約することは困難である。そのため、現在のところDMNの活動は生理学的に、外的刺激によらない内因性の脳活動(intrinsic brain activity)と記述されることが多い(DMNとTPNについての詳細なレビューとしては、Broyd et al. 2009 や Northoff et al. 2010 を参照。DMNについては本シリーズ1巻7〜8章とコラム欄参照)。

安静時に記録される内因性の脳活動は外的な刺激の処理に影響を及ぼすことが報告されている

(Nakao et al. 2013; Northoff et al. 2010; Northoff et al. 2007)。たとえば、中尾ら (Nakao et al. 2013) は、課題遂行前に記録された安静時脳波のパワーと、正答のない意思決定（職業選択、色の好み判断）時の迷い（競合）の程度を反映する事象関連電位（刺激提示後300〜400ミリ秒に記録される N2）の振幅の差（大競合−小競合）とに相関が認められることを報告している。すなわち、内因性の脳活動が比較的強い参加者では、競合を強く引き起こす大競合刺激ペアが呈示されることによって、実際に大きな競合が引き起こされたが、内因性の脳活動が比較的弱い参加者では、大競合刺激ペアが呈示されても強い競合が引き起こされなかった。このような関連性は正答のある意思決定では認められなかった。この結果は正答のない意思決定が、内因性の脳活動に強く影響されることを示している。

このようにメタ分析の結果、DMN についての知見、そして脳波実験の結果から、正答のない意思決定は正答のある意思決定とは異なり、内因性の脳活動に強く影響を受けている可能性が考えられる（図4−3参照）。この生理学的示唆は正答のない意思決定についての心理学的な特徴（正答のない意思決定は外的な基準ではなく参加者自身の内的な基準に基づいてなされる）との親和性も高い。しかし、内因性の脳活動がどのように正答のない意思決定プロセスに影響を及ぼしているのかについては不明な点が多く、今後解明していくべき問題であると言える。

正答のある意思決定プロセスと正答のない意思決定プロセスの理論的説明の違い
―― エラーに基づく制御と競合に基づく制御

正答のない意思決定はDMNにおける内因性の脳活動だけに影響を受けているのであろうか。この章の前半で述べたように、正答のある意思決定においては意思決定過程の調整・制御がなされている（例：強化学習モデルでは意思決定に伴うエラーを回避するために、予測と結果との差が小さくなるように期待値を調整する）と考えられている。しかし、このエラーに基づく制御は正答のない意思決定に適用することはできない。正答のない意思決定についてはその意思決定プロセスを調整する制御過程というものは存在しないのであろうか。

正答のない意思決定において機能していると考えられる制御過程に競合に基づく行動制御が挙げられる（図4-3参照）。競合は心理学的、計算論的に、出力をめぐる複数の表象の同時的活性化と定義されている（Botvinick et al. 2001）。競合検出とそれに基づく行動制御過程については認知心理学や神経科学において広く検討がなされてきた。その関心はエラー反応と正答反応の間の競合の制御であり、エラー反応を引き起こしやすい課題（例：フランカー課題（Takezawa & Miyatani 2005; Ullsperger & von Cramon 2001）、ストループ課題（MacDonald et al. 2000; Stroop 1935）、サイモン課題（Masaki et al. 2007））を用いて検討がなされてきた。競合が生起すると反

応時間は長くなり（Fritzsche et al. 2010; Masaki et al. 2007; Takezawa & Miyatani 2005）、刺激定時後に観察されるN2（Bartholow et al. 2005; Fritzsche et al. 2010; van Veen & Carter 2002b; Yeung et al. 2004）や反応後に観察される競合関連陰性電位（correct/conflict-related negativity：CRN）（Bartholow et al. 2005; Fritzsche et al. 2010; Masaki et al. 2007; Simon-Thomas & Knight 2005; Vidal et al. 2003）という前頭中心部において観察される事象関連電位の振幅が大きくなることが知られている。またそれらの事象関連電位成分の発生源は背側前部帯状回の成分であり（Ridderinkhof et al. 2004; van Veen & Carter 2002a; Vlamings et al. 2008; Yeung & Nieuwenhuis 2009）、ニューロイメージング研究からも競合検出が背側前部帯状回においてなされていることが報告されている（Egner & Hirsch 2005; Kerns et al. 2004; MacDonald et al. 2000; Milham et al. 2003）。前部帯状回において検出された競合の量に応じて、意思決定プロセスの制御（例：エラー反応を抑制する）が外側前頭前皮質において実行されることが明らかとなっている（Botvinick et al. 2001; Botvinick et al. 2004; Kerns et al. 2004）。

エラー反応と正答反応間の競合に限らず、背側前部帯状回は正答のない意思決定における競合も検出している（Caspers et al. 2011; Forstmann et al. 2008; Greene et al. 2004; Kahane et al. 2012; Knutson et al. 2008; Nakao et al. 2013; Nakao, Mitsumoto et al. 2010; Nakao, Osumi et al. 2009; Nakao, Osumi et al. 2010; Sommer et al. 2010）。これらの研究では、競合を選択肢の数（Forstmann et al. 2008）、シナリオのタイプ（Kahane et al. 2012）、各刺激に対する評定値（Di Domenico et al. 2012;

Nakao, Osumi et al. 2009; Nakao, Osumi et al. 2010) 、各刺激の選択頻度 (Nakao et al. 2013; Nakao, Mitsumoto et al. 2010)、反応時間 (Caspers et al. 2011; Greene et al. 2004; Knutson et al. 2008; Sommer et al. 2010) といった多様な手法により競合量が操作されている。このような操作の多様性にかかわらず、正答のない意思決定時においても、大競合条件において小競合条件よりも背側前部帯状回の活動増加やCRNの振幅の増大が認められている。これらの証拠は正答のない意思決定における選択肢間の競合も背側前部帯状回において検出されていることを示唆している。

このように競合検出自体は正答のある意思決定と正答のない意思決定のどちらにおいても背側前部帯状回においてなされていると考えられる。しかし、検出された競合を低減するための制御プロセスは正答のない意思決定と正答のある意思決定では異なっていると考えられる (Chen et al. 2010; Lieberman & Eisenberger 2005; Nakao, Mitsumoto et al. 2010; Nakao, Osumi et al. 2010; Nakao, Takezawa et al. 2009)。正答のある意思決定では主に外側前頭前皮質において競合を低減するための制御がなされているが、正答のない事態ではDMNに含まれる部位である内側前頭前皮質や後部帯状回が競合低減に関与していると考えられる。チェンら (Chen et al. 2010) はfMRI実験から、正答のない意思決定である顔の好み判断をしている場合においてのみ背側前部帯状回と背内側前頭前皮質、後部帯状回との活動が共変していた (機能的結合が認められた) ことを報告している。同様に、中尾・大隅ら (Nakao, Osumi et al. 2010) は正答のない意思決定である職業選択課題を行っている場合においてのみ背側前部帯状回と腹内側前頭前皮質とに機能的結合が認め

133 　4　自己の内的基準に基づく意思決定

られたことを報告している。また前に紹介したように、内因性の脳活動は正答のない意思決定時においてのみ、競合程度を反映する事象関連電位（N2）の振幅と相関があることが報告されている（Nakao et al 2013）。これらの知見は正答のない意思決定では、（安静時に活動の増加を示す）DMNが背側前部帯状回において検出された競合の制御に関与している可能性を示唆している（Nakao, Mitsumoto, et al. 2010; Nakao, Osumi et al. 2010; Nakao, Takezawa et al. 2009）。

このように、正答のない意思決定では、正答のある意思決定におけるエラーに基づく行動制御の代わりに、競合に基づく行動制御が重要な役割を果たしていると考えられる。先に紹介したメタ分析では、DMNが正答のない意思決定に主に関わる部位として見出されたが、行動制御という観点から見れば、競合検出に関わる背側前部帯状回といったTPNも正答のない意思決定において重要な機能を果たしていると考えられる。

おわりに

本章では正答のある意思決定と正答のない意思決定について、その実験操作的な違い、神経基盤の違い、意思決定プロセスの理論的説明の違いについて概説した。正答のある意思決定のプロセスについての心理学的、計算論的説明、そしてその神経基盤はかなり明らかにされてきている

134

が、正答のない意思決定についてはまだ不明な点が多い。正答のある意思決定だけではなく正答のない意思決定についても検討を進めていくことが日常におけるわれわれの意思決定プロセスの理解につながると考えられる。また、正答のない事態では自己の内的な基準に基づく意思決定がなされると考えられることから、正答のない意思決定についての研究は、「自己の機能とは何か」という問題についても示唆を与える研究であると言えよう。

謝辞
このような執筆の機会を与えてくださった苧阪直行先生に心より御礼を申し上げます。また、本章の内容についてコメントをしてくれた広島大学医学部医学科の森田真智子さん、清水大輔さんに厚く御礼を申し上げます。

5 自己を意識する脳 —— 情動の神経メカニズム

守田知代

はじめに

私たちは生活の中の様々な場面で羞恥心（恥ずかしさ）を経験する。たとえば、大勢の前で何か失敗をしたときは、体裁が悪く、穴があったら入りたい気分になる。また、他の人から褒められたり注目されたりするなど肯定的な評価を受けた場合にも気恥ずかしさを感じる。状況の違いによって感じられる気持ちは微妙に異なり、それを表現するのに用いられる言葉は多様であるものの、総じてこれらの情動は羞恥心（embarrassment）と呼ばれる。羞恥心は、他者との関係の中で初めて成立するという特徴を持つ。誰もいない場所で失敗をしたり醜態をさらしたりしても、恥ずかしいとは感じないだろう。たとえば、いくらおかしな格好で家の中にいても、それを他者

に見られなければ恥ずかしくない。この例からもわかるように、羞恥心を感じる対象は、他者ではなく他者の目に映る自分自身なのである。このように自分に意識が向けられることによって生じる情動であることから、自己意識情動（self-conscious emotion）と呼ばれる。羞恥心のほかに罪悪感やプライドなどもこのカテゴリーに入るが、喜び、怒り、悲しみといった基本的情動とは異なり、ヒトに特有と言われるほど高次な情動である。

自己意識情動を扱った研究はそれほど多くないのが実状である。その理由のひとつに、これらの情動は他者がいるような社会的な場面で生じる情動であるため、統制された実験室の環境では引き起こすことが容易ではないという点が挙げられる。特に、情動経験に伴う脳活動を計測しようとすれば、さらに多くの制約を伴うこととなる。機能的磁気共鳴画像法（fMRI）は、脳の奥深くに存在する領域であっても、高い空間解像度を保ったままその活動を計測できる大変優れた装置である。しかしながら、この装置を用いて実験を行うにはいくつかの制約を伴う。被験者は、撮像に伴って非常に大きなノイズ音が発生している狭い筒の中で、身動きせずじっと横たわっていなければならない。このような日常の環境とはかけ離れたMRI装置の中で社会的な情動を引き起こすことは難しく、fMRI研究が始まった当初はこの領域の研究はあまり行われていなかった。しかし、技術の進歩とともに、最近は社会的な場面で必要とされる認知や、それに伴い生じる情動をMRI装置内でも経験させることができるようになってきた。アイゼンベルガーら（Eisenberger et al. 2003）は、仲間はずれを受けたときに経験される不快な情動を生起さ

せるという面白い実験を行った。被験者は、ミラー越しにスクリーン画面を見ながら、画面上で他の2名の参加者と仮想的なキャッチボールを行うサイバーゲーム課題を行った。実際にはプログラムがボールの動きを決定しており、途中で被験者にボールがほとんど投球されない状況が生じるように仕掛けられている。これにより仲間はずれを受けるという社会的な痛みを経験している際には、実際の物理的な痛みを経験する際に賦活する脳部位が賦活することが明らかになった。また、MRI装置自体も新しい技術が開発されることで進化している。たとえば、閉塞感が全くないフルオープン型のMRI装置や、二者がコミュニケーションしている最中の脳活動を同時に計測できる2台連動型MRI装置が開発されている。実験者の工夫次第で、日常場面に近い状況をMRI実験室内にも再現できるようになってきている。

本章では、まず自己意識情動の発達過程について概観する。どのようなタイプの自己意識情動がどのような時期に芽生えてくるのか、そして自己意識情動が自己認知や自己評価といった自己に関する認知的なプロセスとどのような関係にあるのかを示す。その後、自己に関する認知的なプロセスに関してこれまで明らかにされてきた脳神経メカニズムについてまとめる。そして、最後に筆者らが羞恥心を実験的に操作し、それに伴う脳活動を調べた一連のfMRI実験を紹介する。

139 5 自己を意識する脳

自己認知の発達過程

上で述べたとおり、自己意識情動の生起には他者の目に映る自分を意識できるかが重要な鍵となる。まずその前段階としては、自分の姿を見て自分であると認識する力が必要であろう。ギャロップ（Gallup 1970）は、鏡の中に映る像を自分として認知できているのかを調べる方法としてマークテスト（ルージュテスト）を考案した。彼が最初にこのテストを考案したのは、チンパンジーの自己鏡映像認知能力を測るためであった。まずは、麻酔から醒めたチンパンジーがどのような行動をとるかを調べた。その間に眉や耳などに赤い染料をつけた。その後、麻酔から醒めたチンパンジーに麻酔をかけて眠らせて、その間に眉や耳などに赤い染料をつけた。その後、鏡を見せる前には、赤い染料がつけられた身体部位にほとんど触れないのに対して、鏡を見せた後はその部分を頻繁に触れることが観察された。鏡に映った像は自分の身体とは物理的には異なる場所に存在するが、それが自分の像であることを認識しているからこそ鏡のなかのマークではなく自分の身体についているマークに触れられると考えられる。そのため、自分についているマークに触れるという行動を示すことが、マークテストをパスする条件となっている。このテストは、言語を用いて内観を報告することがまだできないヒトの乳幼児の自己鏡映像認知能力を調べる上でも大変有用であろうという考えで、ヒト乳幼児にも

140

適用された（Amsterdam 1972; Bertenthal & Fisher 1978）。ヒトの場合、マークとしてルージュ（口紅）やシールが用いられることが多い。チンパンジー同様、鏡に映った像を手がかりに自分の身体に付けられたマークに触れたりマークを取ったりしたときにテストをパスしたとみなされるのだが、ヒトでは生後21ヶ月頃にパスできることが様々な実験結果により示されている。マークテストをパスするためには、単に視覚的に自己と他者とを区別する能力だけではなく、自己の身体像を記憶として保持し、その保持された像と実際に入力される像とを比較するなど、自己を概念化して捉える能力が必要とされる。このような理由で、マークテストは単に自分の姿を自分であると認識するための知覚的な能力の発達のみならず、自己概念あるいは自己意識の発達を測ることができるので、その後も多くの研究で用いられてきた。近年、霊長類以外の様々な動物を対象にもマークテストが実施され、イルカやゾウなどもマークテストをパスするという結果が報告されている（Reiss & Marimo 2001; Plotnik et al. 2006）。これらの動物は他個体に対して共感的行動を示すなど高度な社会的知性を持つと言われている。そうした動物たちがマークテストをパスしたということで、自己意識と他者理解との関係の理解につながる知見であるとして注目されている。

自己意識情動の発達過程

自己鏡映像認知が獲得された後しばらくすると、子どもは鏡の中に映る自分の姿を見て、鏡から目を背けたり、はにかんだ表情を見せたりすることが知られている (Lewis 1989)。これは自己意識情動のうち最も早い段階で見られるテレ情動の表れである。この時期には他者に褒められたりしたときにもテレが生起するほか、他者への共感や他者に対する羨望といった自己意識情動も出現することをルイスは報告している (Lewis 1997；図5−1参照)。出現のタイミングの違いからも、自己意識情動が乳児期から見られる基本的情動とは異なるものであることがわかる。ルイス (1997) は、幼児期の早期に見られる自己意識情動の発達は、自己鏡映像認知と自己意識情動が密接に連関していることを示している。ところが、自己鏡映像認知と自己意識情動がうまく連関して発達しないケースがあり、そこには発達的な問題があることが疑われる。社会性に障害を持つ自閉症児は、健常児とほぼ同じ時期にマークテストをパスできるものの、鏡の中に映る自分の姿に対して健常児とは異なった独特な反応を示すことが報告されている。健常児が示すようなはにかんだ表情を示すことは少なく、情動が揺さぶられず中性的な反応を示したり (Dawson & McKissick 1984; Spiker & Ricks 1984)、突然エコラリア（おうむ返し）を発したりするといった行

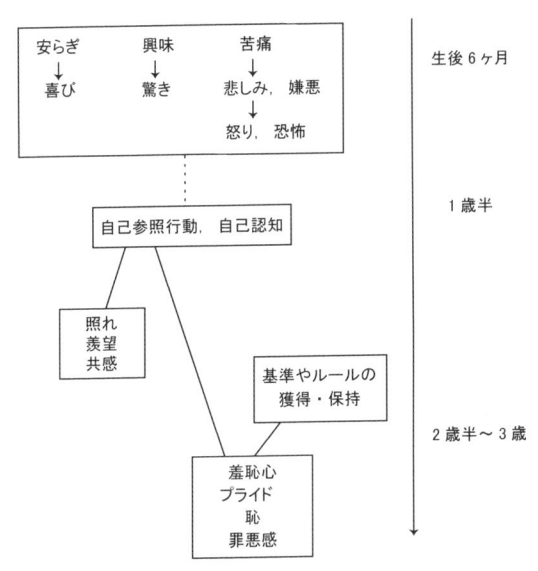

```
安らぎ    興味    苦痛         生後6ヶ月
 ↓       ↓      ↓
喜び     驚き    悲しみ，嫌悪
                 ↓
                怒り，恐怖
```

```
自己参照行動，自己認知         1歳半
   │
   ├──照れ
   │  羨望
   │  共感
   │
   └──基準やルールの
      獲得・保持
         │
         └──羞恥心        2歳半〜3歳
            プライド
            恥
            罪悪感
```

図5−1 ルイスらによる幼児の情動発達モデル（Lewis 1997 より改変引用）

動が見られる（赤木 2003）。ルイスが述べているように健常児の場合は、他者から見た自己がわかるようになることでそれに連動して自己意識情動が出現してくるが、自閉症児の場合はこの認知から情動が生成される過程に何らかの問題が生じている可能性が高い。

テレは2歳前後に見られるのに対して、もう少し年齢が上がり3歳頃になると今度は「羞恥心」、「罪悪感」、「プライド」などの高次なレベルの自己意識情動が見られ始める。アレサンドリーとルイス（Alessandri & Lewis 1993）が行った実験によると、3歳児は与えられた課題をある時間内に終了できた場合は、肩を反らす、顔を上げるなどの「プライド」の表情を示した

り、拍手したり、「できた」という発話を行う。一方、時間内にできない場合は、口角を下げる、下を向くなどの「恥」の表情を示し、「うまくできない」という自己評価にかかわる発話を行うことを報告している。このように3歳頃に見られる高次な自己意識情動には、自分で自身を評価する認知的な能力が密接に関係していることがわかる。ルイス（1997）は、とりわけ自己評価に必要となる基準やルールが獲得されることが、高次な自己意識情動の発達と密接に関係していることを述べている。ヒトは成長していくなかで良いことと悪いことなど社会のルールや規範を学び、またそれに従い自分の中に行動の基準が確立されていく。基準が確立されると、自分の言動が基準から逸脱していないかどうかを監視する自己評価システムがはたらくようになる。そして、逸脱した不適切な言動が見つかった場合には、羞恥心などのネガティブな情動がフィードバックされるわけである。この時期に獲得される自己評価と関係する自己意識情動は、自身の言動が適切であるかどうかを監視する警報システムのような役割を果たしている。

自己認知に関与する脳領域

脳機能イメージング技術の発展に伴い、2000年頃からfMRIやPETを用いて、自己に関連した認知処理を行っているときの脳活動が数多く研究されるようになってきた。その中でも

自己顔認知の研究は比較的初期から行われてきた。それは、行動学的な実験により自己顔は他者顔よりも速く検出されたり識別されたりするというようにその認知プロセスが異なることが示されていたためである (Tong & Nakayama 1999; Keenan et al. 1999)。これらの行動データと合致するように、脳のいくつかの領域が、他者顔よりも自己顔に対してより大きな活動を示すことが明らかになってきた。杉浦ら (Sugiura et al. 2005) は、被験者自身、知人、未知人物の顔写真をランダムに被験者に呈示し、知っている顔であるかどうかを判断している最中の脳活動を計測した。その結果、自己顔を見ているときのみ左側の紡錘状回、右側の前頭領域および頭頂領域に強い活動が見られた。これらの領域は知人の顔写真に対して活動を示さなかったことから、得られた活動が視覚的に見慣れていることや、親近性が高いことによるものではなく、自己顔の処理に特異的にかかわることが推測できるわけである。その他の研究でも、自己顔認知に伴う右半球の前頭頭頂領域の活動が繰り返し示されている (Platek et al. 2004; Keenan et al. 2000; Sugiura et al. 2006; Uddin et al. 2005)。実は、右半球の前頭領域は、自己顔認知に限らず、自分の特性や性格に関する判断を行う場合や、自分が個人的に経験した記憶（自伝的記憶）を思い出す場合など高次な自己情報の認知処理にも重要な役割を果たすことを示す知見がある (Tulving et al. 1994; Vogeley 1999)。

こうした健常な機能を調べた研究がある一方で、右半球の脳が損傷を受けた場合には、自己顔の認知プロセスが正常に機能しなくなることを示した知見がある。他者の顔は正常に認識できる

にもかかわらず、鏡に映る自分の姿が自分であると認知できなくなるミラーサインと呼ばれる症状があるが、この症状は右半球損傷で有意に多く認められるようである (Breen et al. 2001; Feinberg 2001; Spangenberg et al. 1998)。しかしながら、脳損傷患者による臨床的知見では、損傷されている脳の位置を正確に特定できないことから、各領域が担う機能について細かな議論をすることは難しいという問題がある。近年は、脳を刺激することにより脳機能を修飾する方法がいくつか開発されている。そのひとつに経頭蓋磁気刺激法（Transcranial magnetic stimulation, TMS）と呼ばれるものがあり、この手法で特定の脳部位に刺激を与えることによって局所的に一過性の機能を低下させることができる。ウディンら (Uddin et al. 2006) は、このTMS法を用いて自己顔を見ているときに高い脳活動を示す領域の機能を一時的に低下させ、それが自己顔認知にどのような影響を与えるのかを実験的に調べた。被験者自身の顔写真と、被験者と親しい知人の顔写真とを様々な割合で混合したモーフィング顔を一枚ずつ被験者に呈示し、それが「自分の顔」あるいは「知人の顔」のどちらに近いと感じるのかを回答する自他弁別課題を実施した。右側の下頭頂皮質にTMS刺激を与えた場合に課題成績が有意に低下した。一方、ちょうど反対側（左側）にあたる下頭頂皮質に同じTMS刺激を与えた場合には、そのような成績低下が起こらなかった。これらの知見を合わせて考えると、特に右半球の前頭頭頂領域が自己顔認知に重要な役割を果たすことがうかがえる。

しかしながら、自己顔認知に右半球が重要であるという見解に一致しない証拠を示す研究も少

146

なからずある（Brady et al. 2004; Turk et al. 2002）。タークらは、てんかん発作の治療として左右の脳をつなぐ脳梁を切断する手術を受けた分離脳患者を対象とした実験を行った。分離脳患者は脳梁が分断されているために、左右半球間で情報が伝達されないという独特な脳システムを持っている。患者の右視野あるいは左視野に数百ミリという短時間のみ刺激を呈示することができる。たとえば、右視野に呈示された視覚情報は左半球のみで処理され、逆に左視野に呈示された視覚情報は反対側の半球のみで処理され、逆に左視野に呈示された視覚情報は反対側の半球のみで処理されることとなる。

上で述べたウディンら（2006）の実験と同様、患者自身の顔写真と、親しい知人の顔写真を様々な割合で混合したモーフィング画像が実験に用いられた。左視野あるいは右視野のいずれかに呈示されるモーフィング画像を見て、患者は「自分の顔」あるいは「知人の顔」のどちらに近いと感じるのかをボタン押しで答えた。その結果、右視野に呈示した場合には自分の顔と判断する割合が高く、逆に左視野に呈示した場合には知人の顔と判断する割合が高かった。この結果から、タークらは左半球の方が自己顔認知に重要であるという見解を示している。この一致しない結果をどのように解釈すべきなのか。現段階では納得できる解釈はなされておらず、自己顔認知における半球優位性に対しては未だ議論が続いている。

自己意識情動を喚起させる手法

私たちはヘビを見たときに恐怖という不快な情動を感じる。このような恐怖情動の生起には、大脳辺縁系の下部に位置する扁桃体と呼ばれる領域が重要な役割を果たすことが知られている。扁桃体は、脳に入力される情報が快であるのか不快であるのか、その価値を即座に判断する機能を持つ。扁桃体が持つ機能のおかげで私たちは危険なものからすばやく身を守ることができる。

恐怖情動と同じく不快の情動であるが、羞恥心や罪悪感など社会的な状況において生じる自己意識情動の場合、その処理に扁桃体は必要なのだろうか。自己意識情動に着目したイメージング研究は、これまでにもいくつか行われてきた。被験者が主人公となるストーリーを読ませ、ターゲットとなる情動を喚起させる手法が良く用いられている（Takahashi et al. 2004; Berthoz et al. 2002）。羞恥心や罪悪感などの自己意識情動を喚起するような状況を描いた文章を用意し、被験者がそれらのストーリーを読んでいるときの脳活動と、そうではない状況を描いた文章を比較するという方法である。これらの研究によると、自己意識情動を喚起する状況を描いた文章を読んでいるときには、内側前頭前野および側頭領域の活動が高まる。これらの領域というのは、他者の心の状態を推測する際に強く活動することが知られるメンタライジング関連領域である

148

(Frith & Frith 1999)。自己意識情動を感じるためには、他者が自分をどのように見ているのか、あるいはどのように評価しているのかといった他者の心の状況を推測するプロセスがかかわるために、このようなメンタライジング関連領域が賦活したと解釈できる。ところが、これらの研究では羞恥心や罪悪感の情動処理に直接かかわる脳領域は特定されていなかった。上記のようなストーリーを読ませる方法では、被験者がターゲットとする自己意識情動を追体験しているが、実際にリアルに体験をしている状態とは同じではないかもしれない。そのために経験される情動の強度が弱かった可能性もあり、それが理由で情動処理にかかわる領域の活動を検出できなかったのかもしれない。

そこで、著者らは様々な制約を伴うMRI実験室環境で、被験者がよりリアルな自己意識情動を体験できるような実験手法を考案した (Morita et al. 2008)。ヒトは自身のフィードバック像が与えられると、特にそれが理想や基準として自分の中にあるイメージから逸脱している場合には羞恥心などのネガティブな情動が喚起されることが知られている (Carver & Scheier 1998; Buss 1980)。これにヒントを得て、インタビューを受けている最中の被験者の顔をあらかじめビデオ撮影し、その映像から切り出した顔写真をMRI実験室にいる被験者に呈示することにした。ビデオ映像から顔写真を切り出すことで、たとえば目が半開きになっていたり、口が異様な形になっていたりする不格好な顔写真を手に入れることができる。他者の不格好な顔写真を見た場合には、自分の中にあるイメージとそれほど羞恥心を感じないが、自身の不格好な顔写真を見ると、自分の中にあるイメージと

149　5　自己を意識する脳

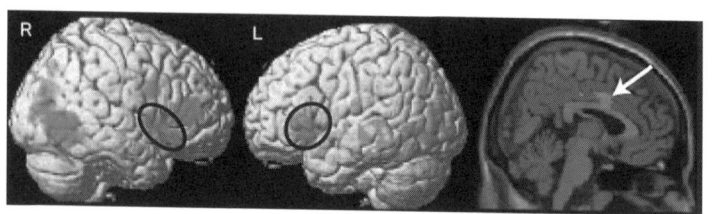

図5−2 他者顔に比べて自己顔を評価しているときに強く活動する領域
(Morita et al. 2008 より引用)（カラー口絵参照）
丸で囲んだ領域は島皮質の活動、矢印は前部帯状回の活動を示す。

の間に大きなズレがあるため羞恥心を感じるはずである。個人によって生じる羞恥心の強度に違いはあるだろうが、この手法を用いることで実験的に羞恥心を操作できるだろうと考えた。

はじめに行った実験では、上記の手順で作成した被験者自身の顔写真および見知らぬ他者の顔写真をランダムな順序で呈示し、それらの写真写りの良し悪しを7段階で評価している最中の脳活動をfMRIを用いて計測した。被験者は、MRI実験後に再度モニタに呈示された顔写真を見て、自身が感じる恥ずかしさの強さを答えてください」と教示した。その結果、被験者は他者顔に比べて自己顔に対して強い羞恥心を感じており、なかでも写真写りが悪いと自分で評価した自己顔に対してより強い羞恥心を感じていることがわかった。この結果から、MRI実験室という限られた環境で、被験者がリアルな羞恥心を喚起させることができたと言えよう。

fMRIデータを解析した結果、まず自己顔認知に関連するとされている右側前頭頭頂領域は、他者顔を評価しているときに比

べて自己顔を評価しているときに強い活動を示していた。それに加えて、両側の島皮質前部および前部帯状回に強い活動が認められた（図5－2）。これらの領域の脳活動を詳しく調べると、自己顔に対する強い活動のみが見られ、一方で他者顔に対する有意な活動は見られなかった。つまり、自己顔を見て評価している最中に特異的に生じていた活動と言える。先行研究によると、島皮質および前部帯状回の両活動は、嫌悪などの基本的情動だけではなく不公平感や社会的排除に伴う複雑で高次な情動を経験している際にも活動することが多数報告されている（Eisenberger et al. 2003; Bartels & Zeki 2004; Takahashi et al. 2008）。これらの領域が、羞恥心の生起にも関与している可能性は十分に考えられる。

その可能性を確かめるために、報告された写真ごとに感じる羞恥心の強度の違いに応じて、これらの領域の脳活動が変化しているかどうかを検討した。ところが、残念ながら島皮質前部および前部帯状回の活動量と、羞恥心の強度との間に正の相関関係は確認できなかった。この実験によって明らかになったことは、羞恥心という自己評価に伴って生じる情動の処理に、すばやい価値判断を行っている皮質下の扁桃体はほとんど関与しておらず、むしろ島皮質前部および前部帯状回といった皮質領域が関与している可能性があるということである。

151　5　自己を意識する脳

羞恥心を増幅させる手法

上で述べたように、ビデオ映像から切り出した被験者自身の顔写真を呈示するという手法を用いることで、実験室にいる被験者に羞恥心を喚起させることができた。しかしながら、その実験的操作に関して十分に統制されていたとは言えない部分もある。というのは、写真ごとに物理的な刺激量が異なるだけでなく、表情なども少しずつ異なっている。そのため自己顔と他者顔の差し引きによって得られた島皮質および前部帯状回の活動が、本当に羞恥心を反映しているかどうかについての確証がない。そこで、次の実験（Morita et al. 2014）ではこの点を明らかにするために、新たに「観察者」を取り入れることで、羞恥心の強さだけを操作する工夫を行った。不格好な自分の顔写真を見る場合、自分ひとりで見る状況と知らない誰かに見られている状況とでは明らかに状況が異なることが容易に想像できるだろう。おそらく後者の状況において、より強い羞恥心が喚起されるはずである。

実際に目の前にいる観察者が、自分が見ている写真を他者に見られるという状況をMRI装置の中でより現実に近い形で再現するために、著者らは愛知県にある生理学研究所に2010年に導入された最新型の2台連動型のMRIシステムを用いて実験を行った。このシステムは、全く

同一の2台の3テスラのMRI装置が並んでおり、同時に2人の被験者の脳活動を計測することができる画期的なシステムである。さらに、この2人の被験者は、MRI装置の中に居ながらテレビ電話のようなシステムと音声をお互いにやり取りすることができる仕組みになっている。著者らは、このシステムを用いることで、2人の被験者が顔写真を一緒に見る状況と、それらを別々にひとりで見る状況を設定した。半分のペアは、知り合いではない2名（性別は一致）をペアとして、16ペアの被験者が実験に参加した。顔写真を一緒に見る条件を先に行い、残り半分のペアはひとりで見る条件から始めた。顔写真を一緒に見る条件では、それぞれの被験者が見ている画面の上部に、相手被験者の顔の動画（目の部分）をリアルタイムで呈示した。目のまわりしか呈示されていないにもかかわらず、相手被験者のリアルタイム映像が映し出されると、画面の視野角が比較的大きいこともあって、実際に相手と対面しているような感覚が生じる。ここで2人に同じ刺激を観察することで一緒に刺激を引き起こすことができる。一方、ひとりで見る条件では、その相手被験者が見ている画面の上部に、相手被験者の顔（目の部分）の静止画像を呈示した。被験者自身、相手被験者、互いに見知らぬ他者の3種類の顔写真のいずれかを1枚ずつ呈示した。これらの顔写真は、上で紹介した手続き (Morita et al. 2008) と同じように、あらかじめ撮影したビデオ映像から切り出して作成した

153 5 自己を意識する脳

ものである。被験者は、それらの顔写真を見て自身が感じる羞恥心の強さについて視覚的アナログスケールを用いて答えるという課題を行った。

主観的な情動経験にかかわる領域

予想どおり相手被験者に観察されている状況では、ひとりで見る状況に比べて自己顔に対してより強い羞恥心を感じていることが明らかとなった。この観察者の効果は、自己顔にのみで見られ、相手や見知らぬ他者の顔写真に対する羞恥心は観察者がいることによって強まることはなかった（図5－3）。fMRIデータの解析では、先行研究で羞恥心の情動プロセスに関与する可能性が示された島皮質前部および前部帯状回に焦点を絞り、これらの領域の活動パターンを詳しく調べた。その結果、右側の島皮質前部および前部帯状回の尾部領域では、ひとりで見る状況に比べて相手被験者に観察される状況では、自己顔に関連した活動が増大していることが明らかとなった。さらに、右側の島皮質前部では、観察者がいることによる脳活動の増加量が羞恥心の増加量と対応していた（図5－4）。つまり、相手と被験者に観察されることで羞恥心がより強くなった人ほど、右側の島皮質前部の活動がより高まっていた。この実験を行った後、ほぼ同様の手続きを用いたfMRI実験を行ったが、そこでも観察者に伴う右側の島皮質前部の活動増

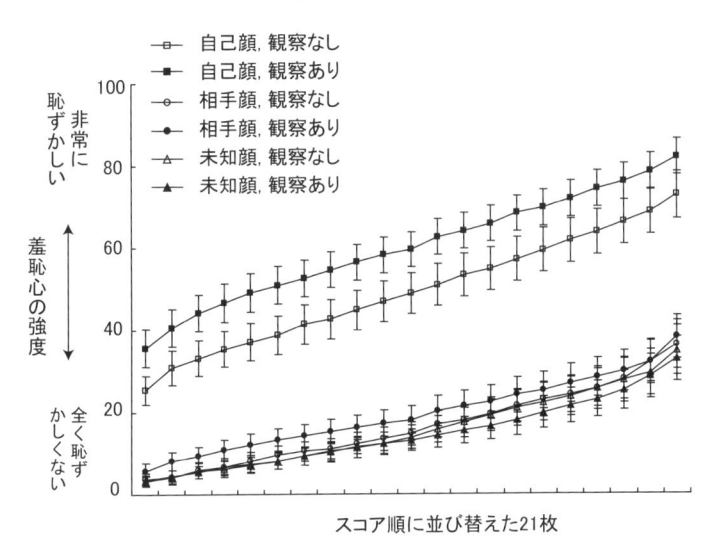

図5-3 実験中に報告された自己顔、相手の顔、未知顔に対して感じる羞恥心の強度（0～100）（Morita et al. 2014 より引用）

他者に観察される状況では、自分の顔写真に対する羞恥心が増大する。

加と羞恥心の増加との間の相関関係が追認された。これらの結果を受けて、著者らは右側の島皮質前部が主観的に経験される羞恥心を生み出すのに非常に重要な役割を果たすと考えている。

羞恥心に限らず、島皮質には主観的に経験される様々な情動を生成するはたらきがあるという考え方は広く受け入れられている（Critchley et al. 2004; Tsuchiya & Adolph 2007; Craig 2009）。島皮質は大きく前後に分けられ、島皮質後部には身体の内部にある様々な臓器から得られる内受容感覚が入力される。そして、それらの情報が島皮質前部へ送られることで私

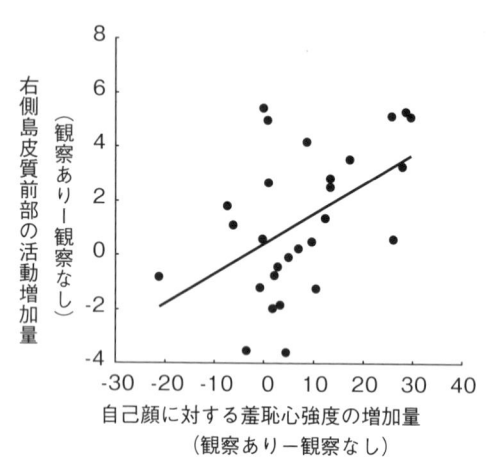

図5-4 羞恥心の増加と右側島皮質前部の活動（Morita et al. 2014 より引用）
他者に観察されることによって羞恥心の増加が大きい人ほど、右側島皮質前部の活動も大きく増加している。

たちが主観的に経験する情動が生み出されると考えられている。確かに、これまでの脳イメージング研究を見ると、主観的に嫌悪や痛みなど情動が経験されるときに島皮質前部の活動が報告されている。ところが、特定の情動を伴わない場合であっても自分に関する情報を処理している際には島皮質前部が賦活するという報告も多数ある。たとえば、フィンクら（Fink et al. 1996）は個人的な体験に基づく記憶を思い出す際に島皮質前部が活動することを報告している。

そこで、クレイグ（Craig 2009）はこうした多様な処理に関連する島皮質の機能を統一的に捉えるために、島皮質前部が内受容感覚に限らず、社会的あるいは認知的な活動などあらゆる情報を統合することによって、時々刻々と変化する主観的な気づきを

生み出しているという仮説を提唱した。彼は総説論文の中で、左右の島皮質の機能的な違いについても少し触れている。心地良い音楽を聴いているとき (Koelsch et al. 2006) や、母親が自分の子どもの写真を見ているとき (Leibenluft et al. 2004) など快情動を経験しているときには、一貫して左側の島皮質前部に強い活動が見られるようである。筆者らの研究では、羞恥心と脳活動量との密接な関係が右側島皮質前部に見られたものの、この結果は果たして羞恥心が不快情動であることによるのか、自己顔に関する認知処理が右半球優位であることによるのか、あるいは他の要因によるのか、について現段階では特定することはできない。島皮質の左右の機能的差異を明らかにするためには、今後更なる研究および議論が必要であろう。

羞恥心とメンタライジングとの関係

なぜ自分の顔写真を他者に見られる状況では、羞恥心が高まってしまうのであろうか。ここで「観察者」がもたらす効果に関して社会心理学の分野で行われた面白い実験があるので少し紹介したい。ハーレーとフェスラー (Haley & Fessler 2005) は、抽象的な目の絵がコンピュータの画面上に表示されている場合に、表示されていない場合よりも独裁者ゲームにおける受け手への分配金額が多くなることを報告している。つまり、自分が受け取る金額が減るという犠牲を払って

157　5　自己を意識する脳

も、他者に恩恵を与える行動をとるようになる。ここで面白いのは、実際に誰かが観察していなくとも、他者から観察されていることを示す手がかりとして目の絵を呈示するだけでこういった利他行動が促進される点である。また、ベイトソンら (Bateson et al. 2006) は、実験室という限られた環境ではなく、募金という日常的な場面においても同じようにヒトの利他行動が促進されることを実験的に示した。このように、実際に他者に観察される場合、あるいは他者から観察されていると感じる場合にヒトの利他行動が促進されるが、これには自分についての評判を気にするという心理メカニズムが関係すると言われている。筆者らが行った実験のなかでも、他者に観察される場合には同じように自分についての評判を気にするという心理メカニズムがはたらいていたはずである。自分の顔写真を他者に観察される状況では、観察している相手が自分の顔写真を見てどう思っているのかというような自分の外見に対する評判が気になる。そして、少しでも良い評判を得たい、自分を良く見せたいという心理がはたらくために、理想が高まり実際とのズレが大きくなり、結果的に強い羞恥心が喚起されると考えられる。

では、自己顔の写真が相手被験者に観察されているときにはたらくことが予想される自分の評判を気にするという心理プロセスは、どのような神経メカニズムが関係しているのだろうか。これまでいくつかの研究グループにより、他者からの自分の評価を考えている際には、特に内側前頭前野が重要な役割を果たすことが報告されている。たとえば、出馬ら (Izuma et al. 2010) が行った実験では、被験者はある短い文章を読み、それが自身にどの程度当てはまるのかを判断す

るという課題を用いた。そのときに被験者の回答が見知らぬ他者から観察されている条件と観察されない条件を設定し、この2つの条件を比較した。当然のことながら、前者の条件では自分の評判を気にするプロセスが強くはたらくのだが、そのとき内側前頭前野の活動が高いことが示された。この内側前頭前野は、他者の心の状態を推測する際に強く活動するメンタライジングネットワークに含まれている。自分の評判を考えることは、言い換えると他者が自分をどのように見ているのか、どのように評価しているのかを考えていることであり、これはまさにメンタライジングをしている状態と言える。先行研究と同じように、自己顔の写真が相手被験者に観察されていることで、内側前頭前野の活動が増大するのかどうかを調べたが、残念ながらそのような活動増加は見られなかった。その原因として、いつ自分の評判を気にしていたのか正確なタイミングについてわからないことが挙げられる。自己顔を見ているときは常に評判を気にしていたのか、不格好なときのみであったのか、はたまた格好が良いときのみであったのか。そのため、条件間の活動比較では、自分の評判に関する神経基盤を捉えきれなかったのかもしれない。

　fMRIデータの解析法は日々めざましい勢いで進歩している。fMRI研究が始まった当初は、差分法を用いた解析が主流であった。差分法とは、明らかにしたい心的過程の差となるように実験パラダイムを設計し、それらの課題中の脳活動を比較することで、その心的過程を脳領域に対応した脳活動を同定するという方法である。このようなアプローチでは、特定の心的過程を脳領域にマッピングし、個々の脳領域がどのようなはたらきをしているのかを明らかにする

5　自己を意識する脳

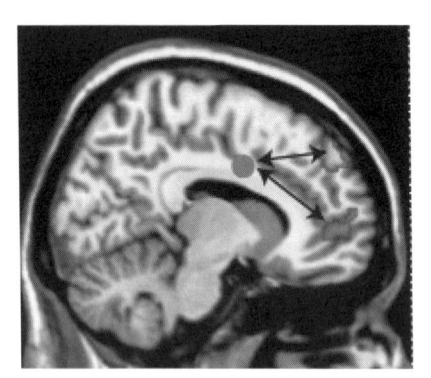

図5−5　自己顔の写真を相手に観察されていることで変わる領域
（Morita et al. 2014 より引用）（カラー口絵参照）

自分の顔写真を他者に観察されている状況で、前部帯状回（水色で示した領域）との機能的結合が増大していた内側前頭前野の領域を黄色で示している。

ことに主眼が置かれている。しかし、当然のことながら個々の脳領域は独立してはたらいているわけではなく、様々な領域と相互に情報をやり取りしながらシステムとして機能している。このような考え方のもと、脳領域間の機能的結合を評価する解析法が開発され始めた（Friston et al. 1997; Gitelman et al. 2003）。著者らは、この手法を用いることで、差分法では検出できなかった自己の評判にかかわるとされている内側前頭前野の関与を調べた。ここでも島皮質前部および前部帯状回に焦点を絞り、これらの脳領域との機能的結合の強さが、自己顔の写真を相手被験者に観察されていることで変わる領域を捉える試みを行った。その結果、相手被験者に見られることで、前部帯状回と、内側前頭前野との機能的結合が強くなっていることが明らかになった（図5−5、Morita et al. 2014）。前部帯状回とは、島皮質とともに情動処

理において重要な役割を果たすことが知られるが、一般的にこの領域は様々なタイプの誤差を検出するというはたらきを持つ。相手被験者に観察されている場合には、自分の評判つまりは相手の目に映る自己を考えるというプロセスがはたらき、そのプロセスが理想や基準として自分の中にあるイメージと実際の自己顔の間の誤差検出に影響することで、最終的に経験される羞恥心が増大したのではないかと推測できる。

自閉症スペクトラム障害者の自己意識情動

社会認知神経科学の分野では、社会的コミュニケーションが障害されている自閉症スペクトラム障害（以下、ASD）を対象とした脳機能イメージング研究が非常に盛んに行われている。なかには、言語能力や知能指数には顕著な問題がないにもかかわらず、社会性のみに深刻な問題を抱えている高機能ASDの人たちもいるため、社会認知を司る脳領域のどこかに何らかの障害が見られるのではないかと考えられてきた。そこで、これまでASDを対象に多くの社会的な認知課題を用いた心理学実験とともに、数多くの脳活動計測が行われてきた。たとえば、カステリら(Castelli et al. 2002)は、2つの単純な幾何学図形がある関係を持って動く映像を用いて実験を行った。健常者がこの映像を見ると、それらの図形があたかも心を持っているかのように感じて

161 5 自己を意識する脳

しまい、映像について自由に記述をさせると、「けんかしている」「追いかけている」などの擬人化表現を多く使うことが知られている。彼女らは、健常者がこの映像を見ている際に重要となる内側前頭前野、上側頭溝、側頭頭頂接合部など他者の心を理解する際に重要となるメンタライジングネットワークが賦活する一方で、ASD者が同じ映像を見ているときには、メンタライジングネットワークがほとんど賦活していないことを明らかにした。その他、ダプレットら (Dapretto et al. 2006) は、映像について自由記述させると擬人化表現が少ないことも確認されている。また、映像について自由記述させるASD児が他者の顔表情を模倣したり観察したりする際の脳活動を調べたところ、模倣や観察に重要な役割を果たすミラーニューロンネットワークの活動が弱いことを示した。

このように個々の研究からASDに関する重要な知見が得られることはあるものの、研究ごとに要求される課題が異なるためにASDの病態の核となる問題になかなか迫ることができないという問題があった。また、ASDを持つ人たちが、必要な情報を自身で取捨選択し、それをもとに行動を選択するという複雑な日常場面で行うには難しい課題であっても、日常から隔離された実験室環境では課題が明確となるので、問題なくその課題を遂行できるというケースも多い。つまり、課題を設定することでASDの特徴を捉えにくくなっている可能性も考えられる。そこで、ディマルチーノら (Di Martino et al. 2009) は、それまでに実施されたASDを対象とする脳機能イメージングのデータを集めてメタ分析を行った。社会認知の課題を実施している24件の研究を分析したところ、健常群に比べてASD群では帯状回および右側の島皮質前部の活動が明らかに

低下していることがわかった。実は、これらの領域の機能低下については、個々の研究ではそれまでほとんど報告されておらず、あまり注目されてこなかった領域である。それが、メタ分析により、ASD者ではこれらの領域の機能が課題に関係なく低下している可能性が初めて示された。

その後、小坂ら（Kosaka et al. 2010）や山崎ら（Yamasaki et al. 2010）によって島皮質の解剖学的な特徴が調べられ、その体積がASD特有に減少していることが報告されている。

ディマルチーノらがメタ分析を用いて示した結果を踏まえて、ウディンとメノン（Uddin & Menon 2009）は、島皮質前部が多様な情報を統合させる機能を担っているが、島皮質前部と他領域との結合が脆弱であることがASD特有の社会性障害を引き起こしているという仮説を提案した。これはハッペ（Happé 1996）が以前から提唱している弱い中枢性統合仮説の枠組みの中に入る考え方と言えるだろう。弱い中枢性統合仮説とは、局所的な知覚や認知の処理は行われるが、それらの情報が統合されにくく全体を捉えることが難しいというASDの認知的特徴を説明する仮説である。クレイグ（Craig 2009）の提案と考え合わせると、情報がうまく統合されないために、ASD者は健常者とは異なる独特な情動や意識を経験している可能性がある。上の節でも少し紹介したとおり、自閉症児が鏡に映った自分の姿を見たときに、健常児とは違ってテレの反応をあまり示さないことが指摘されている。

そこで、筆者らは、ASD成人が自己顔を見たときに、心理レベルおよび脳神経レベルでどのような変化が生じるのかを調べた（Morita et al. 2012）。実験には、健常者を対象として行った実

163　5　自己を意識する脳

験（Morita et al. 2008）と同じ手続きを用いた。高機能ASD者14名と、彼らと年齢や知能指数が変わらない健常者16名が実験に参加した。自己顔および見知らぬ他者顔の写真をランダムに呈示し、写真写りの良し悪しを評価している最中の脳活動を計測した。被験者はMRI実験後に再度呈示される顔写真を見て、自身が感じている羞恥心の強度を回答した。報告された写真写りスコアおよび羞恥心スコアに関しては、健常群とASD群との間に違いはなかった。ところが、これらのスコア同士の関係を見ると、健常群ではスコアの間に強い関係性が見られたのに対して、ASD群ではその関係が弱いことがわかった。健常群では、自己顔の評価が悪ければ悪いほど、それによってより強い羞恥心が引き起こされるが、ASD者では必ずしもそのような自己評価と情動の関係が成り立っているわけではないことを意味する。

そして、fMRIデータを分析したところ、まず自己顔認知に重要とされる右側の前頭頭頂領域に関しては、健常群とASD群との間に大きな違いは見られなかった。

ところが興味深いことに、後部帯状回、そしてメタ分析でも機能低下が示される右側島皮質前部では、健常群とASD群との間に大きな活動パターンの違いが見られた。ASD群では健常群に比べて自己顔を評価している最中の右側島皮質前部の活動が弱く、その活動の弱さは自己顔に対する自己評価と情動との関連が弱いASD者で特に顕著であった。これらの結果は、ASD者の羞恥心に着目することで、ASDの島皮質を含めたネットワーク機能に生じた何らかの問題により、認知と情動の結びつきが弱くなっているということを明らかにした。これはウディンとメ

ノンによって提案された島皮質における情報統合機能の障害仮説に基づくと、島皮質における情報統合機能が非典型的であることで、彼らが独特な主観的情動を経験していると考えられる。この統合機能の障害仮説が、情動以外にも当てはまるのかなど、その一般化についてはさらなる実証的なデータの蓄積が必要であるだろう。

おわりに

本章では、羞恥心に注目することで自己意識情動を支える神経基盤についてこれまでの知見を紹介するとともに考察を行ってきた。主に成人を対象として自己意識情動を感じているときの脳活動を計測することで、島皮質や前部帯状回など顕著な刺激を情動的に評価するネットワークが、自身の言動が基準や理想からズレていないかどうかをチェックし、自身にフィードバックするという役割を果たしていることが明らかになってきた。また、他者の心を理解するのに重要とされる内側前頭前野領域も自己意識情動の生起には重要な役割を果たすことを示唆する結果が得られ、自己意識情動が社会性を伴う高次な情動であることを裏づける証拠が得られてきた。ルイスらも述べているように、自己意識情動は生得的な情動ではなく、発達に伴い環境の中で獲得されていく情動である。そのため、情動を獲得している最中の子どもの脳では、成人の脳には見られない

ダイナミックな可塑的変化が生じていることが予想される。現時点では、子どもを対象とした脳活動計測には多くの制約を伴うため容易に行うことはできない。しかしながら、自己意識情動の発達プロセスを明らかにしていくことは、今後の社会脳研究において重要な示唆を与えてくれるものと期待される。

6 心の理論の脳内表現

大塚結喜

はじめに

　私たちは日々、自分が心をもっていることを実感している。映画を見て楽しい、恋人から連絡がなくて悲しい、試験勉強が苦しい――様々な出来事に際して、私たちは「自分の心が何かを感じている」ことを経験的に知っている。では、他人の心についてはどうだろう？　他人の心が今何を思い感じているかについては、自分の心について知るよりもずっと難しい。にもかかわらず、私たちは「他人が（自分と同じように）心をもっている」ことについてはほとんど確信している。このように、他者に心が存在すると考え、他者の心を理解しようとする――この心の働きが「心の理論 (theory of mind)」と呼ばれている。たとえば子供のころ、お気に入りのぬいぐ

るみや人形に名前をつけ、自分の友だちとして扱った経験はないだろうか。ぬいぐるみや人形が無生物であることは明らかだが、それでも私たちは心の存在を意識せずにはいられない。それは、私たちが心の理論をもっているからと考えられるのである。

心の理論の脳内基盤

また心の理論は全ての生物がもっているわけではなく、ヒトやチンパンジーを含む一部の霊長類にしか認められないことが知られている。では心の理論を持っている利点とは何だろうか——それは、実は「嘘をつけるようになる」ということとかかわっているように思われる。

たとえばチンパンジーは、「仲間がいるあいだ、餌が落ちていることに気づいていないかのように振舞う」あざむき行動をすることが知られている。このあざむき行動によって、仲間と争う危険を冒すことなく、仲間が去った後で餌をひとり占めできるわけである。ただし、この行動の前提として「自分は餌に気づいている」が「仲間は餌に気づいていない」という異なる心的状態にあることを知っていなければならない。この「他者が自分と異なる心的状態にある」ことこそ心の理論の働きであり、このような振舞いを見せるのはヒトやチンパンジーを含む一部の霊長類に限定される。このことから、心の理論は脳の進化に伴って新たに出現した心的機能で

168

はないかと考えられるようになった。近年では心の理論の神経基盤について多くのイメージング研究が行われており (Agnew et al. 2007; Amodio & Frith 2006; Corbetta et al. 2008; Frith & Frith 2003; Saxe & Kanwisher 2003)、たとえばフリスらのグループ (2003) は、前頭前野内側部 (medial prefrontal cortex)、側頭極 (temporal pole)、後部上側頭溝 (posterior superior temporal sulcus) が心の理論を支える脳領域であると提案している。その後の研究で、側頭頭頂接合領域 (temporo-parietal junction)、前部帯状回 (anterior cingulate cortex)、前部上側頭溝 (anterior superior temporal sulcus; anterior : STS) も心の理論gyrus : IFG) や前部上側頭溝 (anterior superior temporal sulcus; anterior : STS) も心の理論に関わる可能性が示されている (Amodio & Frith 2006; Hadjikhani et al. 2006; Otsuka et al. 2009; Saxe & Kanwisher 2003) (本シリーズ第8巻『成長し衰退する脳』参照)。

　心の理論を支える神経基盤を考えるうえで重要な問題のひとつに、「自己 (self)」を支える神経基盤とどのように関連しているかということが挙げられる。というのも心の理論は、そもそも自己の発達なしには獲得されない可能性が指摘されているためである (Keenan et al. 2005)。たとえば、心の理論課題を行えるのは、チンパンジーのように自己認識可能な動物に限られていることが知られている (Povinelli, Nelson et al. 1990, 1992; Povinelli, Parks et al. 1991, 1992)。ヒトの発達過程でも自己認識が可能になる年齢よりも心の理論課題を行なえるようになる年齢が上であることから (Ritblatt 2000; Rochat 1998)、自己認識が発達した後で心の理論が獲得されている可能性が高いように思われる。もし心の理論が自己認識をもとにして獲得されているならば、心の理論の

神経基盤もやはり自己の神経基盤を土台として形成されている可能性がある。実際、心の理論課題と自己に関連して主に前頭前野内側部でしばしば脳活動の重複が認められる (Legrand & Ruby 2009)。この問題については、苧阪 (2006) で詳しく紹介されているのでそちらを参考にされたい。またサルで発見されたミラーニューロンの存在も、心の理論と自己の神経基盤の関連を支持するものである。ミラーニューロンは「自分が運動を行う」時と「他者が運動を行っているのを見る」時に共通して活動するニューロンであり、自己理解と他者理解が非常に密接に関わっていることを示している。ヒトの脳にもミラーニューロンで構成された脳領域（ミラーシステム）が存在し、言語や模倣を支えていることがわかっている。ミラーニューロンと心の理論の関連についても子安・大平 (2011) で詳述されているので、そちらを参考にされたい（本書1章も参照のこと）。

Eネットワーク

　心の理論と自己が脳内で関連して働いていることは疑いないものの、心の理論と自己に関わる神経基盤がどの程度まで重複しているのかという問題については議論が続いている。近年、自己、安静状態 (resting state)、心の理論、記憶再生や推論の全てを共通して、Eネットワーク

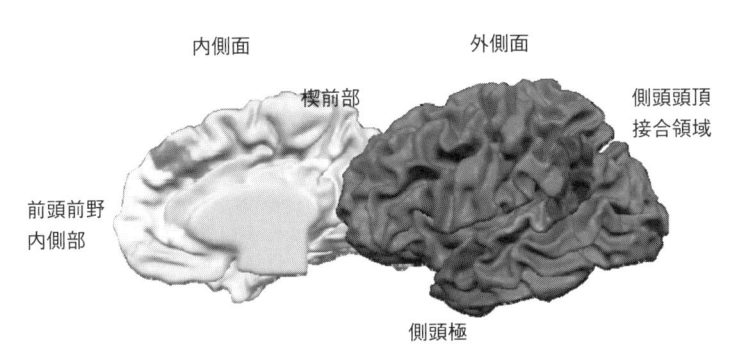

内側面　　　　　外側面
楔前部　　　　　　側頭頭頂
　　　　　　　　　接合領域
前頭前野
内側部

側頭極

図6-1　Eネットワークの構成領域（カラー口絵参照）

(E-network)という単一の脳内ネットワークが支えているという仮説が提案されている (Legrand & Ruby 2009)。Eネットワークは前頭前野内側部、楔前部 (precuneus)、側頭頭頂接合領域および側頭極など広範囲に分散する大脳皮質の領域で構成されているとされる（図6-1）。この仮説に基づくと、心の理論と自己はEネットワークという完全に共通した神経基盤を利用していることになる。この考え方に従えば、心の理論は自己をもとに獲得されているのではなく、Eネットワークの発達が心の理論と自己の獲得に影響を与えていると考えられる。

一方、心の理論と自己を支える神経基盤は完全に同一ではないという見方もある。具体的には、心の理論にとって重要なのは左の前頭前野背外側部 (dorsolateral prefrontal cortex) で、自己にとって重要なのは右前頭前野背外側部であるという仮説である (Keenan et al. 2000)。これを支持するのは、右前頭葉の損傷によって自己認識に障害が生じるという知見である (Markowitsch et al. 1997; Markowitsch

171 ｜ 6　心の理論の脳内表現

et al. 1999)。しかしニューロイメージング研究では右前頭前野背外側部の活動は自己だけでなく心の理論に関連しても認められている(Vogeley et al. 2001)。これについてキーナンは、自己が心の理論の基礎となっているために自己を支える右前頭前野背外側部が心の理論にも関与している可能性を指摘している(Keenan et al. 2005)。この考え方に従えば、右前頭前野背外側部が心の理論と自己の間で重複している脳領域であるものの、心の理論と自己は完全に神経基盤を共有しているとは限らないと考えられる。

人称問題

以上のように、心の理論と自己に関わる神経基盤が重複しているかどうかという問題は心の理論の発達過程を考えるうえで重要な問題であるものの、いまだ議論が続いている状態である。この問題にアプローチするために筆者らのグループが着目したのが、「私」という一人称主語の文である。文を読む際には「私」という一人称主語は他者を指しているが、文を書く時や話す際には「私」は自己と結びついて使用される。もし自己に特有の神経基盤が脳内に存在するならば、「私」という一人称主語はそのような神経基盤と三人称主語に比べて強く結びついている可能性が高い。そこで筆者らは「私」という一人称主語を用いた文を対象に他者の心的状態を推測させ

172

る課題を用いて、三人称主語の心的状態を推測する場合と脳活動が異なるかどうかを検討した（Otsuka et al. 2011）。他者の心的状態を推測させる場合でも、「私」という一人称主語を対象にした場合には自己に関わる脳活動が認められるのではないかと考えたからである。

具体的にはfMRIを用いて、「私」という一人称を主語とする文において他者の心的状態を推定する条件（一人称条件）の脳活動を「彼」や「彼女」という三人称を主語とする文において他者の心的状態を推定する条件（三人称条件）と比較した。もし心の理論と自己に関わる神経基盤が分離しているならば、一人称条件と三人称条件で脳活動に違いが認められると予想した。また先行研究に基づけば、自己に関わっている可能性が高い右PFCが一人称条件において三人称条件よりも高い活動を、心の理論に特化している可能性が高い左PFCが三人称条件において一人称条件よりも高い活動を示すと予想した。

実験参加者は大学院生および学部生22名（男性5名、女性17名。平均年齢、22．3歳。範囲：19〜29歳）で、全員右利きだった。fMRI課題の各試行は20秒で固定され、以下のような流れで実施された。まず開始の合図が500ミリ秒提示され、続いて1つ目の文が5200ミリ秒提示された。500ミリ秒の試行間間隔を挟んで、2つ目の文が5200ミリ秒提示された。2つ目の文が消えた直後に、実験参加者に反応を求める合図が提示された。実験参加者の反応（YESまたはNO）によって合図は消え、試行が終わるまでブランクスクリーンが続いた。実験参加者には、登場人物の心的状態に照らし合わせて2つ目の文が1つ目の文と一致しているかどうかを判

表6-1 各条件の刺激例

1人称	
私は目覚まし時計を3つセットした。	明日の朝8時からセンター試験があるのだ。
私は湿った手のひらをズボンで拭った。	明日の朝8時からセンター試験があるのだ。

3人称	
彼は湿った手のひらをズボンで拭った。	就職の最終面接がもうすぐ始まるのだ。
彼女は目覚まし時計を3つセットした。	就職の最終面接がもうすぐ始まるのだ。

断するように求めた。一人称条件では1つ目の文の主語が「私」であり、三人称条件では1つ目の文の主語が「彼」または「彼女」であった。一人称条件と三人称条件で用いられた刺激文の例を表6-1に示す。一人称条件の刺激文は60組、三人称条件の刺激文は18組用意された。事象関連デザインのために、各条件の刺激文60組をカウンターバランスした4つのリストを作成した。各リスト内で、刺激の半数は本来の組み合わせのままであったが、残りの半数は本来の組み合わせとは異なる文と組み合わされていた。以上のような一人称条件と三人称条件を混在させた。各試行の実施順序は、各条件で別々に擬似ランダマイズさせた。各条件の実施順序については、3試行以上同じ課題が続かないようにしたうえで擬似ランダマイズした。

行動データの成績は高く、実験参加者が十分に課題に携わっていたことを示していた（一人称条件、平均

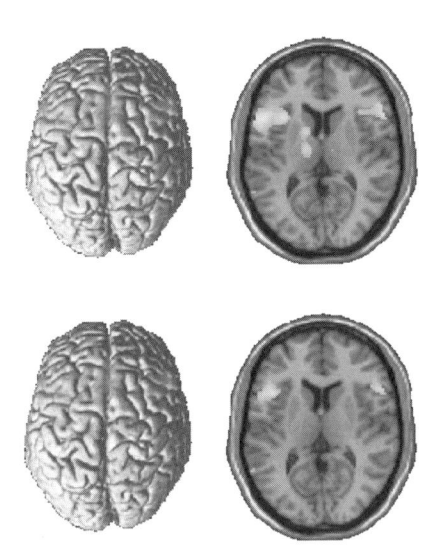

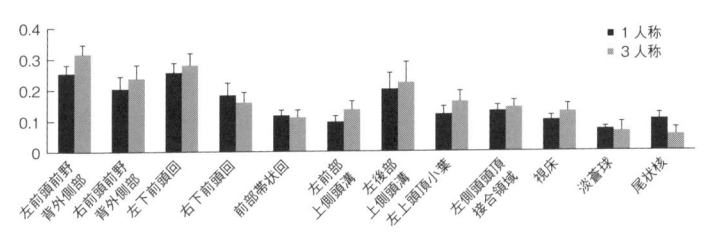

図6-2 一人称条件から三人称条件を差分したコントラストで認められた主な活動領域 (Otsuka et al. 2011 より引用)(カラー口絵参照)

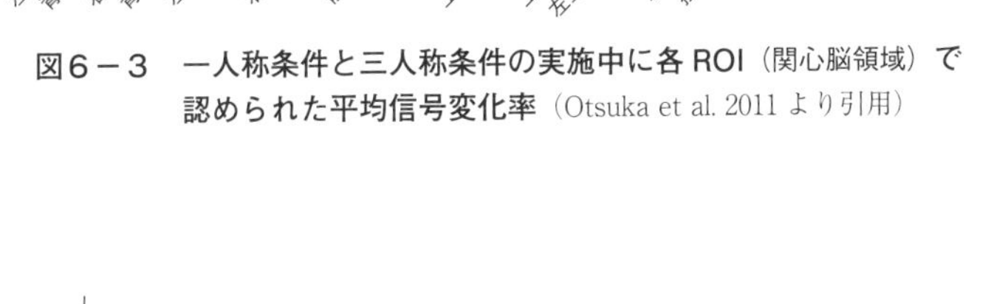

図6-3 一人称条件と三人称条件の実施中に各ROI(関心脳領域)で認められた平均信号変化率 (Otsuka et al. 2011 より引用)

90％／三人称条件、平均86％）。脳活動データについては、一人称条件から三人称条件を差分したコントラストで認められた主な活動領域（図6-2）および一人称条件の実施中に各ROI（関心脳領域）で認められた平均信号変化率（図6-3）を示す。各ROIの平均信号変化率を用いて条件間で対応のあるt検定を実施したところ、左前頭前野背外側部で三人称条件の信号変化率が一人称条件よりも有意に高かった。また尾状核では、一人称条件と三人称条件の信号変化率に有意傾向の差が認められた。

予想通り、一人称条件と三人称条件で脳活動に違いが認められた。自己参照を要求しなくとも「私」という一人称主語の効果が生じたことから、やはり「私」と結びついた自己に特有の神経基盤が脳内に存在している可能性が高いと考えられる。ただし本結果は心の理論と自己が両方ともEネットワークを利用しているとする仮説を否定するものではない。なぜなら前頭前野内側部に含まれる前部帯状回と側頭頭頂接合領域は両条件で有意な賦活を示しながら条件間で差を示さなかったからである。おそらくEネットワークは心の理論と自己の共有部分であるが、Eネットワークの外にはそれぞれに固有の脳ネットワークが存在している可能性があるのではないかと考えられる。自己については一人称条件で大脳基底核に含まれる尾状核で高い活動が認められたことから、皮質下構造の影響も考慮する必要があるのかもしれない。また今回の実験では一人称条件も不特定の他者の心的状態を推測する点では同じだったにもかかわらず、「私」という一人称主語の効果が認められた。他者の心的状態を推測させる際に自己参照

を要求しなくても「私」という一人称主語の影響が認められたことは自己という機能が心の理論によって調節しきれない可能性を示しており、今後何らかの手がかりになる可能性がある。

興味深いのは、一人称条件で三人称条件よりも高い活動が認められたのが従来自己との関連が示されてきた右ＰＦＣではなく、尾状核であったことである。尾状核はこれまでの研究でも自己の好みに応じた判断や自己奉仕バイアス (self-serving bias) に関連して活動が認められている (Blackwood et al. 2003; Johnson et al. 2005)。自己奉仕バイアスを用いた実験で尾状核が賦活を示した原因として、ブラックウッドはふたつの可能性を挙げている (Blackwood et al. 2003)。ひとつは自己に関連していることが心的な報酬につながる可能性、もうひとつは自己が潜在学習 (implicit learning) で獲得された知識を要する可能性である。前者については、自己奉仕バイアスはポジティブなイベントの原因を内的に関連付けやすい（一方ネガティブなイベントの原因を外的に関連付けやすい）バイアスであり、「ポジティブなイベントを生み出したのは自分である」という考えが心的報酬となってバイアスを引き起こした可能性は十分にありうる。後者の根拠としては、尾状核を含む大脳基底核に障害があると潜在学習による知識や技能を利用できなくなることが知られている (Packard & Knowlton 2002)。

実験の結果を考え合わせると、尾状核が自己に関連して賦活するのは潜在学習に関連しているのではないかと考えられる。なぜなら本実験では文の内容を変えずに条件間で主語を入れ替えただけであり、その操作が心的報酬の違いにつながったとは考えにくいからである。

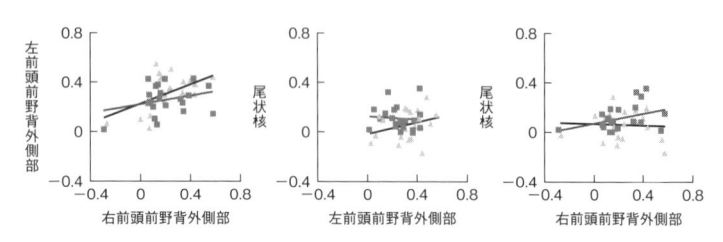

図6−4 左右両側の前頭前野背外側部、尾状核間の相関図
(Otsuka et al. 2011 より引用)

もちろん今回の実験で、実験参加者に顕在的に教示せずに一人称主語の潜在的な効果を検討したことも影響しているのかもしれない。しかし本結果で認められた尾状核の活動は、自己に関連して潜在学習を通じて形成された知識へのアクセスが引き起こされた可能性を示している。これは自己が潜在学習を通じて形成される可能性にもつながっており、尾状核と自己の関連性について更なる検討が必要であると思われる。

また左前頭前野背外側部が三人称条件で高い活動を示したという結果は、心の理論課題における左前頭前野背外側部活動が言語方略に由来するものではないという見方(Otsuka et al. 2009)を支持している。心の理論課題では、実験参加者が心の中で情報を言語化している可能性が、非言語刺激を用いた場合でもしばしば指摘されている。このことから、心の理論を支える神経基盤と言語を支える神経基盤に重複が認められるのは言語方略の使用に由来しているのかどうかという問題が議論されてきた(Ferstl et al. 2008)。しかし本研究では一人称条件と三人称条件は主語が異なるだけで言語刺激を対象に行なわなければならない課題は同じで

ある。したがって、言語を介しているという理由だけではなく、左前頭前野背外側部は確かに心の理論に特化して賦活しているように思われる。

左前頭前野背外側部で予想通り三人称条件で高い活動が認められた一方で、従来自己との関連が示されてきた右PFCではなく尾状核が一人称条件で高い活動を示した。そこで右PFCが2つの領域（左前頭前野背外側部と尾状核）と関連してはいなかったのかを確認するために、各条件の活動強度を用いて3つの脳領域（左右両側の前頭前野背外側部、尾状核）間の相関を計算した（図6-4）。その結果、一人称条件では尾状核と右前頭前野背外側部の間の相関が有意傾向であった。一方、三人称条件では左前頭前野背外側部と右前頭前野背外側部の間に有意な相関が認められた。つまり、右前頭前野背外側部は心の理論を利用する際には左前頭前野背外側部と関連して、自己を利用する際には尾状核と関連して働いている可能性が見出されたわけである。この結果は、自己が心の理論の基礎となっているために自己を支える右前頭前野背外側部が心の理論にも関与しているとするキーナンの仮説と一致している（Keenan et al. 2005）。右前頭前野背外側部が心の理論を支えるメカニズムについて、今後は自己との関連性も含めて検討していく必要があるだろう。

注

［1］脳画像データを取得するために、島津・マルコーニ社製1.5テスラのfMRIスキャナー装置を使用した。

刺激はソフトウェアPresentationでMRIスキャナーと同期させて生成し、プロジェクターでスクリーン上に提示した。実験参加者はスクリーン上の刺激を鏡越しに見ていた。画像データの解析には、MATLABを用いた。スキャンを開始してから6枚目までの画像は磁力が不安定であるため解析から除外し、残りの841枚の機能画像は頭部運動による誤差を補正するために再調整して解析に用いた。機能画像の取得中に1ミリ以上の頭部運動が認められた実験参加者1名のデータを除外し、残り21名の機能画像を解析に用いた。多重比較にはランダム効果モデルを適用し、閾値はボクセル・レベルで$p<0.001$（uncorrected）に設定した。それを適用したのは、類似の課題で既に活動の上昇が報告されている脳領域に焦点を当てたからである（Ferstl et al. 2002）。賦活が認められた解剖領域を同定する際にはタライラッハの脳地図（Talairach & Tournoux 1988）を参照した。活動領域の同定に続いて、関心領域（regions of interest：ROI）の信号変化率をMarsBaR（Brett et al. 2002）によって取得した。グループ分析の結果に基づき、10の脳領域を関心領域として設定した。各ROIの領域と球体の中心座標は以下の通りだった。左右前頭前野背外側部（-43, 11, 40; 49, 21, 30）、左右下前頭回（-51, 17, 20; 50, 20, -8）、前部帯状回（-8, 24, 38）、左前部上側頭溝（-54, 8, -28）、左後部上側頭溝（-62, -40, -4）、左上頭頂小葉（SPL; -33, -65, 38）、左側頭頭頂接合領域（-55, -54, 19）、視床（thalamus; -13, -12, 2）、淡蒼球（globus pallidus; -22, -2, -4）、尾状核（caudate nucleus, CN; -12, 6, 10）。ROIは半径3ミリの球体として定義し、皮質下領域である視床、淡蒼球および尾状核だけは半径1ミリに設定した。各ROIの信号変化率を用いて、対応のあるt検定をソフトウェアSTATISTICA上で実施した。

7 エージェントの意図を推定する心の理論
――知覚脳からアニメーションを楽しむ社会脳へ

苧阪直行

はじめに

1章から6章では、主として自己の問題を扱ってきた（むろん自己は他者なしでは語れないのだが）。本書のタイトルは「自己を知る脳・他者を理解する脳」で、自己は知るもの、他者は理解するものと想定している。自己を知る心のはたらきについての科学的研究はさほどは進んでいないが、他者を理解する心のはたらきとして心の理論（Theory of Mind：ToM）はよく知られている。他者を理解することと自己を知ることを2つの知に分けて考えてみることもできる。他者知（他者を理解すること）にかかわる通常のToMをToMo（Theory of Mind of the others）、そして自己知（自己を知ること）にかかわるToMをToMs（Theory of Mind of the self）と仮に

名づけてみる（苧阪 2009）。他者の心を理解できるかどうかは、たとえば、他者の行動が予測できるかどうかである程度判断することができるが、自己を知るのは自己の何を知るかによって、様相が異なってくる。まず、自己は身近すぎることで常に気づきにくい存在である。ヒトが自己に気づくこと（セルフアウェアネス）は、メタレベルの記憶のはたらきが欠かせない上、自己の思考や記憶を対象化できる能力が必要である。これはワーキングメモリの認知的制御（実行系）のはたらきと密接にかかわる（苧阪 2006a,b）。

ToMoがヒトという社会的動物が進化の結果得た、なかば自動的なメタ認知の方略であるとすると、ToMsはセルフアウェアネスに基づいて持続的に自己を統合する意識的なメタ認知の方略とかかわると思われる。そして発達的には、ToMoはToMsに先行すると考えられる。

ToMsの姿や活動は、少しブラックホールと似ているかもしれない。宇宙のブラックホールは光まで吸収するため観察が困難だが、まわりの星（他者？）の運動からその存在を推定することができるという意味だ。気づきは（第3巻『注意をコントロールする脳』で論じたように）、脳の前頭葉や側頭・頭頂葉などのメタ認知とかかわる脳のメカニズムの成熟とともにその活動が始まり、衰退とともにその活動は弱体化に向かう（本シリーズ第8巻『成長し衰退する脳』参照）。たとえば、ToMsやToMoの双方のはたらきにかかわると推定される内側前頭前野（medial prefrontal cortex：MPFC）、側頭頭頂接合領域（temporo-parietal junction area：TPJ）、前部帯状皮質（anterior cingulate cortex：ACC）や上側頭溝（superior temporal sulcus：STS）などが

182

未成熟な乳児やそれが大きく障害された重度の認知症の患者では、セルフアウェアネスは困難であり、したがって、自己というブラックホールやその発見も難しい。つまり知覚に作用する気づきのはたらきを担う脳は作動しても、他者を含む「できごと」を予測する社会脳はまだ準備状態にあると言っていいだろう。さらに、ToMsという自己を知る能力の個人差は大きい。

このように、自己を知ることは思いのほか困難な課題である。ソクラテスが汝自身を知れと言うとき、それは他者との対話を通して自己の無知が自ずからあらわになる（知る）というプロセスの重要性を述べているのだとも言える。さらに、デカルトが疑う自己を否定することができないと言うとき、それは疑うという再帰的な思考を通して自己をつぶさにモニタリングすることを述べているように思われる。このように、自己の問題は古来、哲学の認識論上で論議の絶えないテーマであった（苧阪 2004）。夏目漱石の小説、『草枕』では智にはたらけば角が立ち、情に棹させば流され、意地を通せば窮屈だと述べられ、世の中は住みにくいということになっている。自他が協調関係にあれば住みやすい社会になるだろうし、競合関係にあればその逆になるだろうが、協調や競合の中で自他の発見があることもまた事実である。競合状態にあると、自己と他者の心の状態の差分としての対比が鮮やかになり、そこから自己を知る手がかりが生まれる。一方、協調状態にあると同化が生じ（9章参照）、ここでは自他の境界が消えて融合することもあるだろう。自己の探求は、知よりも情や意が関与する身体性の自己がかかわるために観察がさらに困難になる。以上のように、ToMとToMsを便宜上わけて考えた理由は、ToMsはToM

から、つまり自己の発見は他者の発見からはじまることを述べたかったからである。西田(1948)は「自己に気づくには、自己ならざるものとの出会いが必要だと述べ、それを「物来たって我を照らす」と表現したが、これを「他者来たって我を照らす」と考えるのである。自己は当初は他者の分身として生じ、後の認知的制御の成熟をまって、より高次の階層に再帰的に形成されると思われる。そして、自己の他有化という事態はこの分身がうまくゆかないケースであろうと考えられる。したがって、以下ではToMsはToMoの分身として想定し、これをここでは改めてToMと呼びたい。

われわれは、生まれてこの方、社会という自己と他者の相互作用の環境のなかで育ってきた。この章ではアニメーションを用いたfMRIの実験を通して、どのようにして知覚脳（ものの世界の知覚）から社会脳（できごとの世界の認知）が生まれるのかを考え、社会脳においてアニメーションの動きが自他の認知の代行としてどのように経験されるのかを見てみたい（Rutherford 2013）。

エージェントの意図を推定する社会脳 ── アニメーションを用いたfMRI実験

自他の対象化を考える場合に、その認識対象の代わりとして行動するエージェント（agent）

184

なるものを想定してみたい。

われわれは他者との持続的な社会的相互作用の中で生活を営んでいる。この持続性は自己と他者が知的にも情動的にも相互理解できる関係の中で維持される。相互作用は言語的コミュニケーション以外にも、表情や身振りなど非言語的コミュニケーションによっても行われる。他者の心を読むということには情動的理解に基づいて、他者の心の意図を読むという意味も合わせもっていると考えられる。すでに述べたように、このような他者理解を心の理論（ToM）と呼んでいるが、これはメンタライゼーション（mentalization）（Frith & Frith 2006）、あるいは単にマインドリーディング（mindreading）と呼ばれることもある。ここでは、われわれがエージェントを通してどのように世界を理解するかを推定する実験を通して、自他の関係性を表象する脳のはたらきを考えてみたい。

ToMの意義は他者の行動やしぐさを手掛かりに、他者の心を読み解くことにある。他者の主観的な心の状態をうまく読み取ることは、たとえば条件パラメータを設定して高次連立方程式を解くようなわけにゆかないので、これは一種の設定不良問題と考えることができよう。両眼の網膜は平面であるのに、なぜわれわれが3次元空間を認識できるのかという問題も設定不良問題と考えることができるが、不足している条件パラメータはこれに随伴する経験や知識が補完するのである。これは、ToMの方程式を解く場合にもあてはまるだろう。さて、われわれはそれにかかわらず、日常生活において他者の心の状態や意図をかなり正確に推定している。社会生活を

営むヒトにとって、他者の心の状態や意図を正しく見抜くことは重要な社会的知性の一つであり、欺きを見破るのにも重要である。これによって、他者に対する自己という存在のセンシティビティーも上がり、自己の存在が他者との対比によって相対的に明らかにもなってくるように思われるのである。

ヒトは相手の意図を先取りして読み解くことで、相手の次の行動を予測することができる。たとえば、他者の感情を認知する手がかりとして音声の調子があるが、これは相手の情動的な心の理解とかかわる点で重要である。一例をあげると、会話中、相手が怒っているような場合は、音声の韻律的特徴（情動的プロソディー）や表情によってそれが理解できる。しかし、他者の心に対する推定感度については、高い人から低い人まで個人差が大きいこともわれわれは経験的に知っている。会話のプロソディーや表情などから他者の意図を読み取ることがとくに不得手な社会不適応症として、たとえば自閉症スペクトラム障害（autistic spectrum disorder : ASD）をもつ人々がいる。ASDの患者にハイダー・ジンメル・タイプの幾何学的パターンによる社会的相互作用のアニメーションを見せると、健常者と比べて情動的理解の成績が低いことは1章「アレキシサイミアと社会脳」でも述べられているとおりである。知能や言語理解能力は健常者と変わらない高機能ASDの人たちの場合でも、やはり社会性の心の理解にある程度の障害があるといわれ、それが社会性の不適応を生みだすことになる。心の理論課題とかかわるアニメーション課題を行うことで、いろいろ面白い研究が考えられる。

186

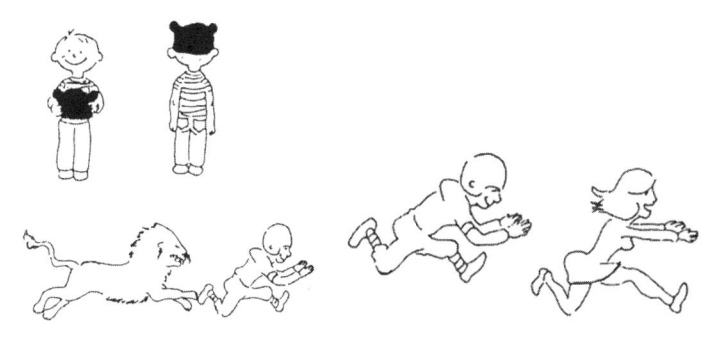

図7−1 示唆的運動による「できごと」と意図の理解
(柿崎 1993 を改変。図版は Bransford & McCarrel 1974 より引用)

1章の図1−3のような三角形や四角形の示すエージェントの心を他者（あるいは自己）の心に近いものとして認知できるというのも興味ある課題である。この章では、意図の推定問題をToMとのかかわりとも関連させながら、次のようなアニメーション課題を考え、複数の幾何学パターンの相互因果的な運動がエージェントの意図理解とどうかかわるのかをfMRIを用いて観察してみたい。

まず、「もの」と「できごと」の説明から始めたい。簡単な例から見よう。図7−1（上）では、前向きと後ろ向きの2人の人物が動きのない静止画として描かれているが（黒い部分はTシャツのマークや後ろから見た髪の毛になり、同じ「もの」が文脈によって役割が変わることを示す）、われわれはなかば自動的に2人のそれぞれの心の状態をToMを通して想像してしまう。

これに図7−1の下の2枚のように、示唆的運動 (implied motion：本シリーズ4巻4章「北斎漫画の神経美

187 　7 エージェントの意図を推定する心の理論

学——静止画に秘められた動きの印象」参照）を付加すると、ライオンに追いかけられたり、男に追われて逃げる女の子といった、ヴィヴィッドな2者の相互作用が容易に認められ、それぞれの人物への心の状態の推定は容易になってくる。示唆された動きを介してToMが作動モードに入るとともに、われわれは創造的な心を自分自身で楽しむのである。

知覚心理学者であった柿崎（1993）は、知覚の機能論の立場からヒトの心は意味的な世界を形づくるために「もの」と「できごと」を区別して対象を認知的に消化していると考えたが、ここでは「できごと」を心の理論により認知的に消化された創造的なプロセスととらえることにした。アニメーションがなぜ楽しいのかについての答えのヒントがここにある。この視点からとらえると、上の図は2者間の社会的相互作用が弱く曖昧である点で「もの」に近いが、下の2枚の図には意味的文脈が備わっているため、十分な認知的消化が行われている。したがって、ライオンに追いかけられる男、少女を追いかける男、あるいは主体の視点を変えて、男を追いかけるライオン、男に追いかけられる少女といった意味的構図ができあがり、それぞれの心にそれぞれの動きに応じた意図を表現する心の状態が生成される。

しかし、なぜ追いかけるのか（追いかけられるのか）という因果的関係の理解には、もう少し広いパースペクティブをもつ文脈が必要になる。ライオン狩りに出かけた男が狩りに失敗してライオンの餌食になろうとしている、あるいは少女をいじめようとして追う男、などの因果帰着という理解が伴ってはじめて、「できごと」のなかに図の登場人物のそれぞれの意図が見えてくる

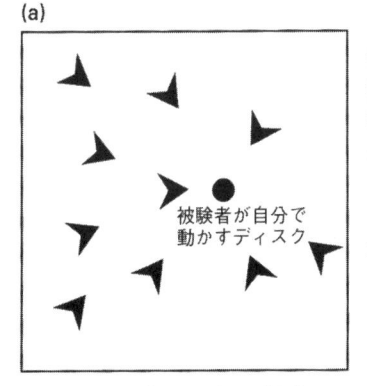

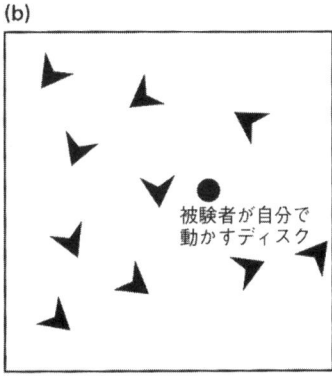

図7－2 「オオカミの群れ」アニメーション（Gao et al. 2010 より引用）
(a) 矢印の先端部は常に自分で動かすディスク（円）に向かって動く。
(b) 先端部の軸は常にディスクに対して直角に動く
(http://www.yale.edu/perception/Brian/demos/animacy-Wolfpack.html 参照）

のである。このような図では、追いかけられる側、あるいは追いかける側、いずれの側に自己（あるいは他者）を投影するのも自由であるが、視点の設定によって情動のもち方に差異が生まれるかもしれない（本シリーズの『小説を楽しむ脳』ではこの問題を扱う）。

図7－1のような「できごと」は社会的相互作用のなかでの意図の推定には都合がよいが、ライオンとヒトの間の意味的関係性（ライオンはヒトを襲って餌食にする?）を抜きに論じることはできない。そこで、ライオンやヒトを意味のない幾何学的パターンに代行させて、より連続的なアニメーション運動を追加することで、「できごと」の主体（エージェント）を幾何学的パターンという「もの」に置き換えることができる。これによって、意味的関係性をできるだけ棄却した上で、「もの」によって「できごと」

を表現することができ、「もの」としてのエージェントがあたかも意図をもって運動するかのような実験を行うことが可能となる。記憶心理学で無意味つづりをもちいたり、知覚心理学で無意味図形を用いるのと似た発想である。

「もの」を「できごと」に引き込む実験をはじめて行ったのが、米国の心理学者ハイダーとジンメルであった。彼らが用いたのは、ランダムな形をもつという意味での無意味図形ではなく、三角や円という幾何学的図形であった (Heider & Simmel 1944)。幾何学的図形は単純な形から形成されるが、実はそうした単純な形にも動きを随伴させることで意図を表現できることが見出されている。話はそれるがオオカミの群れ (wolfpack effect) と呼ばれるアニメーション (図7-2) では、多くのオオカミ (矢印パターン) が餌食 (ディスク) を狙う意図をもつかのように動くが (a)、コントロール条件 (b) ではそう見えない (方位の違い以外は同一条件であることに注意)。矢印の方位が意図を創り出す原因となっている点で、形 (方向) 自体にも意図を担うシンボリックな情報が潜在することを示している。

ハイダーとジンメルは、面白いアニメーション的手法を用いて、人々が他者の行動に対してどのような帰属関係の枠組みのなかでもっともらしい解釈を思いつくかについて興味深い実験を報告している (Heider & Simmel 1944)。

ハイダーとジンメルの実験

まず、この研究の概要について見てみたい。1944年という戦時下の慌ただしい時代に、アメリカ心理学雑誌に載った報告では、タイトルが「見かけの行動についての実験的研究」というものであることからわかるように、複数の幾何学的パターンがあたかも追いかけたり追いかけられたりするような行動に見える刺激が用いられた。図7-3は実験に用いられた刺激パターンの一例である。大（T）小（t）の三角と小さな円（c）の3者が図7-3のような開閉できるドアをもつ部屋（家）に出入りする運動の動画が2分半にわたって観察者に見せられる（いわゆるコマどりで作った画像）。三者はさまざまな方向にさまざまな速度で運動する。たとえば、

（1）Tが家に向かい、ドアを開け、家に入るとドアを閉じる。
（2）tとcが現れ、ドアのそばに進む。
（3）Tは家の外に出てtと向かい合う。
（4）Tとtは争い、Tが勝つが、その間cが家に入る（ここまでの初期のフレームは図7-3の2〜5コマにに示す）。

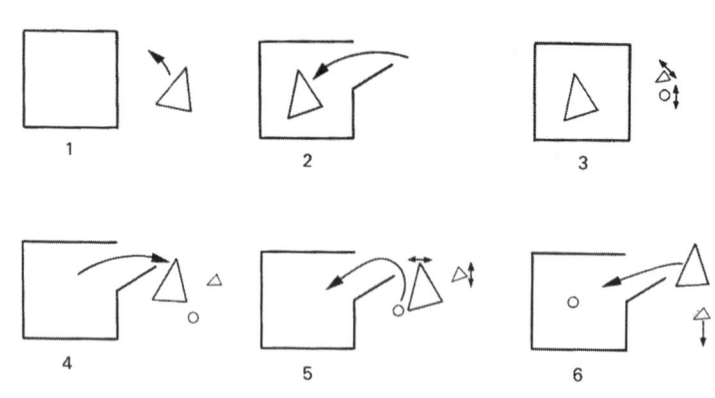

図7−3　初期の動きの変化を示した図（本文参照）（Bruce et al. 1996 より引用）
△ T　▷ t　○ c

(5) Tは再び家に入りドアを閉める。
(6) Tは家の中でcを追い回す。外側を回っていたtが家のドアに向かって進む。
(7) tがドアを開き、cが家の外に出て、tとcはドアを閉ざす。
(8) Tは家を飛び出そうとするが、うまくドアを開くことができない。tとcは家の周りながらお互いに何度かくっつき合う。
(9) Tがドアを開き家から外に出る。
(10) Tはtとcを家の周りを追いかけまわす。
(11) tとcは画面から消える。
(12) Tは家の壁を打ち続けて、家を壊す。

以上のような動画を3つのグループ（34から44名の女子大学生）に見せて、それぞれのグループに3つの実験を実施した。実験1では動画で見たことを自由に記述させ、実験2（メインの実験）では動画

の幾何学パターンのアニメーションを「ヒト」の行動に見立てて「できごと」を解釈させた。その際、T、Tやcはどのような「ヒト」か？ なぜTは家の壁を壊したのか？ なぜcは家に入ったのか？ などの質問に対して答えを報告させた。実験3では動画を逆順でみせて上記のいくつかの質問（T、tやcはどのようなヒトか？）などを選んで記述させた。

実験1では、多くの参加者はアニメーションをヒトの行動と見立て、次のような連結したストーリーを報告した。「男性が女性に会おうと思っていたところ、女性が別の男性と連れだってやってきた。男性はその男にあっちに行けという。連れの男はその男に文句を言って頭を小突き、2人は喧嘩になった。女性はためらいながら、やめさせようとして部屋に入る。彼女は、強引な男と一緒にいたくないのは明らかだ。男は部屋で彼女を追いかけまわす。連れの男は家の外の壁に弱々しくもたれたままだ。女性は困って部屋を逃げまわる。強引な男はしばらく休んでから、別の方法で近づこうとする。女性は外の連れの男が開けようとしているドアに近づくが、なかなか開かない。ドアが開くと2人は同時に部屋の周りを一緒に逃げ回り、強引な男は2人を追いかける。しかし、2人は巧みに逃げ去る。強引な男は戻ってドアを開けようとするが開かない。怒りのために狂った男はぶつかってドアを破り、壁も壊してしまった」。解釈の多くは、Tとtは男性、cは女性とみなしたという。また、tはヒーローでありcはその恋人だが、Tは攻撃的な悪党という解釈が多かった。

ハイダーとジンメルは3者の性格特性の評価まで詳細に分析しているが、本稿では省略する。ただし、三角が男性で円が女性のように見えるのは「オオカミの群れ」アニメーションで見た「形」の影響も見られるようである。

個々のアニメーションの動きについての解釈には、むろん個人差があるが、多くの参加者が幾何学的パターンの動きを擬人的にヒトの行動に読みかえて、大枠で上記のような解釈をしていることが実験を通して明らかにされた。文脈依存の理解は単なる「もの」の運動の理解を担う知覚脳から、「できごと」の因果的理解を担う社会脳へと変わってゆくのであろう。

このアニメーション実験が他者の心の状態の推定とどうかかわるのであろうか？ ライオンに追いかけられるヒトの文脈的消化は、対象のもつ意味的情報の助けを得てその認知的消化が促進される。しかし、対象が単純な幾何学的パターンになってもそこに「動き」が加われば、やはり文脈的消化は生じ、しかも三者三様の社会的相互作用が感じられるのは驚くべき結果である。示唆的運動に変わって実際の動きが登場すると、パターンの速度、運動軌跡の急な変更やパターン同士の衝突が意図推定の手がかりとなる。このような、動きを通した相互作用から因果的な帰着がなされるのは、動きという「できごと」とアクションが意図の推定を示唆していると思われるのである。このような、動きを通した相互作用から因果的な帰着がなされるのは、動きという「できごと」とアクションが意図の推定を示唆しているように思われるのである。

ミショットの実験

同じ時期に2年遅れて（1946年）、フランスではミショット（Michotte 1946）がそれまでの、実験現象学の立場からそれまで行ってきた一連の因果性知覚（perception of causality）の実験報告をルーヴァン大学から出版している。この本はフランス語で書かれていたのだが、1963年にマイルスによる英語の翻訳版がでて、広く知られることになった（Michotte 1963；中村 1991）。

ここでも、単純な2つの「もの」の動きが時空間的に接近することで生まれ、因果的な解釈つまり「できごと」として認識される「因果性知覚」が注目されている。ハイダーとジンメルが社会性に注目したのに対して、彼はやや機械的な知覚レベルでも相互作用が認められることをはじめて示したのである。ハイダーとジンメルの研究と並んで、ToMやメンタライゼーションとかかわる研究の嚆矢といってよいだろう。

ミショットが用いた装置は図7─4のようにうまく工夫されたもので、回転盤に穿ったスリットから2つの点を観察する。（a）では黒が白に近づき、接触した瞬間に白が遠ざかるというラウンチング（送り出し：launching）と呼ばれる現象が生じる。黒が白にぶつかって白を動かすという具合であり、ゲシュタルト知覚における運動の良い連続の要因とも重なる。（b）では両者

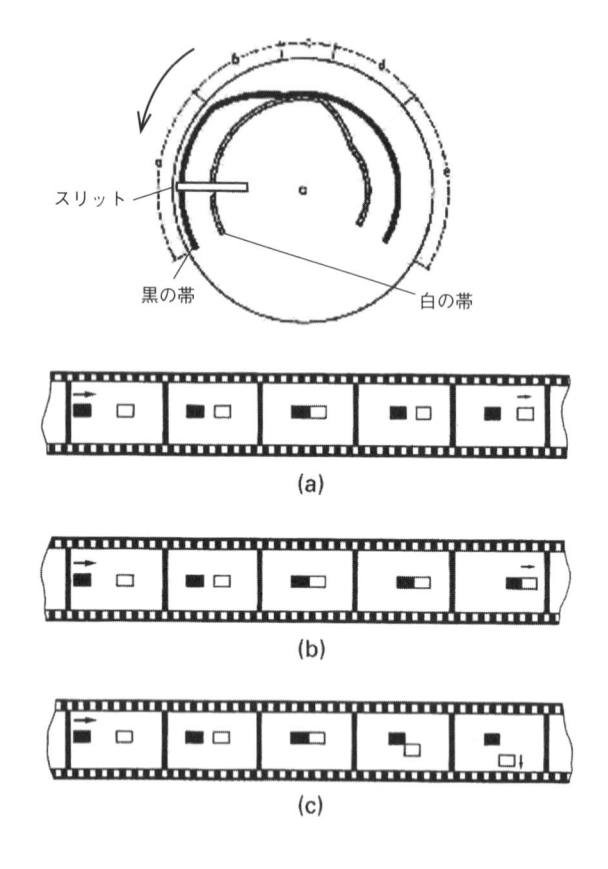

図7-4 ミショットの因果性知覚の実験

(上) 実験装置で、回転盤の裏には黒と白のジグザグ線が描かれ、観察者は左に開いた幅5mmのスリット（長さ15センチ）を通して黒と白の帯が動く様子を見る。(Michotte 1946 より引用)

(下) 円盤が反時計方向に回ると (a) のような黒が白を押し出すラウンチング（送り出し）運動、(b) のような接触後、同じ速さで白を押してゆくエントレイニング（押し出し）運動、(c) のような下へ押し出される運動が観察される。(Bruce et al. 1996 より引用)

が接触した後連接したまま共に移動してゆくエントレイニング（押し出し：entraining）と呼ばれる現象である。さらに、（c）では接触後に白は思いがけず下方向に移動を始める。速度や2者間の距離は自由に変えることができるが、多くは秒速10〜30センチ程度で移動する。健常成人だと（a）や（c）では白が黒を嫌って逃げるとか回避すると報告する一方、（b）では愛着や協調を報告することが多い。（a）などは物理的な慣性運動に近く、運動力学で説明できる現象にすぎないのにもかかわらず、そこに2者間の「できごと」という因果を認めるのは不思議な心の創発特性であり、他者の心の推定に近いことを自動的に遂行しているようにも見える。接触時に短いビープ音を入れたり、接触後の白が思わぬ方向に加速度がついたように動くという演出をすると、因果性の効果はもっと大きなものとなる。接触時に瞬間的に音を出したり、はね返ったりする運動を取り入れた実験ではさらに多くの観察者が社会的相互作用を認めるようになる。

このように、ミショットとハイダー・ジンメルの実験は、筆者には知覚脳と社会脳の脳イメージングの研究をむすびつける材料を提供してくれたように思われるのである。そこで、両者を統合するようなアニメーションを新たに工夫してfMRIで検討したのが以下の実験である。目的は知覚脳がどのように社会脳に変容してゆくのかを検討することである。

われわれはミショット・タイプの実験にランダム性を取り入れ、知覚の実験と近いかたちで、さらにハイダー・ジンメル・タイプの実験はオリジナルな刺激パターンに近いかたちで実験手順を工夫した。つまり、「もの」の知覚的運動が、どのように「できごと」の社会的運動として認

197　7　エージェントの意図を推定する心の理論

知されるようになるのかを順次観察するのである。知覚から社会性への転換はそれぞれを担う脳のネットワークの切り替えに対応するものと想定される。

ここでは、エージェントの運動が脳内でどのように理解されるのかを、事象関連fMRIを用いてパラメトリック・モジュレーションと呼ばれる手法によって見てみた。簡単にいえば、ランダムで機械的な運動から社会的相互作用をしているように見える運動まで、多くの短いアニメーションを作り、それらの運動がもたらす意図性の程度が高いものから低いものまでをペアで連続的に提示して、その際の脳の活動を観察するのである。意図性の高いものは社会脳のネットワークがかかわり、低いものは知覚脳のネットワークがかかわることが示唆されており(Amodio & Frith 2006)、別の場合にはSTSが活動を示している(Schultz et al. 2005)。STSは、動く物体が意図性をもって相互作用するように見える場合に活動を高めることはすでに報告されている(Blackemore et al. 2003; Saxe et al. 2004)。とはいっても、パラメトリック・モジュレーションを用いてエージェントや意図のバイアスを検討した研究はないといえる。すでに述べたようにハイダーとジンメル(1944)は、意図性を担うと思われる幾何学パターンの運動が、社会的相互作用として認知されると考えた。つまり、個々のパターンの運動は意図をもち、目標をもつかのように動くために、因果的な解釈が加わるということである。そのような社会的「できごと」を理解する社会脳の神経基盤は、アニメーションの運動にも適用できると考えられるのである(Martin

198

アニメーションや漫画などを見るとき、その動きにわれわれは予期的なモデルを想定して理解するが、このモデルは社会脳のモデルの一つかもしれない。心の理論は観察中の「もの」の動きを、それがあたかも意図、動機や信念をもつように見立てる。たとえば、ある仕方で単純な複数の幾何学的パターンが互いに相互作用しながら動いている様子を見る場合、われわれは半ば自動的にそれらのパターンにそれぞれの主体的な他者や自己の心的状態を帰属させるのである（Amodio & Frith 2006）。別の、PETを用いた実験でも、やはりコンピュータで作られた複数の幾何学的パターン画像の相互作用を示す運動を提示するとSTS、MPFCや側頭領域が活動するという報告がある（Castelli et al. 2000）。これらの実験をまとめると、アニメーションは強く他者の心的状態を推定する過程を生み出すことがわかってきたのである。

意図の強さによるエージェント帰属の研究では、意図性を感じられないようなランダム運動は知覚脳によって検知され、意図性が強くなるにつれて、その帰属が前頭葉皮質や頭頂側頭皮質へと社会脳のネットワークに拡張された上ではたらくようになると推定される。

われわれの実験では、平均年齢25歳の10名の実験参加者がfMRIの実験に参加した（Osaka et al. 2012）。前もって評定済みの50のアニメーション画像を実験に用いて、意図性が高いアニメーションと低いアニメーションを実験参加者に提示した。用いたアニメーションはすでに詳述

& Weisberg 2003）。

したハイダー・ジンメル・パターンと類似したもので、3つの三角形（青、ピンク、緑）が登場し、黒地に部屋の壁やドアがつけられた背景の中を運動するというものであった（図7-5）。50のアニメーションから、アニメーションの運動軌跡を調節することで25ペアの異なる意図性の組み合わせ（さまざまな高低の差異をもつペア）を作り、動画提示した。それぞれのアニメーションは15名の観察者によって事前に意図性のスコア（1は意図性なし、7は意図性最大）が評定されたものであった（観察者に青の三角とその他の2つの三角の間の相互的動きについて評定させた結果、意図性の高いアニメーション動画のグループの平均は5・77であり、低い動画のそれは1・79となった）（図7-5）。fMRIのセッションでは、ビープ音の直後にアニメーションが5秒提示され、その後参加者はそのアニメーションの意図性の程度を1から4（4＝高、1＝低）まで、4つのボタンを選択的に押すことで反応した。7ポイントではなく4ポイントにしたのは、fMRIの装置の制約上の理由からである。25のペアの提示順序はカウンターバランスされた。

通常のデータ処理（SPM8）の後、BOLD信号（脳の活動の程度を示す信号）が増加を示した場合について、意図性の高低の影響をパラメトリック・モジュレーションの方法で分析してみた。分析では各実験参加者のBOLD信号と意図性の高低の間の相関をとったデザインにより、アニメーション刺激が提示された後、3秒経過してからこの活動の変化について解析が行われた（呈示後3秒という時間は判断にかかる平均時間で、この時間は事前の実験で確かめてある）。さらにランダム効果モデルでの解析を経たうえで、意図性の評価値と脳活動の正と負の相関を計算した

高意図性（平均5.77）

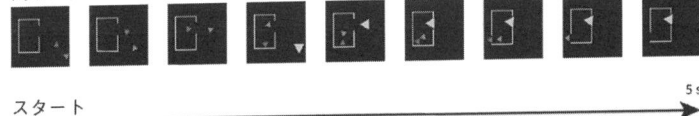

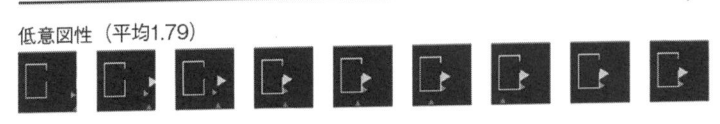

スタート　　　　　　　　　　　　　　　　　　　　　　　　　　　　　　　　5 s

低意図性（平均1.79）

図7−5　意図性の高いアニメーションと低いアニメーション
(Osaka et al. 2012 より引用)（カラー口絵参照）

意図性の高いアニメーション（評定値 5.77：上）と低いアニメーション（評定値 1.79：下）の例。3つの色の異なる幾何学図形の運動が左から右に向かって5秒間提示される。白い線は家で壁やドア部分を示す。

（図7−6）。

行動データを見てみると、エージェントへの心的状態の帰属については評価された意図の強さが強いほど社会的相互作用が強く認められた。脳イメージングの分析の結果からは、右の広範囲にわたるSTSの活動には意図の強さの程度と正の相関が認められ、一方、右の舌状回（視覚野）では負の相関関係が認められた。意図の強さの上昇にしたがって、知覚脳は社会脳へとその作動モードを変えてゆくようである。つまり、意図性の強さと比例して、社会的な対人関係の認知を担う領域が、知覚脳の領域からフレキシブルな社会脳ネットワーク領域に切り替わってゆくのである。その他の領域では、右のIFGと左の縁上回を含むTPJは正の相関を示しており、一方左の楔部（cuneus）は負の相関を示した（図7−6）。縁上回を含むTPJの領域は自他の区別や心の理論とかかわる重要な役割を担っていることが知られており、またバイオロジカ

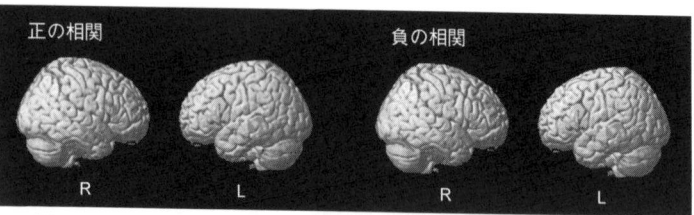

図7−6 意図性の評価値と脳活動の正と負の相関（カラー口絵参照）

正（positive）および負（negative）の相関をもって活動した左右半球（L vs R）の脳領域を赤で示す。正の相関を示したのは上側頭溝（STS）とその近傍にかけての領域、下前頭回（IFG）と左縁上回を含む側頭頭頂接合領域（TPJ）であった。負の相関を示したのは後頭葉の視覚野に属する舌状回（lingual gyrus）や楔部などであった。しかし、MPFCの活性化は認められなかった。

ルモーションの実験でもSTSなど意図性を示唆する社会脳と目される領域の活性化が認められている（Thompson et al. 2005）。fMRIではなくPETを用いた研究でも、幾何学的な図形が社会的相互作用を示すアニメーションを見ている時に、STSやその近傍領域が活性化を示すことが報告されている（Castelli et al. 2000）。そして、fMRIを用いた別の研究では、社会性のアニメーションはSTSからその近傍のMTGを含む広い領域を活性化するという（Gobbini et al. 2007）。IFGの領域の活動の増加はこの領域が意図性の有無の判断をモニターしている可能性を感じさせる。つまり、知覚に従事していた脳のネットワークがその近傍のSTSからMTGを含む広い領域を活性化するという社会脳のネットワークに切り替わったものと理解できるのである。

要約すると、25の低い意図性をもつアニメーション群と25の高い意図性をもつアニメーション群の活性化領域について両方向の差分を取った結果、意図性の低いアニメーションは初期視覚領域が関与するのに対して、意図性の高

いアニメーションは側頭・頭頂から前頭領域が関与することが示されたと考えることができる。つまり、意図性の低い場合は知覚脳領域が、高い場合は社会脳が関与するということである。

以上の結果は、なぜわれわれはアニメーションを楽しむことができるのかという問題に対して、答えを示しているように思われる。アニメーションの楽しみは、第4巻で示した、北斎漫画の楽しみの源泉が身体の動きの創発的な社会脳のはたらきにその源泉があるのと同様に、他者の心のはたらきを心の理論で次々とつむぎ出す創造的な社会脳のはたらきにあるのである。「心の理論」はまさに、知覚脳から社会脳を生みだすのである。

おわりに

この章では、自己と他者の相互作用を調べる方法として、複数の幾何学的パターンを用いたアニメーション課題を導入した。エージェントの動きにさまざまな意図性をもたせ、その程度によって活性化する脳の領域の違いを調べたところ、意図性の高低によって異なるネットワークがはたらくことがわかった。意図性の低いランダムに近い運動の場合は、ものの世界を認知する知覚脳のネットワークが、意図性の高い運動の場合は、できごとの世界の認知にかかわる社会脳のネットワークの活動が観察された。知覚脳では後頭葉の視覚にかかわる領域が、社会脳では前頭

葉、側頭葉や頭頂葉など意図や心の理論にかかわる領域が活性化を見せた。社会脳の活動を通して、アニメーションを楽しむ心は、自己と他者の相互作用を心の理論から推定するところにあることが推定された。アニメーション芸術を楽しむ脳内メカニズムのさらなる解明が期待される。

8 他罰・自罰の方向性を切り分ける外側前頭前野
── 攻撃の方向性の神経基盤

源 健宏・苧阪直行

はじめに

　目標や願望が阻害されると、わたしたちはしばしば怒りを体験し、その怒りが、目標を阻害した対象・人物に対する攻撃的行動を引き起こす。心理学者は、100年近くこの攻撃的行動の産出メカニズムについて実験的考察を深めてきた。イェール大学のダラードらは、達成されるだろう目標が阻害されたとき、わたしたちはフラストレーション（欲求不満）状態に陥り、それが敵意のある行動となって現れると想定する欲求不満–攻撃仮説を提唱した (Dollard et al. 1939)。これに対し、バーコウィッツ (Berkowitz 1989) は、欲求不満状況だけでなく、（電気ショックなどの）生理心理的に不快な刺激を与えるだけで、わたしたちは怒りを覚え、攻撃的な振る舞いに身

を委ねると主張した。一方アンダーソンとブッシュマン (Andreson & Bushman 2002) は、一般的攻撃モデルを提唱し、攻撃的行動の産出における認知、感情および覚醒度の役割について言及している。

このように、攻撃的行動については、さまざまな理論やモデルが提唱されている。攻撃性の個人差についても研究が進められており、その指標として、怒りの特性 (trait anger) が用いられることが多い。この指標は、運転行動における攻撃性、職場での攻撃性、児童虐待にみられる攻撃性などと関係することが報告されている。攻撃性の個人差を説明するモデルとしては、ウィルコウスキーとロビンソン (Wilkowski & Robinson 2008) の統合認知モデルがあり、このモデルでは、敵意的状況における状況の解釈や注意の方向づけ、認知制御能力などが攻撃性の個人差に大きく貢献すると主張している。注意の方向づけについて取り上げると、怒りの特性の高い人は、空間性の視覚探索課題中に、怒りとかかわる刺激に対して注意が向けられやすいといった報告などがある（たとえば Cohen et al. 1998）。これらの研究を通して、攻撃性の個人差について多くの知見が得られ、臨床場面への応用も着実に進められている。しかしながら、従来の実験的研究では、「攻撃性の強さ」の個人差について強い関心が向けられており、その他の性質については詳細な検討が行われていない。そこで、本章では「攻撃の方向性」に着目し、攻撃の方向性の個人差を生み出す社会脳の基盤を解明することを目指した。

206

P-Fスタディ

攻撃性の方向性について初めて言及したのは、アメリカの心理学者であるローゼンツァイクである（Rosenzweig 1934）。彼はパーソナリティーの臨床的及び実験的研究を進めるうち、抑圧やフラストレーションの実験的測定や評価に興味をもつようになり、加えてフロイトの提唱する防衛機制の抑圧、置き換えや投射の概念にも影響を受けながら、フラストレーションの評価法をさまざまな行動検査法や質問紙法で検討するうちに、1941年頃に漫画のように線画で表現された絵カードを用いた投影検査を考えついたという。現在P-Fスタディ（Picture-Frustration study）として知られている検査は、彼のフラストレーション理論に基づいて考案されてきた技法を臨床的あるいは実験的場面にも利用できるようにした検査である。

P-Fスタディでは24の絵カードが用いられるが、それぞれのカードにはフラストレーションや葛藤を誘発させる単純化した状況と2名の人物が描かれている。それぞれの場面で、登場人物としてどのように場面を認知し、反応するかをみることで攻撃性の方向を知るのである。

ローゼンツァイクは、攻撃的反応を3つに区分し、それぞれ他罰（extrapunitive）、自罰

207　8 他罰・自罰の方向性を切り分ける外側前頭前野

超自我阻害条件

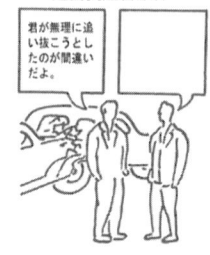

君が無理に追い抜こうとしたのが間違いだよ。

1. 今更そんなことを言ってもあとのまつりだ
2. 誠に申し訳ございません
3. とやかく言っても仕方がないからゆっくり話し合おう

統制条件

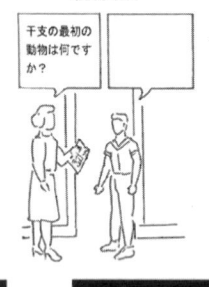

干支の最初の動物は何ですか？

1. ねずみです。
2. 丑です。
3. 寅です。

✓尊心が阻害される場面）の2種類（日本語版P-Fスタディーの一例。三京房より許可を得て転載）。思考段階に続いて、回答画面が呈示され、実験参加者は、自分の答えに最も近い選択肢を選ぶ。回答画面の選択肢は他罰的回答、自罰的回答、および無罰的回答の3つであった。統制条件として、一般的知識（干支の最初の動物やアルファベットの最初の文字）を問う試行を設定した。

(intropunitive) および無罰 (impunitive) と名づけた。他罰は、自己の欲求が妨げられる状況に憤りを感じ、それを他者にぶつける攻撃的反応を、自罰は、罪悪感や屈辱感から、自分自身に攻撃を向ける反応をそれぞれ示す。そして、無罰は、誰を責めるわけでもなく、フラストレーションの原因となる出来事は偶発的に起きたにすぎず、回避できなかったと考える。図8-1は、ローゼンツァイクが開発したP-Fスタディの一例で、林ら（2006）が日本語版に改訂したものである（Rosenzweig 1978 や秦 2007 を

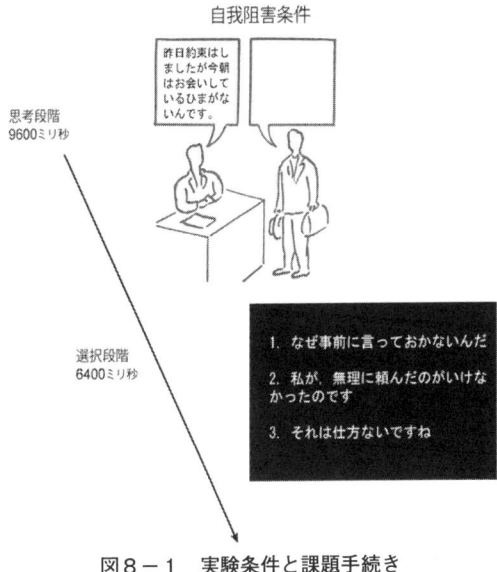

自我阻害条件

（吹き出し左） 昨日約束はしましたが今朝はお会いしているひまがないんです。

思考段階 9600ミリ秒

選択段階 6400ミリ秒

1. なぜ事前に言っておかないんだ
2. 私が、無理に頼んだのがいけなかったのです
3. それは仕方ないですね

図8-1 実験条件と課題手続き
（Minamoto et al. 2014 より引用）

フラストレーションの実験場面は「自我阻害場面」（自己の目的や願望が阻害される場面）と「超自我阻害場面」（自我参照）。なお、この「P-Fスタディ」は心理検査（絵画欲求不満テスト）として販売されている（三京房）。児童用（6～15歳用）、青年用（12～20歳用）と成人用（15歳以上）があり、実施時間は約20分である。調査参加者は、左側の人物の台詞を黙読し、その後、右側の人物が答えるだろう内容を吹き出しの中に記述する。このとき、他罰的反応としては「なぜ事前に言っておかないんだ」、自罰的反応としては「私が、無理に頼んだのがいけなかったのです」、無罰的反応では「それは仕方ないですね」といったような回答が得られる。

これら3つの反応は、状況に応じて使い分けていれば社会的に適応しやすいはずだが、状況にかかわらず「他罰」や「自罰」を特に選好する人々がいる。たとえば、家庭内暴力を振るう男性

は、他罰傾向が特に強いことが報告されている（Norman & Ryan 2008）。また、強い鬱症状を示すアルコール依存症患者は、自罰傾向が強いことも報告されている（Steer et al. 1982）。このように、強い他罰的攻撃性や自罰的攻撃性が、しばしば、問題行動や精神疾患と関連しているにもかかわらず、その個人差と関わる認知神経基盤および生物学的基盤については、ほとんど明らかにされていない。前章の複数のエージェントの因果帰着のところで見たように、ある出来事の原因を自己に帰するか他者に帰するか（あるいはいずれにも帰さないか）を自分なりに決定することは対人関係において重要である。帰属を納得できる方向で決することで、自己の安定性を維持することができるのである。本章の冒頭で述べた攻撃性の強さも自己あるいは他者への帰属の方向に影響を及ぼすことが考えられる。また、大小の社会集団や国家にも同様の他罰・自罰傾向があるように見受けられることから、因果帰着には意識に現れない文化や宗教の影響もあるものと思われる。

さて、本章に紹介する研究では、認知神経科学的手法を用いることで、これらの問題解決に取り組んだ（Minamoto 2014）。

ところで、怒りと攻撃性にはどのような脳内神経基盤が関与するのだろうか。アブラーら（Abler et al. 2005）は、金銭報酬に対する期待を裏切ることでフラストレーション状態を誘導し、そのときの脳活動をfMRIを用いて測定した。その結果、腹外側前頭前野と前部島皮質の活動の増加が認められたことから、これらの領域が、怒りを誘発するフラストレーション状態の神経

基盤の一つであると考えることができる。社会的な孤立感を生む社会的な拒絶による心的なフラストレーション状態においても、腹外側前頭前野と前部島皮質の活動が増加することが報告されている（Eisenberger et al. 2003）。彼女らは、仮想のボール・トスゲーム課題を使用し、実験協力者が仲間はずれになる状況を作り出すことでフラストレーション状態を誘導している。

攻撃性の実験課題では、テイラー攻撃性パラダイム（Taylor 1967）がしばしば使用されるが、この課題遂行中の脳活動を測定した研究結果もいくつか報告されている（Karmer et al. 2007）。この課題では、たとえば、実験参加者に対して強い攻撃を加える対戦相手と弱い攻撃を加える対戦相手を設定し、それぞれに対する攻撃的反応の測定を行う。課題では、まず対戦相手が表示され、相手に対する攻撃の強さを選択する。ここでは、以前に強い攻撃を加えてきた相手に対して強い怒りが生じるように設定されているので、選択する攻撃強度が強くなる。続いて、競合ボタン押し課題が課され、ボタン押しが速かった方が勝者となり、勝者が選択した強度の罰が対戦相手に与えられるのである。この課題の中で、対戦相手に対して攻撃の強さを選択している段階において、怒りの脳内神経基盤が賦活すると想定される。このときの脳活動を分析したところ、強い怒りを感じた対戦相手の条件で、前部島皮質と前部帯状回で強い活動が認められた。これらを総合すると、攻撃的反応を誘発する怒りの感情には、腹外側前頭前野や前部島皮質、そして前部帯状回が関与するようである。本研究でもこれらの領域の活動を、実験協力者がフラストレーションに伴う怒り感情を覚えているかどうかの指標とした。

さて、われわれの研究では、日本語版のP-Fスタディ（テスト）（林ら2006）を改変した課題を使用した。この課題では、画面上に2名の対話場面が呈示され、左側の人物の台詞を黙読した後、他方の人物が答えると思われる内容を考えることが求められた（図8-1）。この会話場面では、左側の人物が右側の人物に対してフラストレーションを引き起こすような発言をしており、実験参加者も同様のフラストレーション状態を体験すると考えられている。フラストレーション場面は2種類で、自己の目的や願望が阻害される「自我阻害場面」と自尊心が阻害される「超自我阻害場面」と呼ばれている。図8-1のように、思考段階に続いて、回答画面の選択肢が呈示され、参加者は、自分の答えに最も近い選択肢を選ぶように指示された。回答画面の選択肢は三つで、1つは他罰的回答、1つは自罰的回答、そして最後の1つは、無罰的回答であった。統制条件として、一般的知識（干支の最初の動物やアルファベットの最初の文字）を問う試行を設定した。

図8-1の超自我阻害条件（中央）の例を見てみたい。この条件では、交通事故の場面で、左の人物が「君が無理に追い抜こうとしたのが間違いだよ」と主張するのに対して、実験参加者は右の空白のバルーンの個所に、（1）「今更そんなこと言ってもあとのまつりだ」（他罰）、（2）「誠に申し訳ございません」（自罰）、（3）「とやかく言っても仕方がないからゆっくり話し合おう」（無罰）の回答から1つを選んで選択ボタンを押す。この課題遂行中の脳活動を機能的脳磁気共鳴画像法（fMRI）を用いて測定を行った。なお、実験デザインには、ブロックデザインを用いた。

分析では、まず、各条件間（自我阻害条件、超自我阻害条件、統制条件）の脳活動の比較を行い、

続いて、他罰群と自罰群の脳活動の比較を実施した。実験には、35名が参加した。事前に実施したP-Fスタディのテストの得点で、他罰得点、自罰得点の上位25%（9名）を他罰群、自罰得点の上位25%（9名）を自罰群とした。すでに触れたように、この心理検査は半投影法と呼ばれており、ロールシャッハテストのような投影法と比べると比較的状況が限定されており、回答様式が自由であるためさまざまな回答が得られる。そのため、得点化には専門的知識が必要となり、本研究でも専門家2名が得点化を担当し、その平均得点を用いて各実験参加者の他罰得点および自罰得点を算出した。

統制条件と比較すると、自我阻害場面および超自我阻害場面において、フラストレーションに関わる腹側前頭前野（VPFC）および前部島皮質（anterior insula）の活動の増加が認められた（図8-2および図8-3）。さらに、上側頭溝（STS）や側頭頭頂接合部（TPJ）といった他者の意図の推定に関わる脳部位の活動の増加が認められた（図8-2および図8-3）。上述したように、フラストレーションにより誘発される怒り感情が腹外側前頭前野や前部島皮質の活動と密接に関わることを踏まえると（Abler et al. 2005; Eisenberger et al. 2003; Kramer et al. 2007）、半投影法であるP-Fスタディのテストが、フラストレーションを誘導する条件を十分に備えていることを認知脳科学的に示すことができたといえよう。フラストレーション、攻撃や怒りは社会脳にとっていわばネガティブな情動であるが、それらの原因を自己に、他者にあるいは組織や社会に帰することや置き換えることで防衛的なメカニズムが作動しているのかもしれない。

自我阻害条件 ＞ 統制条件

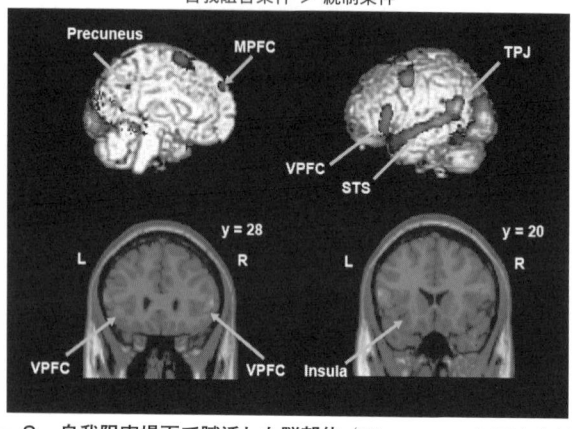

図8−2　自我阻害場面で賦活した脳部位（Minamoto et al. 2014 より引用）
（カラー口絵参照）

自我阻害条件から統制条件の差分をとったデータ（上右は左半球外側面、上左は内側面、下左右は冠状断面 y = 28, y = 20 をそれぞれ示す）。自我阻害条件では腹側前頭前野（VPFC）、島皮質（insula）、上側頭溝（STS）や側頭頭頂接合部（TPJ）で活性化が認められた。

次に、自我阻害場面と超自我阻害場面中の脳活動の比較を行ったところ、自我阻害場面では、左側の上側頭溝（STS）や側頭頭頂接合部（TPJ）、楔前部（precuneus）、そして後部帯状回皮質（PCC）において活動の増加が認められた（図8−4）。これらの領域が共感や他者の意図推定（メンタライジング）の機能を担っているとする（Carr et al. 2003; David et al. 2008; Osaka et al. 2012）この活動は、フラストレーション課題内の被叱責者（主人公）に対する強い共感を反映しているのかもしれない。フラストレーション課題では、主人公の視点取得は明示的には指示されないが、自我が阻害される場面の方が、超自我が阻害される

超自我阻害条件 ＞ 統制条件

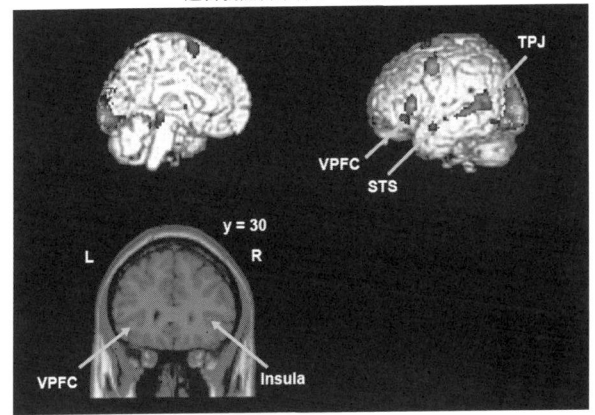

図8−3 超自我阻害場面で賦活した脳部位
(Minamoto et al. 2014 より引用)(カラー口絵参照)

超自我阻害条件から統制条件の差分をとったデータ(上右は左半球外側面、上左は内側面、下左は冠状断面 y = 30 をそれぞれ示す)。超自我阻害条件では腹側前頭前野(VPFC)、前部島皮質(anterior insula)、上側頭溝(STS)や側頭頭頂接合部(TPJ)で活性化が認められた。

場面と比較して、より主人公の視点に入り込んでいる可能性が考えられる。

一方、超自我阻害場面では、背外側前頭前野(DLPFC)と下頭頂小葉(IPL)といった推論や問題解決に関わる高次な脳領域の賦活が認められた(図8−4)。興味深いことに、これらの領域は、道徳的葛藤(ジレンマ)課題遂行時においても賦活することが報告されており(Greene et al. 2001; Greene et al. 2004)、彼らは高次認知処理を担う脳内ネットワークのうちでもワーキングメモリ・ネットワークのはたらきが、困難な状況の解決に関与すると結論づけている。本研究結果もこのような解釈を当てはめることができるかもしれない。つまり、自身

215 　8 他罰・自罰の方向性を切り分ける外側前頭前野

自我阻害条件 > 超自我阻害条件

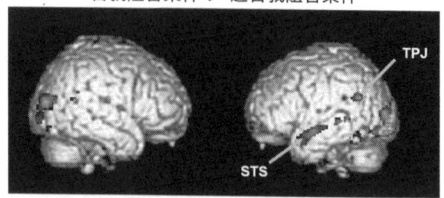

TPJ
STS

超自我阻害条件 > 自我阻害条件

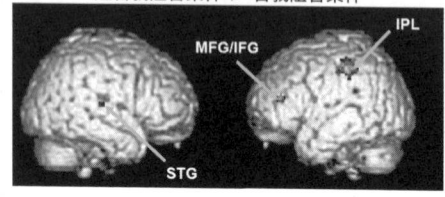

MFG/IFG
IPL
STG

図8−4　自我阻害場面と超自我阻害場面の比較結果
（Minamoto et al. 2014 より引用）（カラー口絵参照）

自我阻害条件から超自我阻害条件の差分をとったデータ（上左右にそれぞれ右と左半球外側面）で上側頭溝（STS）や側頭頭頂接合部（TPJ）が、その逆の差分条件データ（下左右にそれぞれ右と左半球外側面）で背外側前頭前野（MFG, DLPFC）と下頭頂小葉（IPL）が、それぞれ活性化を示した。

の過失により他者から叱責をうけるとき、私たちは、脳内のワーキングメモリ・ネットワークを作動させることで、状況の解決策を模索し、脅かされる自尊心の回復を試みるということである。

本研究の主目的である他罰群と自罰群の脳活動を比較したところ、自我阻害場面において賦活部位の違いが認められた。他罰群では、眼窩前頭皮質（OFC）を含む腹外側前頭前野（VLPFC）において活動の増加が認められたのに対し、自罰群では、左側の背外側前頭前野（DLPFC）の活動増加が認められたのである（図8−5）。

すでに述べたように、腹外側前頭前野は怒り感情と密接に関わっていることを踏まえると、他罰傾向の強い個人は、

216

自我阻害条件

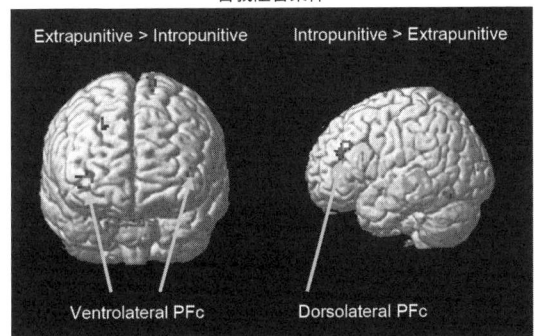

図8-5 他罰群と自罰群の比較結果
(Minamoto et al. 2014 より引用)(カラー口絵参照)

自我阻害条件での他罰（Extrapunitive）から自罰（Intropunitive）の差分を取ったデータ（左：前から見た外側面で）および自罰から他罰の差分を取ったデータ（右：左半球外側面）。他罰群では腹外側前頭前野（VLPFC）において活動の増加が認められたのに対し、自罰群では、左の背外側前頭前野（DLPFC）の活動増加が認められた。

自己の目標や欲求が阻害されフラストレーションに陥ると強い怒りをおぼえ、そのような状況を作り出した他者を攻撃することでフラストレーションを解消するのかもしれない。一方、自罰傾向の強い個人では、認知制御の要として知られる背外側前頭前野が賦活しており、これは、認知制御による他者への怒りの抑制を反映していると解釈することができる。本シリーズ第2巻の「道徳の神経哲学」の章でも、容易なジレンマよりも葛藤を生むような困難なジレンマ課題で背外側前頭前野の活性化が見られたという報告があるが（Greene et al. 2004)、自罰的傾向の強い人を困難なジレンマに対応する人と読み替えることができそうである。他者に対する怒りの抑制は、自他のかかわる社会生活を円滑に進める上で重要な

217　8 他罰・自罰の方向性を切り分ける外側前頭前野

機能とも考えられる。一方、怒りの抑制の程度が強すぎるとうつや罪悪感にもつながるのである (Kopper & Epperson 1996)。極端には、他者に対する怒りの極度な抑制が、自己に対する攻撃の原動力となり得るということである。左側背外側前頭前野の賦活に関する別の解釈としては、他者に対する怒りを偽っている可能性をあげることができる。阿部ら (Abe et al. 2007) の研究では、欺瞞課題において真実の反応を抑制し、質問者を意図的に騙すときにこの領域が賦活することが報告されている。このような自分の本心を欺く行為が、その後の自罰的行為につながる可能性もあるかもしれない。

超自我場面では、他罰群と自罰群では、脳活動の差は認められなかった。超自我場面では、主人公自身がフラストレーション状況を生む原因を作っているため、いずれの群も高次認知機能を駆使することで自尊心の防衛に向けた問題解決を図っているのかもしれない。

本研究は、攻撃性の個人差が前頭前野のはたらきの違いから生じることを示す手がかりを提供したものである。ここでは、健常成人が実験に参加したが、今後の研究では、うつや家庭内暴力と他罰・自罰の関係性を社会脳の観点から解き明かしていく必要がある。自己の欲求が満たされないフラストレーション状態を解消するために、わたしたちは、何かに攻撃の矛先を向ける。それが、社会的に適応的である限りは問題にはならないが、場合によっては、他者や自己を傷つけてしまうこともある。このような問題行動を未然に防ぐためには、われわれ一人ひとりが自身の攻撃特性を把握し、強いフラストレーションを経験する場面においても、適応的にそれを解消す

218

おわりに

7章では、アニメーションを通した社会脳について検討したが、この章では、アニメーションに代わって、絵カードの導入によってフラストレーションが解消される方向性について考えた。フラストレーションは社会脳にとってネガティブな情動であるが、その原因を自己あるいは他者に帰することで、いわば防衛的なメカニズムがどのようにはたらくのかを、自罰と他罰という攻撃行動の方向を中心に調べた。

その結果、自己に帰する自罰、他者に帰する他罰が、それぞれ異なる脳内神経基盤をもつことが推定された。いずれも、前頭葉の異なる領域がかかわるという結果であるが、とくに自罰傾向のある人々では認知的制御で重要な役割を演じる背外側前頭前野領域の活性化が見られたことが興味深い。他者への怒りの抑制の表れとも解釈できるためである。パーソナリティーのはたらき

る。

た不適応な攻撃的行動の改善を目指し、将来的には、融合的な社会脳研究の進展の中で、社会性の適応障害を生むフラストレーション脳内メカニズムの解明に向けての努力が必要とされている。術を身につけておく必要がある。フラストレーション時における暴力的行為や自傷行為といっ

の一端が、社会脳のイメージング研究から明らかにされたといえる。さらなる検討が必要であろう。3章で見た、自己参照効果ともかかわりがあるように思われる。

9 自他を融合させる社会脳
── 合唱をハイパースキャンする

苧阪直行

はじめに

8章ではフラストレーションの解消の方向が自己あるいは他者のいずれに向かうかを他罰や自罰傾向の問題として取り上げた。社会はさまざまな達成目標に向けての人々の競合と協調によって発展する。競合のなかでフラストレーションが生じることも多い。一方、豊かな社会の発展には人々の協調、あるいは相互に協力することが必要不可欠である。本章では、協調する心について、とくに自己と他者を融合させる社会脳のはたらきを取り上げてみる。われわれが互いに協調や協力するのはなぜなのか (Tomasello 2009)、そしてそれを担う脳内メカニズムとはどのようなものであろうか？

ことばを媒介とした発話や会話は主に概念的情報の伝達を目的とするが、一方で感情の表出や協調・共感を生む非言語的なコミュニケーション手段のひとつとして、音楽や歌がある。オーケストラのシンフォニーでは個々の演奏者が指揮者のもとで協調して楽器を奏でることが必要であるし、協調しない不協和音は指揮者によって調整される。歌について言えば、合唱やデュエットでは相互に協調して歌う同期的調整の能力が必要である。認知考古学者のミズンは著書『歌うネアンデルタール』で、歌や音楽は同期的協調を通して人々の心を融合させ、共に歌い踊って絆を固めることで人類の進化、ひいては協調性に富む豊かな社会を導いてきたという (Mithen 2006)。

そして、発話や言語の起源も共に歌うという行為がその原点にあるという。実際、皆で協調して歌う合唱（コーラス）は社会的結びつきを強めるはたらきをもつし、宗教や民族固有の文化にも、共に歌ったり、笑ったり、あるいは祈ったりすることが重要な儀式となっている場合も多い。たとえば、始業時に社員によって会社で歌われる社歌や、人々が共に笑って、それを奉納することでその年の豊作を祈る神事などは本邦でも一般的である (苧阪 2010)。音楽は複数の脳を一つの心に結びつけ、自他の境界をなくす。人々の歌声とリズムによる体の動きが同期し始めると、同じ情動状態をもたらしやすくなるのである (Benzon 2001)。共に歌ったり踊ったりすることは自己と他者の境界を溶かすという秘めたパワーをもち、個人では現れない創発的特徴さえもついえる (McNeill 1995; Levitin 2008)。複数の脳を一つの心に融合させることは、他者の中に自己を、自己の中に他者を見いだす相即相入の状態ともいえる。

ヒト以外の動物もその例外ではない。ヒヒと近縁のサルは互いに音楽性のある発声をするし、テナガザルの一種はデュエットで歌うという。ミソサザイのような小鳥はオスとメスが互いに（メスがリードしながら）音節を替えながら協力してデュエットで歌うという (Fortune et al. 2011)。そして、乳児の言葉の

さらに、直翅類の昆虫もやはりデュエットで歌うという (Bailey 2003)。そして、乳児の言葉の前の言葉である擬態・擬音語などを含む喃語の母親との同期的発声や、音楽に合わせたリズミカルな身振りも、発話開始前の共通の基盤となるといわれる。さらに成長するにしたがって喃語が一語文になり、他者との「波長」も合うようになる。合唱をはじめとする同期的行動のチューニングができるようになるのである。ヒトは社会性を身につけることで、他者の心を理解し、一人では克服できない問題を他者と協力することで解決してきた。また他者と喜びや悲しみを分かちあう中で相互の信頼関係を築き、社会的団結力を強めることで、集団として一つの目標に立ち向かう手立てを学び、現在の文明を築いてきた。協調行動には、自他が独立の存在として問題解決に取り組むのではなく、自己と他者が一体化し（2つの脳が1つの心になる）、1つのシステムとして機能することが必要である。たとえてみれば、他者の心身を自己の心身の拡張として受け入れ、その中で、自身の果たすべき役割を知り、各自が協調することで1つの目標を達成することができるのである。一方、社会性不適応の精神疾患では、対人場面において他者と一体化する心のはたらきの一部に不調（ズレ）が認められ、このズレが協調や共感の障害のひとつとなっている可能性が考えられる。それでは、われわれの脳はこの自己と他者の一体化による協調行動をど

のように達成しているのだろうか。脳の時間的な同期活動とは何か、そしてなぜそれを調べる必要があるのかを考えてみたい。

最近、協調や協力行動における同期活動を担う神経基盤を解明するために、複数の人々の脳活動を同時に計測するハイパースキャニング（hyperscanning）と呼ばれる新しい手法が注目されはじめている。ハイパースキャニングを用いることによって、単独の脳活動からは知ることが難しい、複数人の脳の同期活動を背景とした協調や協力の神経基盤についてまったく新たな視点から検討することが可能となるのである。実際、複数名間の脳活動の時空間的同期が協調・協力活動の基盤であることを示唆する実験的証拠もいくつか得られている（Cui et al. 2012; Jiang et al. 2012）。しかし、複数名の脳活動の同期から協調・協力活動さらには共感を捉える試みは始まったばかりで、解決すべき問題は多い。なかでも脳活動の同期・同調を生み出す神経メカニズムについては、ほとんど明らかにされていないのが現状である。ここでは、この同期的活動を誘起する前頭－頭頂からの信号を機能的近赤外分光法（functional near-infrared spectroscopy：fNIRS）を用いて捉えることを考えてみたい。

安定した社会的つながりを維持できる集団成員数はおよそ150名程度だと言われるが（Dumber 2003）、ごく身近な協力関係が観察できるのは、家族やグループなど数名から数十名程度の小集団であることが多い。集団の同期的協調の脳内メカニズムを個別に測定するには、一般的には実験参加者の数に見合った台数の測定装置が必要となり、また測定データの分析は人数の

224

増加とともに膨大な時間と計算量が必要になる。しかし、課題によっては、2者でも協調や協力行動は可能であり、fNIRSやfMRIなどの脳イメージング実験などでは、むしろ数名の小集団での検討が現実的である。

さて、われわれは豊かな社会性をもち、多様な方法で意思を伝達することができ、協調や協力行動を行うことができる。たとえば、2名の被験者が対面状況で会話する際の神経活動を、fNIRSを用いたハイパースキャニングによって同時計測することができる（Jiang et al. 2012）。同期活動にはその脳内の神経基盤があるはずなので、複数の人々が音楽を介して協調的な活動を行う際の神経同期活動（neural synchronization）を実験的に検討することによって、感性的な協調とそれにかかわる社会脳の神経基盤の一端を明らかにすることができると考えられる。そこでわれわれは、注意や行動の制御を司るワーキングメモリの実行系機能を担う前頭－頭頂ネットワークが、社会脳ネットワークの同期活動の生起に主要な役割を果たすと考え、同期的脳活動をハイパースキャニングを用いて測定する試みをおこなった。以下では、2名の人物が協力してハミングを行うとき、両者の脳活動にどのような同期活動が見られるのかを検討した。

fNIRS（機能的近赤外分光法）とは？

われわれが用いたfNIRSの装置（LABNIRS（島津製作所））は780、805、830nmの近赤外光レーザー線を送光プローブから脳表に照射し、その反射光をペアになった受光プローブで測定する。これによって血液中に含まれる酸素化ヘモグロビン (oxy hemoglobin) と脱酸素化ヘモグロビン (deoxy hemoglobin) の吸収スペクトルのちがいから、両者の相対的な量の変化を調べるのである。このように、反射光により脳表の血流を推定することで、脳表の集合的神経活動を間接的に推定する手法であり、fMRIと比べると磁場を使わないなど原理的な違いがある。fMRIは深部脳を含めた全脳の観察が比較的高い空間解像度で可能であるが、fNIRSは反射光を用いるため脳表に限定され解像度も低いという特徴をもつ。一方、fNIRSはコスト面で相対的に安価であり、装置が移動可能で体動にも比較的強いため、fMRIのように臥位（横たわる）である必要がなく、立位や座位など自然な体位で、ある程度身体が動いても実験できるメリットがある。したがって、対面コミュニケーションの場面を自然な状態で測定できる。実際、じっとしていられない乳幼児の脳研究などで用いられている。反対にfMRIでは体動は

厳禁であり、臥位が普通である上に、計測装置の分割は不可能であるため、ハイパースキャニングを行うには2台のfMRI装置が必要となり、これは特別な設備となる。われわれは、1台のfNIRS装置のチャンネルを2名に分割して用いるという独自の方法を導入した。計測チャンネルは17×2（左右）×2（ペア）の計68チャンネルであった。

ハイパースキャニングとは？

ハイパースキャニングとは複数の参加者の同時計測による脳イメージングであり、同一装置による測定であるため、複数の参加者が協調や競合状態にあるときの脳の活動が見られるという画期的な方法である。というのも、現在までの脳イメージングの方法は同一課題を用いてひとりひとりの参加者の脳活動を個別に測定し、その集合データを用いることで分析を行うのが測定原理であったからである。この方法では、実際に2つの脳が1つの心のはたらきにまで神経的に同期するダイナミックなプロセスを捉えることはできないのである。しかし、ハイパースキャニングによれば、2者による会話、ゲームや意思決定のプロセス、対面場面やアイコンタクトなどの影響などについて社会的相互作用を直接検討することができる。2012年に報告された最新の先行研究を2例あげると、その1つは、2者がペアでボタンを同じタイミングで押す（協調）ある

9　自他を融合させる社会脳

いは早押しで押す（競合）際の神経活動をfNIRSによって測定し、協調条件において右上前頭皮質の活動の同期が増加したというものである（Cui et al. 2012）（図9−1）。

もう1つの研究は、既述のように2者がペアで会話する際の神経活動を主に左半球で測定したもので、対面会話条件、互いに背を向けた状態での会話条件、およびモノローグ条件があり、ウェーブレット・コヒーレンス変換法（wavelet transform coherence：WTC）で相互相関を計算することで神経同期を分析している。その結果、対面会話条件で左下前頭皮質に同期的活動を認めている（Jiang et al. 2012）（図9−2）。

われわれの実験は、図9−3下のように実験参加者（ここでは2人）それぞれの社会脳ネットワーク（MPFC、STS、TPJなど）に前頭・頭頂実行系ネットワーク（DLPFC、PPCなど）から同期信号が送られることでハミング行動の同期が調整されると想定している。また逆に調整にズレが生じる場合には社会適応障害などが生じると想定している。図の上は2名がハミングしている実際の実験の様子を示す（衝立なし条件）。

さて、われわれの実験の参加者は、大学生と大学院生28名（男性20名、女性8名）であり、男性同士、女性同士の14ペアに対して実験を実施した。多くの人が知っている童謡（「大きな栗の木の下で」、「夕やけこやけ」および「めだかの学校」）を共にハミングした。ハミングを用いたのは歌詞の言語的意味の影響を除くためであった。ペアの参加者はfNIRSによる同時計測下で、1人ずつまたはペアで童謡のメロディをハミングすることが求められた。課

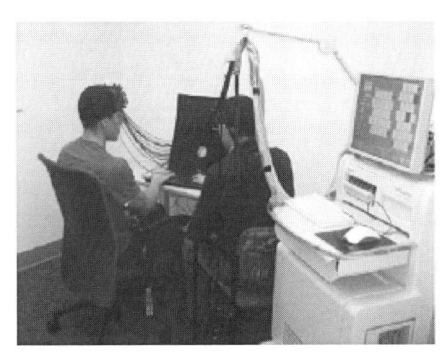

図9-1 2者のハイパースキャニングによるfNIRS実験の光景
(Cui et al. 2012 より引用)

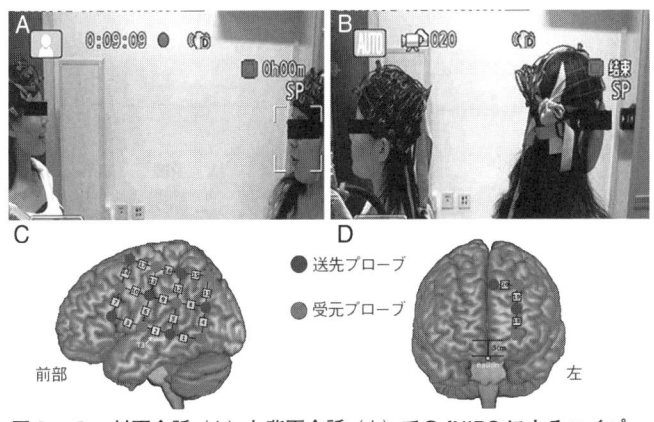

図9-2 対面会話（左）と背面会話（右）でのfNIRSによるハイパースキャニング実験(Jiang et al. 2012 より改変引用)(カラー図版参照)
送先プローブ（青）と受元プローブ（赤）のチャンネル配置図を示す。

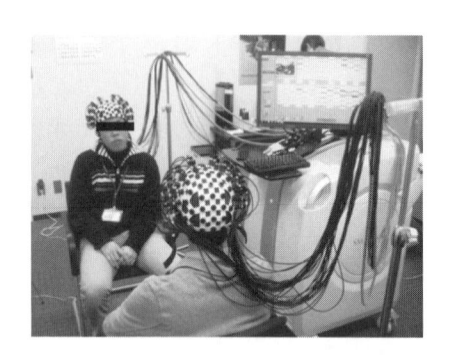

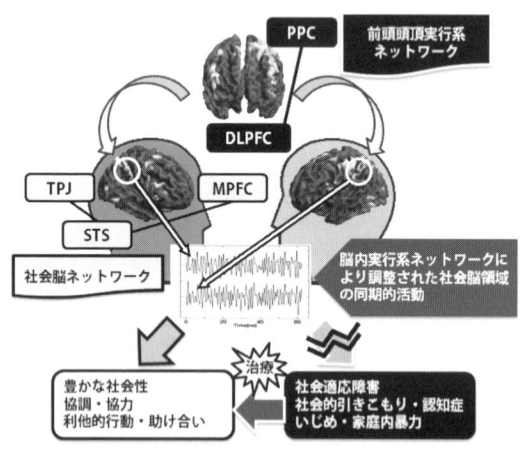

図9－3　実行系ネットワークを介した2者間の社会脳領域の
　　　　　fNIRSによるハイパースキャニングの実施状況（上図）
　　　　　と同期活動の原理（下図）

DLPFC（背外側前頭前野）；PPC（後部頭頂葉）；MPFC（内側前頭前野）；STS（上側頭溝）；TPJ（側頭頭頂接合領域）

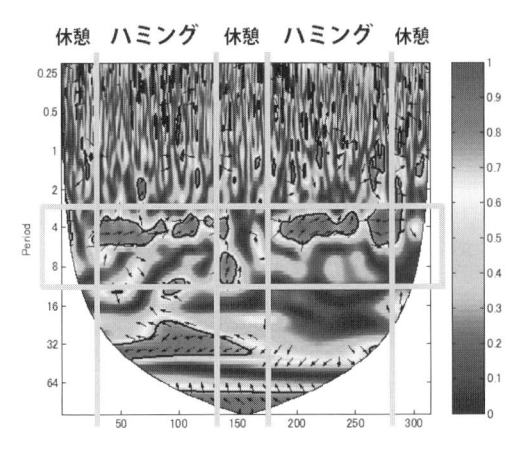

図9－4　TWCデータのサンプル：ハミング条件（右脳32チャンネル）
（カラー口絵参照）

縦軸は周期、横軸は左からセッション開始後の時間経過（秒）を示す。ハミング（各100秒）の間に休憩（30秒）が入る。周期4-8近傍の赤い帯が時間的同期を示す。

題は休憩（30秒間）とハミング（100秒間）を交互に繰り返す290秒間を1セットとし、以下の3条件について1セットずつ実施された（図9－4）。3条件は（1）自分ひとりでハミングをする（単独ハミング）、（2）相手のハミングを聞く（単独ハミング）、（3）ペアでハミングする（協調ハミング）というものであった。なお、この3条件の実施順序は被験者間でカウンターバランスされている。

実験ではまず、上記の3条件を参加者同士が互いに顔や姿が見える対面状況で行った。さらに、2名の参加者の間に衝立を置き、視線や身体によるインタラクションができない状況下で同様に3条件が実施された。その後、衝立を取り除き、再度対面した状況で3条件を実施した。参加者は対面

231 ｜ 9　自他を融合させる社会脳

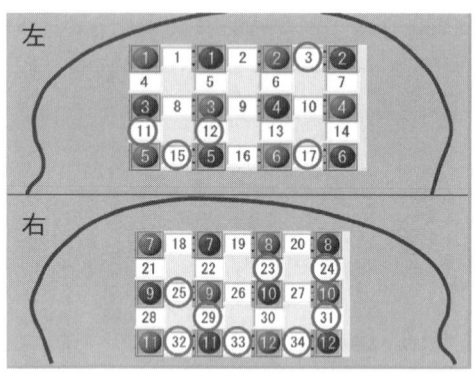

図9-5　WTCによるコヒーレンス分析の結果
（苧阪 2013 より引用）（カラー口絵参照）
オリジナルペア（PFDR＜.05）。順序（3水準）と単独／ハミング（2水準）の分散分析結果。
○：独唱／合唱の効果が見られた領域
○：セッション（衝立あり1回目、衝立なし、衝立あり2回目）

　場面ではできるだけお互いの顔を見つめ、衝立がある場合には相手の顔があると思われるあたりを見ているよう求められた。
　さて、14ペアの参加者被験者の各チャンネルから得られたデータについて、WTC分析によって周波数帯域ごとの同期を算出した（Grinsted et al. 2004）。その結果、単独ハミング条件と比較して、協調ハミング条件では両側の下前頭皮質、右側頭皮質などに対応するチャンネルで2名間の神経同期活動が認められた。また、被験者を実際のペア以外の被験者と組み合わせたランダムペアにおいては、いずれのチャンネルでもハミング時の同期活動に有意な増加は見られなかった。これは、実際にペアを組んでいた2者間に神経的な同期があることを示唆する傍証と考えることができる。

特に協調ハミング条件において両側の下前頭皮質での同期活動の増加が見られたことから、言語による会話では左下前頭皮質の同期が必要とされるのに対し（Jiang et al. 2012）、協力してハミングを行うような感性的な協調活動には両側下前頭皮質の同期活動が必要とされる可能性が示された（苧阪 2013; 苧阪ら 2014）。また同様に右側頭皮質において同期活動が強くなっていたことは、協調したメロディ知覚を反映している可能性が考えられる。会話が主に概念的情報の言語による伝達であるのに対して、ハミング（や歌）は感情の表出と強く結びつくようである。すでに触れたように、霊長類、鳥類や昆虫でも同様の歌うような行動が見られ、ヒトも同様にハミング（や歌）によって社会的結びつきを強めるはたらきをもつのである。

おわりに

この章では、前章の競合に由来するフラストレーションとは逆に、協調による二者の心の融合を、共に歌を歌う（ハミング）というハイパースキャニング実験を通して取り上げた。社会は人々の相互協調や協力によって発展する。しかし、何故人々が協力するのか、その神経的な同期の基盤はまだ解明されていない。fNIRSと独自の先端的ハイパースキャニングの方法を通して明らかになったのは、神経的同期が前頭葉とかかわるという結果であった。社会脳ネットワー

クの重要な統合センターである前頭葉が2つの脳のはたらきを1つの心にまとめあげていると考えられる。なぜ人は協力することで豊かな社会を発展させてきたのか、という問いについての答えのヒントが出せそうである。この分野でのさらなる、研究の発展が期待される。

本研究は矢追健（京都大学）、源健宏（大阪大学）、東美由紀（大阪大学）と苧阪満里子（大阪大学）との共同研究である。

苧阪直行・源健宏・矢追健・東美由紀・苧阪満里子 (2014). ハイパースキャニングによる協調活動時の脳同期的活動の測定 ── fNIRS による検討. 日本心理学会第78回大会論文集.

Tomasello, M. (2009). *Why we cooperate*. Boston: MIT Press.（橋彌和秀（訳）(2013). ヒトはなぜ協力するのか. 勁草書房.）

12, 3-21.

9 自他を融合させる社会脳 ―― 合唱をハイパースキャンする

Bailey, W. J. (2003). Insect duets: Underlying mechanisms and their evolution. *Physiological Entomology, 28*, 157-174.

Benzon, W.L. (2001). *Beethoven's anvil: Music in mind and culture*, Oxford: Oxford University Press. (西田美緒子 (訳)(2005). 音楽する脳. 角川書店.)

Cui, X., Bryant, D. M., & Reiss, A. L. (2012). NIRS-based hyperscanning reveals increased interpersonal coherence in superior frontal cortex during cooperation. *Neuroimage, 59*, 2430-2437.

Dumber, R. I. M. (2003). The social brain: Mind, language and society in evolutionary perspective. *Annual Review of Anthropology, 32*, 163-181.

Fortune, E. S., Rodriguez, C., Li, D., Ball, G. F., & Coleman, M. J. (2011). Neural mechanisms for the coordination of duet singing in wrens. *Science, 334*, 666-670.

Jiang, J., Dai, B., Peng, D., Zhu, C., Liu, L., & Lu, C. (2012). Neural synchronization during face-to-face communication. *Journal of Neuroscience, 32*, 16064-16069.

Grinsted, A., Moore, J. C., & Jevrejeva, S. (2004). Application of the cross wavelet transform and wavelet coherence to geophysical time series. *Nonlinear Processes Geophysics, 11*, 561-566.

Levitin, D. J. (2008). *The world of six songs: How the musical brain created human nature*. New York: Penguin. (山形浩生 (訳)(2010).「歌」を語る ―― 神経科学から見た音楽・脳・思考・文化. ブルース・インターアクションズ.)

McNeill, W. H. (1995). *Keeping together in time: Dance and drill in human history*. Cambridge: Harvard University Press.

Mithen, S. (2006). *The singing Neanderthals: The origin of music, language and body*. London: Weidenfeld & Nicolson. (熊谷淳子 (訳)(2006). 歌うネアンデルタール ―― 音楽と言語から見るヒトの進化. 早川書房.)

苧阪直行 (2010). 笑い脳. 岩波書店.

苧阪直行 (2013). 共感のハイパースキャニング ―― fNIRSによる検討. 日本心理学会第77回大会シンポジウム「社会脳研究の最前線 ―― ハイパースキャニングによる共感・協調コミュニケーション」

The neural bases of cognitive conflict and control in moral judgment. *Neuron, 44*, 389-400

秦一士 (2007). P-F スタディの理論と実際. 北大路書房.

林勝造（著者代表）(2006). 日本版ローゼンツァイクP-F スタディ解説 —— 基本手引. 三京房.

Kramer, U. M., Jansma, H., Tempelmann, C., & Munte, T. F. (2007). Tit-for-tat: The neural basis of reactive aggression. *Neuroimage, 38*, 203-211.

Kopper, B. A. & Epperson, D. L. (1996). The experience and expression of anger: Relationships with gender, gender role socialization, and mental health functioning. *Journal of Counseling Psychology, 43*, 158-165.

Minamoto, T., Osaka, M., Yaoi, K., & Osaka, N. (2014). Extrapunitive and intropunitive individuals activate different parts of the prefrontal cortex under an ego-blocking frustration. *PLoS ONE, 9*, e86036.

Norman, M.& Ryan, L. J. (2008). The Rosenzweig Picture-Frustration Study "extra-aggression"score as an indicator in cognitive restructuring therapy for male perpetrators of domestic violence. *Journal of Interpersonal Violence, 23*, 561-566.

Osaka, N., Ikeda, T., & Osaka, M. (2012). Effect of intentional bias on agency attribution of animated motion: An event-related fMRI study. *PLoS ONE, 7*, e49053.

Rosenzweig, S. (1934). Types of reaction to frustration. *Journal of Abnormal and Social Psychology, 29*, 298-300.

Rosenzweig, S. (1978). *Aggressive behavior and the Rosenzweig Picture Frustration (P-F) study*. New York: Preager. (秦一士（訳）(2006). 攻撃行動とP-Fスタディ. 北大路書房.)

Steer, R. A., McElroy, M. G., & Beck, A. T. (1982). Structure of depression in alcoholic men: A partial replication. *Psychological Report, 50*, 723-728.

Taylor, S. P. (1967). Agressive behavior and physiological arousal as a function of provocation and the tendency to inhibit agression. *Journal of Personality, 35*, 297-310.

Wilkowski, B. M. & Robinson, M. D. (2008). The cognitive basis of trait anger and reactive aggression: An integrative analysis. *Personality and Social Psychology Review,* of biological motion in human superior temporal sulcus. *Journal of Neuroscience, 25*, 9059-9066.

8 他罰・自罰の方向性を切り分ける外側前頭前野
―― 攻撃の方向性の神経基盤

Abe, N., Suzuki, M., Mori, E., Itoh, M., & Fujii, T. (2007). Deceiving others: Distinct neural responses of the prefrontal cortex and amygdala in simple fabrication and deception with social interactions. *Journal of Cognitive Neuroscience, 19*, 287-295.

Abler, B., Walter, H., & Erk, S. (2005). Neural correlates of frustration. *Neuroreport, 16*, 669-672.

Anderson, C. A. & Bushman, B. J. (2002). Human aggression. *Annual Review of Psychology, 53*, 7-51.

Berkowitz, L. (1989). Frustration-aggression hypothesis: Examination and reformulation. *Psychological Bulletin, 106*, 59-73.

Carr, L., Iacoboni, M., Dubeau, M. C., Mazziotta, J. C., & Lenzi, G. L. (2003). Neural mechanisms of empathy in humans: A relay from neural systems for imitation to limbic areas. *Proceedings of the National Academy of Sciences USA, 100*, 5497-5502.

Cohen, D. J., Eckhardt, C. I., & Schagat, K. D. (1998). Attention allocation and habituation to anger-related stimuli during a visualsearch task. *Aggressive Behavior, 24*, 399-409.

David, N., Aumann, C., Santos, N. S., Bewernick, B. H., Eickhoff, S. B., et al. (2008). Differential involvement of the posterior temporal cortex in mentalizing but not perspective taking. *Social Cognitive and Affective Neuroscience, 3*, 279-289.

Dollard, J., Doob, L., Miller, N., Mowrer, O., & Sears, R. (1939). *Frustration and aggression*. New Haven, CT: Yale University Press.

Eisenberger, N. I., Lieberman, M. D., & Williams, K. D. (2003). Does rejection hurt? An FMRI study of social exclusion. *Science, 302*, 290-292.

Greene, J. D., Sommerville, R. B., Nystrom, L. E., Darley, J. M., Cohen, J.D. (2001). An fMRI investigation of emotional engagement in moral judgment. *Science, 293*, 2105-2108.

Greene, J. D., Nystrom, L. E., Engell, A. D., Darley, J. M., & Cohen, J. D. (2004).

Michotte, A. E. (1946). *La perception de la causalite*. Louvain: Publication Universitaires de Louvain. (Translated by T. R. Miles & E. Miles (1963). *The perception of causality*. New York: Basic Books.)

Michotte, A. (1963). *The preception of causality*. Oxford: Basic Books.

中村浩 (1991). ２物体の衝突事象知覚研究における力学的枠組の有効性. 心理学評論, *34*, 213-235.

西田幾多郎 (1948). 自愛と他愛及び辯證法, 西田幾多郎全集６巻, p.260-299.

苧阪直行（編)(1999). 感性のことばを研究する —— 擬音語・擬態語に読む心のありか. 新曜社.

苧阪直行 (2004). デカルト的意識の脳内表現 —— 心の理論からのアプローチ. 哲学研究, *758*, 103-120.

苧阪直行 (2006a). 心の理論の脳内表現 —— ワーキングメモリからのアプローチ. 心理学評論, *49*, 358-374.

苧阪直行 (2006b). リカーシブな意識の脳内表現 —— ワーキングメモリを通して自己と他者を知る. 科学, *76*, 280-283.

苧阪直行 (2009). メタ記憶とワーキングメモリの脳内表現 —— 社会脳をめぐる自己知 (TOMS) と他者知 (TOMO) の問題. 清水寛之（編）メタ記憶 —— 記憶のモニタリングとコントロール. 北大路書房, pp.105-118.

Osaka, N., Ikeda, T., & Osaka, M. (2012). Effect of intentional bias on agency attribution of animated motion: An event-related fMRI study, *PLoS ONE, 7*, e49053.

Rutherford, M. D. (2013). Evidence for specialized perception of animated motion. In M. D. Rutherford & V. A. Kuhlmeier (Eds.), *Social perception: Detection and interpretation of animacy, agency and intention*. MIT Press.

Saxe, R., Xiao D.-K,, Kovacs, G., Perrett, D. I., & Kanwisher, N. (2004). A region of right posterior superior temporal sulcus responds to observed intentional actions. *Neuropsychologia, 42*, 1435-1446.

Schultz, J., Friston, K. J., O'Doherty, J., Wolpert, D. M., & Frith, C. D. (2005). Activation in posterior superior temporal sulcus parallels parameter including the percept of animacy. *Neuron, 45*, 625-635.

Thompson, J. C., Clarke, M., Stewart, T., & Puce, A. (2005). Configural processing

(2001). Mind reading: Neural mechanisms of theory of mind and self-perspective. *Neuroimage, 14*, 170-181.

7　エージェントの意図を推定する心の理論
── 知覚脳からアニメーションを楽しむ社会脳へ

Amodio, D. M. & Frith, C. D. (2006). Meeting of minds: The medial frontal cortex and social cognition. *Nature Reviews Neuroscience, 7*, 268-277.

Blakemore, S.-J., Sarfati, Y., Bazin, N., & Decety, J. (2003). The detection of intentional contingencies in simple animations in patients with delusions of persecution. *Psychological Medicine, 33*, 1433-1441.

Bransford, J. D. & McCarrel, N. S. (1974). A sketch of a cognitive approach to comprehension: Some thoughts about understanding what it means to comprehend. In W. B. Weimer, & D. S. Palermo (Eds.), *Cognition and the symbolic processes*. New York: Wiley.

Bruce, V., Green, P. R., & Georgeson, M. A. (1996). *Visual perception*. Hove: Psychology Press.

Castelli, F., Happé, F., Frith, U., & Frith, C. D. (2000). Movement and mind: A functional imaging study of perception and interpretation of complex intentional movement patterns. *Neuroimage, 12*, 314-325.

Frith, C. D. & Frith, U. (2006). The neural basis of mentalizing. *Neuron, 18*, 531-534.

Gao, T., McCarthy, G., & Scholl, B. J. (2010). The wolfpack effect: Perception of animacy irresistibly influences interactive behavior. *Psychological Science, 21*, 1845-1853.

Gobbini, M. I., Koralek, A. C., Bryan, R. E., Montgomery, K. J., & Haxby, J. V. (2007). Two takes on the social brain: A comparison of theory of mind tasks. *Journal of Cognitive Neuroscience, 19*, 1803-1814.

Heider, F. & Simmel, M. (1944). An experimental study of apparent behavior. *American Journal of Psychology, 57*, 243-259.

柿崎祐一 (1993). 心理学的知覚論序説. 培風館.

Martin, A. & Weisberg, J. (2003). Neural foundations for understanding social and mechanical concepts. *Cognitive Neuropsychology, 20*, 575-587.

amnesia. *Psychiatry Research-Neuroimaging, 74*, 119-126.

Markowitsch, H. J., Calabrese, P., Neufeld, H., Gehlen, W., & Durwen, H. F. (1999). Retrograde amnesia for world knowledge and preserved memory for autobiographic events. A case report. *Cortex, 35*, 243-252.

苧阪直行 (2006).「心の理論」の脳内表現 ── ワーキングメモリからのアプローチ. 心理学評論, *49*, 358-374.

Otsuka, Y., Osaka, N., Ikeda, T., & Osaka, M. (2009). Individual differences in the theory of mind and superior temporal sulcus. *Neuroscience Letters, 463*, 150-153.

Otsuka, Y., Osaka, N., Yaoi, K., & Osaka, M. (2011). First-person perspective effects on Theory of Mind without self-reference. *Plos ONE, 6*, e19320.

Packard, M. G., & Knowlton, B. J. (2002). Learning and memory functions of the basal ganglia. *Annual Review of Neuroscience, 25*, 563-593.

Povinelli, D. J., Nelson, K. E., & Boysen, S. T. (1990). Inferences About Guessing and Knowing by Chimpanzees (Pan troglodytes). *Journal of Comparative Psychology, 104*, 203-210.

Povinelli, D. J., Nelson, K. E., & Boysen, S. T. (1992). Comprehension of role reversal in chimpanzees: Evidence of empathy? *Animal Behaviour, 43*, 633-640.

Povinelli, D. J., Parks, K. A., & Novak, M. A. (1991). Do rhesus monkeys (macaca mulatta) attribute knowledge and ignorance to others? *Journal of Comparative Psychology, 105*, 318-325.

Povinelli, D. J., Parks, K. A., & Novak, M. A. (1992). Role reversal by rhesus monkeys, but no evidence of empathy. *Animal Behaviour, 44*, 269-281.

Ritblatt, S. N. (2000). Children's level of participation in a false-belief task, age, and theory of mind. *Journal of Genetic Psychology, 161*, 53-64.

Rochat, P. (1998). Self-perception and action in infancy. *Experimental Brain Research, 123*, 102-109.

Saxe, R. & Kanwisher, N. (2003). People thinking about thinking people. The role of the temporo-parietal junction in "theory of mind". *Neuroimage, 19*, 1835-1842.

Talairach, J. & Tournoux, P. (1988). *A Co-Planar Stereotaxic Atlas of the Human Brain*. New York: Thieme.

Vogeley, K., Bussfeld, P., Newen, A., Herrmann, S., Happe, F., Falkai, P., et al.

investigation of causal attributions. *Neuroimage, 20*, 1076-1085.

Brett, M., Anton, J.-L., Valabregue, R., & Poline, J-B. (2002). Region of interest analysis using an SPM toolbox. Presented at the 8th International Conference on Functional Mapping of the Human Brain, June 2-6, 2002, Sendai, Japan. Available on CD-ROM in Neuroimage, 16, Abstract 497.

Corbetta, M., Patel, G., & Shulman, G. L. (2008). The reorienting system of the human brain: From environment to theory of mind. *Neuron, 58*, 306-324.

Ferstl, E. C., Neumann, J., Bogler, C., & von Cramon, D. Y. (2008). The extended language network: A meta-analysis of neuroimaging studies on text comprehension. *Human Brain Mapping, 29*, 581-593.

Ferstl, E. C. & von Cramon, D. Y. (2002). What does the frontomedian cortex contribute to language processing: Coherence or theory of mind? *Neuroimage, 17*, 1599-1612.

Frith, U. & Frith, C. D. (2003). Development and neurophysiology of mentalizing. *Philosophical Transactions of the Royal Society of London - Series B: Biological Sciences, 358*, 459-473.

Hadjikhani, N., Joseph, R. M., Snyder, J., & Tager-Flusberg, H. (2006). Anatomical differences in the mirror neuron system and social cognition network in autism. *Cerebral Cortex, 16*, 1276-1282.

Johnson, S. C., Schmitz, T. W., Kawahara-Baccus, T. N., Rowley, H. A., Alexander, A. L., Lee, J. H., et al. (2005). The cerebral response during subjective choice with and without self-reference. *Journal of Cognitive Neuroscience, 17*, 1897-1906.

Keenan, J. P., Rubio, J., Racioppi, C., Johnson, A., & Barnacz, A. (2005). The right hemisphere and the dark side of consciousness. *Cortex, 41*, 695-704.

Keenan, J. P., Wheeler, M. A., Gallup, G. G., & Pascual-Leone, A. (2000). Self-recognition and the right prefrontal cortex. *Trends in Cognitive Sciences, 4*, 338-344.

子安増生・大平英樹（編著）(2011). ミラーニューロンと〈心の理論〉. 新曜社.

Legrand, D. & Ruby, P. (2009). What is self-specific? Theoretical investigation and critical review of neuroimaging results. *Psychological Review, 116*, 252-282.

Markowitsch, H. J., Calabrese, P., Fink, G. R., Durwen, H. F., Kessler, J., Harting, C., et al. (1997). Impaired episodic memory retrieval in a case of probable psychogenic

25, 1016-1035.

Tsuchiya, N. & Adolphs, R. (2007). Emotion and consciousness. *Trends in Cognitive Sciences, 11,* 158-167.

Tulving, E., Kapur. S., Craik. F. I., Moscovitch. M. & Houle. S. (1994). Hemispheric encoding/retrieval asymmetry in episodic memory: Positron emission tomography findings. *Proceedings of the National Academy of Sciences of the United States of America, 91*, 2016-2020.

Turk, D. J., Heatherton, T. F., Kelley, W. M. et al. (2002). Mike or me? Self-recognition in a split-brain patient. *Nature Neuroscience, 5*, 841-842.

Uddin, L. Q., Kaplan, J. T., Molnar-Szakacs, I. et al. (2005). Self-face recognition activates a frontoparietal "mirror" network in the right hemisphere: An event-related fMRI study. *Neuroimage, 25*, 926-935.

Uddin, L. Q. & Menon, V. (2009). The anterior insula in autism: Under-connected and under-examined. *Neuroscience and Biobehavioral Reviews, 33*, 1198-1203.

Uddin, L. Q., Molnar-Szakacs, I., Zaidel, E. et al. (2006). rTMS to the right inferior parietal lobule disrupts?self?other discrimination. *Social Cognitive and Affective Neuroscience, 1*, 65-71.

Vogeley, K., Kurthen, M., Falkai, P. & Maier, W. (1999). Essential functions of the human self model are implemented in the prefrontal cortex. *Consciousness and Cognition, 8*, 343-363.

Yamasaki, S., Yamasue, H., Abe, O. et al. (2010). Reduced gray matter volume of pars opercularis is associated with impaired social communication in high-functioning autism spectrum disorders. *Biological Psychiatry, 68*, 1141-1147.

6　心の理論の脳内表現

Agnew, Z. K., Bhakoo, K. K., & Puri, B. K. (2007). The human mirror system: a motor resonance theory of mind-reading. *Brain Research Reviews, 54*, 286-293.

Amodio, D. M. & Frith, C. D. (2006). Meeting of minds: The medial frontal cortex and social cognition. *Nature Reviews Neuroscience, 7*, 268-277.

Blackwood, N. J., Bentall, R. P., Ffytche, D. H., Simmons, A., Murray, R. M., & Howard, R. J. (2003). Self-responsibility and the self-serving bias: An fMRI self-face processing in individuals with autism spectrum disorders: An fMRI study. *Social Neuroscience, 7*, 223-239.

Morita, T., Tanabe, H.C., Sasaki, A. T., et al. (2014). The anterior insular and anterior cingulate cortices in emotional processing for self-face recognition. *Social Cognitive and Affective Neuroscience, 9*, 570-579.

Platek, S. M., Keenan, J. P., Gallup, G. G. & Jr, Mohamed, F. B. (2004). Where am I? The neurological correlates of self and other. *Cognitive Brain Research, 19*, 114-122.

Plotnik, J. M., de Waal, F. B., & Reiss, D. (2006). Self-recognition in an Asian elephant. *Proceedings of the National Academy of Sciences of the United States of America, 103*, 17053-17057.

Reiss, D. & Marino, L. (2001). Mirror self-recognition in the bottlenose dolphin: A case of cognitive convergence. *Proceedings of the National Academy of Sciences of the United States of America, 98*, 5937-5942.

Spiker, D. & Ricks, M. (1984). Visual self-recognition in autistic children: Developmental relationships. *Child development, 55*, 214-225.

Sugiura, M., Watanabe, J., Maeda, Y. et al. (2005). Cortical mechanisms of visual self-recognition. *Neuroimage, 24*, 143-149.

Sugiura, M., Sassa, Y., Jeong, H. et al. (2006). Multiple brain networks for visual self-recognition with different sensitivity for motion and body part. *Neuroimage, 32*, 1905-1917.

Spangenberg, K., Wagner, A., & Bachman, T. (1998). Neuropsychological analysis of a case of abrupt onset following a hypotensive crisis in a patient with vascular dementia. *Neurocase, 4*, 149-154.

Takahashi, H., Matsuura, M., Koeda, M., et al. (2008). Brain activations during judgments of positive self-conscious emotion and positive basic emotion: Pride and joy. *Cerebral Cortex, 18*, 898-903.

Takahashi, H., Yahata, N., Koeda, M., et al. (2004). Brain activation associated with evaluative processes of guilt and embarrassment: An fMRI study. *Neuroimage, 23*, 967-974.

Tong. F. & Nakayama, K. (1999). Robust representation for faces: Evidence from visual search. *Journal of Experimental Psychology: Human Perception & Performance,*

Gitelman, D.R., Penny, W. D., Ashburner, J. et al. (2003). Modeling regional and psychophysiologic interactions in fMRI: The importance of hemodynamic deconvolution. *Neuroimage, 19*, 200-207.

Happé, F. G. (1996). Studying weak central coherence at low levels: Children with autism do not succumb to visual illusions. A research note. *Journal of Child Psychology and Psychiatry, 37*, 873-837.

Haley, K. J. & Fessler, D. M. T. (2005). Nobody's watching? Subtle cues affect generosity in an anonymous economic game. *Evolution and Human Behavior, 26*, 245-256.

Izuma, K., Saito, D. N., & Sadato, N. (2010). The roles of the medial prefrontal cortex and striatum in reputation processing. *Social Neuroscience, 5*, 133-147.

Keenan, J. P., McCutcheon, B., Freund, S. et al. (1999). Left hand advantage in a self-face recognition task. *Neuropsychologia, 37*, 1421-1425.

Keenan, J. P., Wheeler, M. A., & Gallup, G. G. Jr et al. (2000). Self-recognition and the right prefrontal cortex. *Trends in Cognitive Sciences, 4*, 338-344.

Koelsch, S., Fritz, T., v. Cramon, D. Y. et al. (2006). Investigating emotion with music: An fMRI study. *Human Brain Mapping, 27*, 239-250.

Kosaka, H., Omori, M., Munesue, T. et al. (2010). Smaller insula and inferior frontal volumes in young adults with pervasive developmental disorders. *NeuroImage, 50*, 1357-1363.

Leibenluft, E., Gobbini, M. I., Harrison, T. et al. (2004). Mothers' neural activation in response to pictures of their children and other children. *Biological Psychiatry, 56*, 225-232.

Lewis, M., Sullivan, M. W., Stanger, C. et al. (1989). Self development and self-conscious emotions. *Child Development, 60*, 146-156.

Lewis, M. (1997). The self in self-conscious emotions. *Annals of the New York Academy of Sciences, 818*, 119-142.

Morita, T., Itakura, S., Saito, D.N., et al. (2008). The role of the right prefrontal cortex in self-evaluation of the face: A functional magnetic resonance imaging study. *Journal of Cognitive Neuroscience, 20*, 342-355.

Morita, T., Kosaka, H., Saito, D.N., et al. (2012). Emotional responses associated with

Carver, C.S. & Scheier, M. F. (1998). *On the Self-Regulation of Behavior.* New York: Cambridge University Press.

Castelli, F., Frith, C., Happé, F. et al. (2002). Autism, Asperger Syndrome and brain mechanisms for the attribution of mental states to animated shapes. *Brain, 125*, 1839-1849.

Craig, A. D. (2009), How do you feel now? The anterior insula and human awareness. *Nature Reviews Neuroscience, 10*, 59-70.

Critchley, H. D., Hiens, S., Rotshtein, P. et al. (2004). Neural systems supporting interoceptive awareness. *Nature Neuroscience, 7*, 189-195.

Dapretto, M., Davies, M. S., & Pfeifer, J. H. (2006). Understading emotions in others: Mirror neuron dysfunction in children with autism spectrum disorders. *Nature Neuroscience, 9*, 28-30.

Dawson, G. & McKissick, F. C. (1984). Self-recognition in autistic children. *Journal of Autism and Developmental Disorders, 14*, 383-394.

Di Martino, A., Ross, K., Uddin, L. Q. et al. (2009). Functional brain correlates of social and nonsocial processes in autism spectrum disorders: An activation likelihood estimation meta-analysis. *Biological Psychiatry, 65*, 63-74.

Eisenberger, N.I., Lieberman, M.D., & Williams, K.D. (2003). Does rejection hurt? An FMRI study of social exclusion. *Science, 302*, 290-292.

Fink, G. R., Markowitsch, H. J., Reinkemeier, M. et al. (1996). Cerebral representation of one's own past: Neural networks involved in autobiographical memory. *Journal of Neuroscience, 16*, 4275-4282.

Feinberg, T. E. (2001). *Altered Egos: How the brain creates the self.* New York: Oxford University Press.（トッド・E. ファインバーグ／吉田利子（訳）(2002). 自我が揺らぐとき ── 脳はいかにして自己を創りだすのか. 岩波書店.）

Friston, K.J., Buechel, C., Fink, G.R., Morris, J., Rolls, E., & Dolan, R.J. (1997). Psychophysiological and modulatory interactions in neuroimaging. *NeuroImage, 6*, 218-229.

Frith, C. D. & Frith, U. (1999). Interacting minds: A biological basis. *Science, 26*, 1692-1695.

Gallup, G. G. (1970). Chimpanzees: Self-Recognition. *Science, 167*, 86-87.

Yoshida, W., Seymour, B., Friston, K. J., & Dolan, R. J. (2010). Neural mechanisms of belief inference during cooperative games. *Journal of neuroscience, 30*, 10744-10751.

Zamboni, G., Gozzi, M., Krueger, F., Duhamel, J. R., Sirigu, A., & Grafman, J. (2009). Individualism, conservatism, and radicalism as criteria for processing political beliefs: A parametric fMRI study. *Society for Neuroscience, 4*, 367-383.

Zysset, S., Huber, O., Samson, A., Ferstl, E. C., & von Cramon, D. Y. (2003). Functional specialization within the anterior medial prefrontal cortex: A functional magnetic resonance imaging study with human subjects. *Neuroscience Letters, 335*, 183-186.

5 自己を意識する脳 ── 情動の神経メカニズム

赤木和重 (2003). 自己鏡像認知研究の展望 ── 健常児及び障害児を対象にした発達精神病理学的観点からの考察. 人間科学研究, *11*, 51-62.

Amsterdam, B. (1972). Mirror self-image reactions before age two. *Developmental Psychobiology, 5*, 297-305.

Alessandri, S. M. & Lewis, M. (1993). Parental evaluation and its relation to shame and pride in young children. *Sex Roles, 29*, 335-343.

Bateson, M., Nettle, D., & Roberts, G. (2006). Cues of being watched enhance cooperation in a real-world setting. *Biology Letters, 2*, 412-414.

Bartels, A. & Zeki, S. (2004). The neural correlates of maternal and romantic love. *NeuroImage, 21*, 1155-1166.

Bertenthal, B. & Fisher, K. (1978). Development of self-recognition in the infant. *Developmental Psychology, 14*, 44-50.

Berthoz, S., Armony, J. L., Blair, R. J. et al. (2002). An fMRI study of intentional and unintentional (embarrassing) violations of social norms. *Brain, 125*, 1696-1708.

Breen, N., Caine, D., & Coltheart, M. (2001). Mirrored-self misidentification: Two cases of focal onset dementia. *Neurocase, 7*, 239-254.

Brady, N., Campbell, M., & Flaherty, M. (2004). My left brain and me: A dissociation in the perception of self and others. *Neuropsychologia, 42*, 1156-1161.

Buss, A. H. (1980). *Self-Consciousness and Social Anxiety*. San Francisco: W. H. Freeman and Company.

64, 265-282.

Vlamings, P. H., Jonkman, L. M., Hoeksma, M. R., van Engeland, H., & Kemner, C. (2008). Reduced error monitoring in children with autism spectrum disorder: An ERP study. *European Journal of Neuroscience, 28*, 399-406.

Volz, K. G., Schubotz, R. I., & von Cramon, D. Y. (2003). Predicting events of varying probability: Uncertainty investigated by fMRI. *NeuroImage 19*, 271-280.

Volz, K. G., Schubotz, R. I., & von Cramon, D. Y. (2004). Why am I unsure? Internal and external attributions of uncertainty dissociated by fMRI. *NeuroImage, 21*, 848-857.

Volz, K. G., Schubotz, R. I., & von Cramon, D. Y. (2005). Variants of uncertainty in decision-making and their neural correlates. *Brain Research Bulletin, 67*, 403-412.

Volz, K. G., Schubotz, R. I., & von Cramon, D. Y. (2006). Decision-making and the frontal lobes. *Current Opinion in Neurology, 19*, 401-406.

Wischniewski, J., Windmann, S., Juckel, G., & Brüne, M. (2009). Rules of social exchange: Game theory, individual differences and psychopathology. *Neuroscience & Biobehavioral Reviews, 33*, 305-313.

Wu, J. T., Wu, H. Z., Yan, C. G., Chen, W. X., Zhang, H. Y., He, Y., & Yang, H. S. (2011). Aging-related changes in the default mode network and its anti-correlated networks: A resting-state fMRI study. *Neuroscience Letters, 504*, 62-67.

Wunderlich, K., Rangel, A., & O'Doherty, J. P. (2009). Neural computations underlying action-based decision making in the human brain. *Proceedings of the National Academy of Sciences of the United States of America, 106*, 17199-17204.

Wunderlich, K., Symmonds, M., Bossaerts, P., & Dolan, R. J. (2011). Hedging your bets by learning reward correlations in the human brain. *Neuron, 71*, 1141-1152.

Yeung, N., Cohen, J. D., & Botvinick, M. M. (2004). The neural basis of error detection: Conflict monitoring and the error-related negativity. *Psychological Review, 111*, 931-959.

Yeung, N. & Nieuwenhuis, S. (2009). Dissociating response conflict and error likelihood in anterior cingulate cortex. *Journal of Neuroscience, 29*, 14506-14510.

Yoshida, W. & Ishii, S. (2006). Resolution of uncertainty in prefrontal cortex. *Neuron, 50*, 781-789.

Cognitive and Affective Neuroscience, 6, 48-57.

Simon-Thomas, E. R., & Knight, R. T. (2005). Affective and cognitive modulation of performance monitoring: Behavioral and ERP evidence. *Cognitive Affective and Behavioral Neuroscience, 5*, 362-372.

Sommer, M., Rothmayr, C., Dohnel, K., Meinhardt, J., Schwerdtner, J., Sodian, B., & Hajak, G. (2010). How should I decide? The neural correlates of everyday moral reasoning. *Neuropsychologia, 48*, 2018-2026.

Stroop, J. R. (1935). Studies of interference in serial verbal reactions. *Journal of Experimental Psychology 18*, 643-662.

Szpunar, K. K., Watson, J. M., & McDermott, K. B. (2007). Neural substrates of envisioning the future. *Proceedings of the National Academy of Sciences of the United States of America, 104*, 642-647.

Takezawa, T. & Miyatani, M. (2005). Quantitative relation between conflict and response inhibition in the Flanker task. *Psychological Reports, 97*, 515-526.

Tanaka, S. C., Doya, K., Okada, G., Ueda, K., Okamoto, Y., & Yamawaki, S. (2004). Prediction of immediate and future rewards differentially recruits cortico-basal ganglia loops. *Nature Neuroscience, 7*, 887-893.

Tobler, P. N., O'Doherty, J. P., Dolan, R. J., & Schultz, W. (2007). Reward value coding distinct from risk attitude-related uncertainty coding in human reward systems. *Journal of Neurophysiology, 97*, 1621-1632.

Tom, S. M., Fox, C. R., Trepel, C., & Poldrack, R. A. (2007). The neural basis of loss aversion in decision-making under risk. *Science, 315*, 515-518.

Ullsperger, M. & von Cramon, D. Y. (2001). Subprocesses of performance monitoring: A dissociation of error processing and response competition revealed by event-related fMRI and ERPs. *NeuroImage 14*, 1387-1401.

van Veen, V. & Carter, C. S. (2002a). The anterior cingulate as a conflict monitor: fMRI and ERP studies. *Physiology and Behavior 77*, 477-482.

van Veen, V. & Carter, C. S. (2002b). The timing of action-monitoring processes in the anterior cingulate cortex. *Journal of Cognitive Neuroscience, 14*, 593-602.

Vidal, F., Burle, B., Bonnet, M., Grapperon, J., & Hasbroucq, T. (2003). Error negativity on correct trials: A reexamination of available data. *Biological Psychology,* expression of motivated behavior. *Journal of Comparative Neurology, 493*, 167-176.

Raichle, M. E., MacLeod, A. M., Snyder, A. Z., Powers, W. J., Gusnard, D. A., & Shulman, G. L. (2001). A default mode of brain function. *Proceedings of the National Academy of Sciences of the United States of America, 98*, 676-682.

Raichle, M. E. & Snyder, A. Z. (2007). A default mode of brain function: A brief history of an evolving idea. *NeuroImage, 37*, 1083-1090; discussion 1097-1089.

Rangel, A., Camerer, C., & Montague, P. R. (2008). A framework for studying the neurobiology of value-based decision making. *Nature Reviews Neuroscience, 9*, 545-556.

Ridderinkhof, K. R., Ullsperger, M., Crone, E. A., & Nieuwenhuis, S. (2004). The role of the medial frontal cortex in cognitive control. *Science, 306*, 443-447.

Rilling, J., Gutman, D., Zeh, T., Pagnoni, G., Berns, G., & Kilts, C. (2002). A neural basis for social cooperation. *Neuron, 35*, 395-405.

Rilling, J. K., Goldsmith, D. R., Glenn, A. L., Jairam, M. R., Elfenbein, H. A., Dagenais, J. E., Murdock, C. D., & Pagnoni, G. (2008). The neural correlates of the affective response to unreciprocated cooperation. *Neuropsychologia, 46*, 1256-1266.

Rilling, J. K., Sanfey, A. G., Aronson, J. A., Nystrom, L. E., & Cohen, J. D. (2004). The neural correlates of theory of mind within interpersonal interactions. *NeuroImage, 22*, 1694-1703.

Rolls, E. T. & Grabenhorst, F. (2008). The orbitofrontal cortex and beyond: From affect to decision-making. *Progress in Neurobiology, 86*, 216-244.

Rolls, E. T., McCabe, C., & Redoute, J. (2008). Expected value, reward outcome, and temporal difference error representations in a probabilistic decision task. *Cerebral Cortex, 18*, 652-663.

Sanfey, A. G. (2007). Social decision-making: Insights from game theory and neuroscience. *Science, 318*, 598-602.

Santos, J. P., Seixas, D., Brandao, S., & Moutinho, L. (2011). Investigating the role of the ventromedial prefrontal cortex in the assessment of brands. *Frontiers in Neuroscience, 5*, 77.

Schleim, S., Spranger, T. M., Erk, S., & Walter, H. (2011). From moral to legal judgment: the influence of normative context in lawyers and other academics. *Social

O'Doherty, J. P. (2007). Lights, camembert, action! The role of human orbitofrontal cortex in encoding stimuli, rewards, and choices. *Annals of the New York Academy of Sciences, 1121*, 254-272.

O'Doherty, J., Dayan, P., Schultz, J., Deichmann, R., Friston, K., & Dolan, R. J. (2004). Dissociable roles of ventral and dorsal striatum in instrumental conditioning. *Science, 304*, 452-454.

Ohira, H., Ichikawa, N., Nomura, M., Isowa, T., Kimura, K., Kanayama, N., Fukuyama, S., Shinoda, J., & Yamada, J. (2010). Brain and autonomic association accompanying stochastic decision-making. *NeuroImage, 49*, 1024-1037.

Owen, A. M., McMillan, K. M., Laird, A. R., & Bullmore, E. (2005). N-back working memory paradigm: A meta-analysis of normative functional neuroimaging studies. *Human Brain Mapping, 25*, 46-59.

Paulus, M. P. & Frank, L. R. (2003). Ventromedial prefrontal cortex activation is critical for preference judgments. *Neuroreport, 14*, 1311-1315.

Paulus, M. P. & Frank, L. R. (2006). Anterior cingulate activity modulates nonlinear decision weight function of uncertain prospects. *NeuroImage, 30*, 668-677.

Paulus, M. P. & Yu, A. J. (2012). Emotion and decision-making: affect-driven belief systems in anxiety and depression. *Trends in Cognitive Sciences, 16*, 476-483.

Pearson, J. M., Heilbronner, S. R., Barack, D. L., Hayden, B. Y., & Platt, M. L. (2011). Posterior cingulate cortex: adapting behavior to a changing world. *Trends in Cognitive Sciences, 15*, 143-151.

Piech, R. M., Lewis, J., Parkinson, C. H., Owen, A. M., Roberts, A. C., Downing, P. E., & Parkinson, J. A. (2009). Neural correlates of affective influence on choice. *Brain and Cognition, 72*, 282-288.

Platt, M. L. & Huettel, S. A. (2008). Risky business: The neuroeconomics of decision making under uncertainty. *Nature Neuroscience, 11*, 398-403.

Preuschoff, K., Quartz, S. R., & Bossaerts, P. (2008). Human insula activation reflects risk prediction errors as well as risk. *Journal of Neuroscience, 28*, 2745-2752.

Qin, P. & Northoff, G. (2011). How is our self related to midline regions and the default-mode network? *NeuroImage, 57*, 1221-1233.

Raichle, M. E. & Gusnard, D. A. (2005). Intrinsic brain activity sets the stage for

Ohira, H., Katayama, K., Okamoto, A., & Watanabe, Y. (2010). Self-knowledge reduces conflict by biasing one of plural possible answers. *Personality and Social Psychology Bulletin, 36*, 455-469.

Nakao, T., Ohira, H., & Northoff, G. (2012). Distinction between externally vs. internally guided decision-making: Operational differences, meta-analytical comparisons and their theoretical implications. *Frontiers in Neuroscience, 6*, 1-26.

Nakao, T., Osumi, T., Ohira, H., Kasuya, Y., Shinoda, J., & Yamada, J. (2009). Neural bases of behavior selection without an objective correct answer. *Neuroscience Letters, 459*, 30-34.

Nakao, T., Osumi, T., Ohira, H., Kasuya, Y., Shinoda, J., Yamada, J., & Northoff, G. (2010). Medial prefrontal cortex? Dorsal anterior cingulate cortex connectivity during behavior selection without an objective correct answer. *Neuroscience Letters, 482*, 220-224.

中尾敬・大平英樹 & Northoff, G. (2010). 社会的事態における意思決定と内側前頭前皮質機能. 生理心理学と精神生理学, *28*, 45-55.

中尾敬・武澤友広・宮谷真人 (2006). 内側前頭前皮質の機能 —— 行動選択基準仮説. 心理学評論, *49*, 592-612.

Nakao, T., Takezawa, T., Miyatani, M., & Ohira, H. (2009). Medial prefrontal cortex and cognitive regulation. *Psychologia, 52*, 93-109.

Northoff, G., Heinzel, A., de Greck, M., Bermpohl, F., Dobrowolny, H., & Panksepp, J. (2006). Self-referential processing in our brain-A meta-analysis of imaging studies on the self. *NeuroImage 31*, 440-457.

Northoff, G., Qin, P., & Nakao, T. (2010). Rest-stimulus interaction in the brain: A review. *Trends in Neurosciences, 33*, 277-284.

Northoff, G., Walter, M., Schulte, R. F., Beck, J., Dydak, U., Henning, A., Boeker, H., Grimm, S., & Boesiger, P. (2007). GABA concentrations in the human anterior cingulate cortex predict negative BOLD responses in fMRI. *Nature Neuroscience, 10*, 1515-1517.

O'Doherty, J. P. (2004). Reward representations and reward-related learning in the human brain: Insights from neuroimaging. *Current Opinion in Neurobiology, 14*, 769-776.

On Building, Defending and Regulating the Self: A psychological perspective (pp.77-102). NY: Psychology Press.

Linder, N. S., Uhl, G., Fliessbach, K., Trautner, P., Elger, C. E., & Weber, B. (2010). Organic labeling influences food valuation and choice. *NeuroImage, 53*, 215-220.

MacDonald, A. W., Cohen, J. D., Stenger, V. A., & Carter, C. S. (2000). Dissociating the role of the dorsolateral prefrontal and anterior cingulate cortex in cognitive control. *Science, 288*, 1835-1838.

Masaki, H., Falkenstein, M., Sturmer, B., Pinkpank, T., & Sommer, W. (2007). Does the error negativity reflect response conflict strength? Evidence from a Simon task. *Psychophysiology, 44*, 579-585.

Mason, M. F., Norton, M. I., Van Horn, J. D., Wegner, D. M., Grafton, S. T., & Macrae, C. N. (2007). Wandering minds: The default network and stimulus-independent thought. *Science, 315*, 393-395.

McCabe, D. P. & Castel, A. D. (2008). Seeing is believing: The effect of brain images on judgments of scientific reasoning. *Cognition, 107*, 343-352.

Milham, M. P., Banich, M. T., & Barad, V. (2003). Competition for priority in processing increases prefrontal cortex's involvement in top-down control: An event-related fMRI study of the stroop task. *Cognitive Brain Research, 17*, 212-222.

Mohr, P. N., Biele, G., & Heekeren, H. R. (2010). Neural processing of risk. *Journal of Neuroscience, 30*, 6613-6619.

Moll, J., Eslinger, P. J., & Oliveira-Souza, R. (2001). Frontopolar and anterior temporal cortex activation in a moral judgment task: Preliminary functional MRI results in normal subjects. *Arquivos de Neuro-Psiquiatria, 59*, 657-664.

Moll, J., Krueger, F., Zahn, R., Pardini, M., de Oliveira-Souza, R., & Grafman, J. (2006). Human fronto-mesolimbic networks guide decisions about charitable donation. *Proceedings of the National Academy of Sciences of the United States of America, 103*, 15623-15628.

Nakao, T., Bai, Y., Nashiwa, H., & Northoff, G. (2013). Resting-state EEG power predicts conflict-related brain activity in internally guided but not in externally guided decision-making. *NeuroImage, 66*, 9-21.

Nakao, T., Mitsumoto, M., Nashiwa, H., Takamura, M., Tokunaga, S., Miyatani, M.,

L., Lee, J., & Davidson, R. J. (2005). The cerebral response during subjective choice with and without self-reference. *Journal of Cognitive Neuroscience, 17*, 1897-1906.

Kahane, G., Wiech, K., Shackel, N., Farias, M., Savulescu, J., & Tracey, I. (2012). The neural basis of intuitive and counterintuitive moral judgment. *Social Cognitive and Affective Neuroscience, 7*, 393-402.

Kelley, W. M., Macrae, C. N., Wyland, C. L., Caglar, S., Inati, S., & Heatherton, T. F. (2002). Finding the self? An event-related fMRI study. *Journal of Cognitive Neuroscience 14*, 785-794.

Kerns, J. G., Cohen, J. D., MacDonald, A. W., Cho, R. Y., Stenger, V., & Carter, C. S. (2004). Anterior cingulate conflict monitoring and adjustments in control. *Science, 303*, 1023-1026.

Kim, H., Adolphs, R., O'Doherty, J. P., & Shimojo, S. (2007). Temporal isolation of neural processes underlying face preference decisions. *Proceedings of the National Academy of Sciences of the United States of America, 104*, 18253-18258.

Kim, H., Daselaar, S. M., & Cabeza, R. (2010). Overlapping brain activity between episodic memory encoding and retrieval: Roles of the task-positive and task-negative networks. *NeuroImage, 49*, 1045-1054.

Kim, H., Shimojo, S., & O'Doherty, J. P. (2006). Is avoiding an aversive outcome rewarding? Neural substrates of avoidance learning in the human brain. *PLoS Biology, 4*, e233.

Knutson, B., Rick, S., Wimmer, G. E., Prelec, D., & Loewenstein, G. (2007). Neural predictors of purchases. *Neuron 53*, 147-156.

Knutson, B., Taylor, J., Kaufman, M., Peterson, R., & Glover, G. (2005). Distributed neural representation of expected value. *Journal of Neuroscience, 25*, 4806-4812.

Knutson, B., Wimmer, G. E., Rick, S., Hollon, N. G., Prelec, D., & Loewenstein, G. (2008). Neural antecedents of the endowment effect. *Neuron, 58*, 814-822.

Krain, A. L., Wilson, A. M., Arbuckle, R., Castellanos, F. X., & Milham, M. P. (2006). Distinct neural mechanisms of risk and ambiguity: A meta-analysis of decision-making. *Neuroimage 32*, 477-484.

Lieberman, M. D. & Eisenberger, N. I. (2005). Conflict and Habit: A Social Cognitive Neuroscience Approach to the Self. In A. Tesser, J. V. Wood & D. A. Stapel (Eds.), *of the National Academy of Sciences of the United States of America, 105*, 6741-6746.

Hare, T. A., Camerer, C. F., Knoepfle, D. T., & Rangel, A. (2010). Value computations in ventral medial prefrontal cortex during charitable decision making incorporate input from regions involved in social cognition. *Journal of Neuroscience, 30*, 583-590.

Hare, T. A., Camerer, C. F., & Rangel, A. (2009). Self-control in decision-making involves modulation of the vmPFC valuation system. *Science, 324*, 646-648.

Hassabis, D., Kumaran, D., & Maguire, E. A. (2007). Using imagination to understand the neural basis of episodic memory. *Journal of Neuroscience, 27*, 14365-14374.

Heekeren, H. R., Marrett, S., Bandettini, P. A., & Ungerleider, L. G. (2004). A general mechanism for perceptual decision-making in the human brain. *Nature, 431*, 859-862.

Heekeren, H. R., Wartenburger, I., Schmidt, H., Prehn, K., Schwintowski, H. P., & Villringer, A. (2005). Influence of bodily harm on neural correlates of semantic and moral decision-making. *NeuroImage, 24*, 887-897.

Hsu, M., Bhatt, M., Adolphs, R., Tranel, D., & Camerer, C. F. (2005). Neural systems responding to degrees of uncertainty in human decision-making. *Science, 310*, 1680-1683.

Huettel, S. (2006). Behavioral, but not reward, risk modulates activation of prefrontal, parietal, and insular cortices. *Cognitive, Affective, and Behavioral Neuroscience, 6*, 141-151.

Izuma, K., Matsumoto, M., Murayama, K., Samejima, K., Sadato, N., & Matsumoto, K. (2010). Neural correlates of cognitive dissonance and choice-induced preference change. *Proceedings of the National Academy of Sciences of the United States of America, 107*, 22014-22019.

Jacobsen, T., Schubotz, R. I., Hofel, L., & Cramon, D. Y. (2006). Brain correlates of aesthetic judgment of beauty. *NeuroImage, 29*, 276-285.

Jarcho, J. M., Berkman, E. T., & Lieberman, M. D. (2011). The neural basis of rationalization: Cognitive dissonance reduction during decision-making. *Social Cognitive and Affective Neuroscience, 6*, 460-467.

Johnson, S. C., Schmitz, T. W., Kawahara-Baccus, T. N., Rowley, H. A., Alexander, A.

Glascher, J., Hampton, A. N., & O'Doherty, J. P. (2009). Determining a role for ventromedial prefrontal cortex in encoding action-based value signals during reward-related decision making. *Cerebral Cortex, 19*, 483-495.

Goldberg, E. & Podell, K. (1999). Adaptive versus Veridical Decision Making and the Frontal Lobes. *Consciousness and Cognition, 8*, 364-377.

Goldberg, E. & Podell, K. (2000). Adaptive decision making, ecological validity, and the frontal lobes. *Journal of Clinical and Experimental Neuropsychology (Neuropsychology, Development and Cognition: Section A), 22*, 56-68.

Greene, J. D., Nystrom, L. E., Engell, A. D., Darley, J. M., & Cohen, J. D. (2004). The neural bases of cognitive conflict and control in moral judgment. *Neuron, 44*, 389-400.

Greene, J. D. & Paxton, J. M. (2009). Patterns of neural activity associated with honest and dishonest moral decisions. *Proceedings of the National Academy of Sciences of the United States of America, 106*, 12506-12511.

Grinband, J., Hirsch, J., & Ferrera, V. P. (2006). A neural representation of categorization uncertainty in the human brain. *Neuron, 49*, 757-763.

Gusnard, D. A., Akbudak, E., Shulman, G. L., & Raichle, M. E. (2001). Medial prefrontal cortex and self-referential mental activity: Relation to a default mode of brain function. *Proceedings of the National Academy of Sciences of the United States of America, 98*, 4259-4264.

Gusnard, D. A. & Raichle, M. E. (2001). Searching for a baseline: Functional imaging and the resting human brain. *Nature Reviews Neuroscience, 2*, 685-694.

Hampson, M., Driesen, N., Roth, J. K., Gore, J. C., & Constable, R. T. (2010). Functional connectivity between task-positive and task-negative brain areas and its relation to working memory performance. *Magnetic Resonance Imaging, 28*, 1051-1057.

Hampton, A. N., Bossaerts, P., & O'Doherty, J. P. (2006). The role of the ventromedial prefrontal cortex in abstract state-based inference during decision making in humans. *Journal of Neuroscience, 26*, 8360-8367.

Hampton, A. N., Bossaerts, P., & O'Doherty, J. P. (2008). Neural correlates of mentalizing-related computations during strategic interactions in humans. *Proceedings* integrative processes: Basic psychological need satisfaction predicts medial prefrontal activation during decisional conflict. *Journal of Experimental Psychology General, 142*, 967-978.

Egner, T. & Hirsch, J. (2005). The neural correlates and functional integration of cognitive control in a Stroop task. *NeuroImage 24*, 539-547.

Elliott, R., Völlm, B., Drury, A., McKie, S., Richardson, P., & Deakin, J. F. (2006). Co-operation with another player in a financially rewarded guessing game activates regions implicated in theory of mind. *Society for Neuroscience, 1*, 385-395.

Forstmann, B., Brass, M., Koch, I., & von Cramon, Y. (2006). Voluntary selection of task sets revealed by functional magnetic resonance imaging. *Journal of Cognitive Neuroscience, 18*, 388-398.

Forstmann, B. U., Wolfensteller, U., Derrfuss, J., Neumann, J., Brass, M., Ridderinkhof, K. R., & von Cramon, D. Y. (2008). When the choice is ours: Context and agency modulate the neural bases of decision-making. *PLoS ONE, 3*, e1899.

Fox, M. D., Snyder, A. Z., Vincent, J. L., Corbetta, M., Van Essen, D. C., & Raichle, M. E. (2005). The human brain is intrinsically organized into dynamic, anticorrelated functional networks. *Proceedings of the National Academy of Sciences of the United States of America, 102*, 9673-9678.

Fox, M. D., Zhang, D., Snyder, A. Z., & Raichle, M. E. (2009). The global signal and observed anticorrelated resting state brain networks. *Journal of Neurophysiology, 101*, 3270-3283.

Frith, C. D. & Frith, U. (1999). Interacting minds: A biological basis. *Science, 286*, 1692-1695.

Frith, C. D. & Singer, T. (2008). The role of social cognition in decision making. *Philosophical Transactions of the Royal Society B-Biological Sciences, 363*, 3875-3886.

Fritzsche, A. S., Stahl, J., & Gibbons, H. (2010). An ERP study of the processing of response conflict in a dynamic localization task: The role of individual differences in task-appropriate behavior. *Clinical Neurophysiology, 121*, 1358-1370.

Gallagher, H. L., Jack, A. I., Roepstorff, A., & Frith, C. D. (2002). Imaging the intentional stance in a competitive game. *NeuroImage 16*, 814-821.

e18451.

Chandrasekhar, P. V., Capra, C. M., Moore, S., Noussair, C., & Berns, G. S. (2008). Neurobiological regret and rejoice functions for aversive outcomes. *NeuroImage, 39*, 1472-1484.

Chaudhry, A. M., Parkinson, J. A., Hinton, E. C., Owen, A. M., & Roberts, A. C. (2009). Preference judgements involve a network of structures within frontal, cingulate and insula cortices. *European Journal of Neuroscience, 29*, 1047-1055.

Chen, A. C., Welsh, R. C., Liberzon, I., & Taylor, S. F. (2010). 'Do I like this person?' A network analysis of midline cortex during a social preference task. *NeuroImage, 51*, 930-939.

Christoff, K., Gordon, A. M., Smallwood, J., Smith, R., & Schooler, J. W. (2009). Experience sampling during fMRI reveals default network and executive system contributions to mind wandering. *Proceedings of the National Academy of Sciences of the United States of America, 106*, 8719-8724.

Cikara, M., Farnsworth, R. A., Harris, L. T., & Fiske, S. T. (2010). On the wrong side of the trolley track: Neural correlates of relative social valuation. *Social Cognitive and Affective Neuroscience, 5*, 404-413.

Cohen, M. X. (2007). Individual differences and the neural representations of reward expectation and reward prediction error. *Social Cognitive and Affective Neuroscience, 2*, 20-30.

Coricelli, G. & Nagel, R. (2009). Neural correlates of depth of strategic reasoning in medial prefrontal cortex. *Proceedings of the National Academy of Sciences of the United States of America 106*, 9163-9168.

Daselaar, S. M., Porat, Y., Huijbers, W., & Pennartz, C. M. (2010). Modality-specific and modality-independent components of the human imagery system. *NeuroImage, 52*, 677-685.

Daw, N. D., O'Doherty, J. P., Dayan, P., Seymour, B., & Dolan, R. J. (2006). Cortical substrates for exploratory decisions in humans. *Nature, 441*, 876-879.

Delgado, M. R., Miller, M. M., Inati, S., & Phelps, E. A. (2005). An fMRI study of reward-related probability learning. *NeuroImage, 24*, 862-873.

Di Domenico, S. I., Fournier, M. A., Ayaz, H., & Ruocco, A. C. (2013). In search of

Bechara, A., Damasio, H., & Damasio, A. R. (2000). Emotion, decision making and the orbitofrontal cortex. *Cerebral Cortex, 10*, 295-307.

Beckmann, C. F., DeLuca, M., Devlin, J. T., & Smith, S. M. (2005). Investigations into resting-state connectivity using independent component analysis. *Philosophical Transactions of the Royal Society of London. Series B, Biological Sciences, 360*, 1001-1013.

Behrens, T. E., Woolrich, M. W., Walton, M. E., & Rushworth, M. F. (2007). Learning the value of information in an uncertain world. *Nature Neuroscience, 10*, 1214-1221.

Boorman, E. D., Behrens, T. E., Woolrich, M. W., & Rushworth, M. F. (2009). How green is the grass on the other side? Frontopolar cortex and the evidence in favor of alternative courses of action. *Neuron, 62*, 733-743.

Botvinick, M. M., Braver, T. S., Barch, D. M., Carter, C. S., & Cohen, J. D. (2001). Conflict monitoring and cognitive control. *Psychological Review, 108*, 624-652.

Botvinick, M. M., Cohen, J. D., & Carter, C. S. (2004). Conflict monitoring and anterior cingulate cortex: An update. *Trends in Cognitive Sciences, 8*, 539-546.

Broyd, S. J., Demanuele, C., Debener, S., Helps, S. K., James, C. J., & Sonuga-Barke, E. J. (2009). Default-mode brain dysfunction in mental disorders: A systematic review. *Neuroscience & Biobehavioral Reviews, 33*, 279-296.

Buckner, R. L., Andrews-Hanna, J. R., & Schacter, D. L. (2008a). The Brain's Default Network. *Annals of the New York Academy of Sciences, 1124*, 1-38.

Buckner, R. L., Andrews-Hanna, J. R., & Schacter, D. L. (2008b). The brain's default network: Anatomy, function, and relevance to disease. *Annals of the New York Academy of Sciences, 1124*, 1-38.

Cabeza, R. & Nyberg, L. (2000). Imaging Cognition II: An Empirical Review of 275 PET and fMRI Studies. *Journal of Cognitive Neuroscience, 12*, 1-47.

Callan, A. M., Osu, R., Yamagishi, Y., Callan, D. E., & Inoue, N. (2009). Neural correlates of resolving uncertainty in driver's decision making. *Human Brain Mapping, 30*, 2804-2812.

Caspers, S., Heim, S., Lucas, M. G., Stephan, E., Fischer, L., Amunts, K., & Zilles, K. (2011). Moral concepts set decision strategies to abstract values. *PLoS ONE, 6*,

Yaoi, K., Osaka, N., & Osaka, M. (2009). Is the self special in the dorsomedial prefrontal cortex? An fMRI study. *Social Neuroscience, 4*, 455-463.

Yaoi, K., Osaka, M., & Osaka, N. (2013). Medial prefrontal cortex dissociation between self and others in a referential task: An fMRI study based on word traits. *Journal of Physiology, 107*, 517-525.

Yomogida, Y., Sugiura, M., Sassa, Y., Wakusawa, K., Sekiguchi, A., Fukushima, A., Takeuchi, H., Horie, K., Sato, S., & Kawashima, R. (2010). The neural basis of agency: An fMRI study. *Neuroimage, 50*, 198-207.

Zhu, Y, Zhang, L., Fan, J., & Han, S. (2007). Neural basis of cultural influence on self-representation. *Neuroimage, 34*, 1310-1316.

4 自己の内的基準に基づく意思決定

Abler, B., Herrnberger, B., Gron, G., & Spitzer, M. (2009). From uncertainty to reward: BOLD characteristics differentiate signaling pathways. *BMC Neuroscience, 10*, 154.

Amodio, D. M. & Frith, C. D. (2006). Meeting of minds: The medial frontal cortex and social cognition. *Nature Reviews Neuroscience, 7*, 268-277.

Arana, F. S., Parkinson, J. A., Hinton, E., Holland, A. J., Owen, A. M., & Roberts, A. C. (2003). Dissociable contributions of the human amygdala and orbitofrontal cortex to incentive motivation and goal selection. *Journal of Neuroscience, 23*, 9632-9638.

Assaf, M., Kahn, I., Pearlson, G. D., Johnson, M. R., Yeshurun, Y., Calhoun, V. D., & Hendler, T. (2009). Brain ame. *Brain Imaging and Behavior, 3*, 24-37.

Balleine, B. W. & O'Doherty, J. P. (2010). Human and rodent homologies in action control: Corticostriatal determinants of goal-directed and habitual action. *Neuropsychopharmacology, 35*, 48-69.

Banko, E. M., Gal, V., Kortvelyes, J., Kovacs, G., & Vidnyanszky, Z. (2011). Dissociating the effect of noise on sensory processing and overall decision difficulty. *Journal of Neuroscience, 31*, 2663-2674.

Bartholow, B. D., Pearson, M. A., Dickter, C. L., Sher, K. J., Fabiani, M., & Gratton, G. (2005). Strategic control and medial frontal negativity: Beyond errors and response conflict. *Psychophysiology, 42*, 33-42.

Schmitz, T. W., Kawahara-Baccus, T. N., & Johnson, S. C. (2004). Metacognitive evaluation, self-relevance, and the right prefrontal cortex. *Neuroimage, 22*, 941-947.

Schnell, K., Heekeren, K., Schnitker, R., Daumann, J., Weber, J., Hesselmann, V., M-ller-Hartmann, W., Thron, A., & Gouzoulis-Mayfrank, E. (2007). An fMRI approach to particularize the frontoparietal network for visuomotor action monitoring: Detection of incongruence between test subjects' actions and resulting perceptions. *Neuroimage, 34*, 332-341.

嶋田総太郎 (2009). 自己を他者と区別する脳のメカニズム. 開一夫・長谷川寿一（編）ソーシャルブレインズ ── 自己と他者を認知する脳. 東京大学出版会, pp.59-74.

Sugiura, M., Sassa, Y., Jeong, H., Miura, N., Akitsuki, Y., Horie, K., Sato, S., & Kawashima, R. (2006). Multiple brain networks for visual self-recognition with different sensitivity for motion and body part. *Neuroimage, 32*, 1905-1917.

Sugiura, M., Watanabe, J., Maeda, Y., Matsue, Y., Fukuda, H., & Kawashima, R. (2005). Cortical mechanisms of visual self-recognition. *Neuroimage, 24*, 143-149.

Symons, C. S., & Johnson, B. T. (1997). The self-reference effect in memory: A meta-analysis. *Psychological Bulletin, 121*, 371-394.

Uddin, L. Q., Kaplan, J. T., Molnar-Szakacs, I., Zaidel, E., & Iacoboni, M. (2005). Self-face recognition activates a frontoparietal "mirror" network in the right hemisphere: An event-related fMRI study. *Neuroimage, 25*, 926-935.

Vanderwal, T., Hunyadi, E., Grupe, D. W., Connors, C. M., & Schultz, R. T. (2008). Self, mother and abstract other: An fMRI study of reflective social processing. *Neuroimage, 41*, 1437-1446.

Vocks, S., Busch, M., Gr-nemeyer, D., Schulte, D., Herpertz, S., & Suchan, B. (2010). Differential neuronal responses to the self and others in the extrastriate body area and the fusiform body area. *Cognitive, Affective, and Behavioral Neuroscience, 10*, 422-429.

von Holst, E. (1954). Relations between the central nervous system and peripheral organs. *British Journal of Animal Behavior, 2*, 84-94.

Wagner, A. D., Shannon, B. J., Kahn, I., & Buckner, R. L. (2005). Parietal lobe contributions to episodic memory retrieval. *Trends in Cognitive Science, 9*, 445-453.

インズ —— 自己と他者を認知する脳. 東京大学出版会. pp.79-105.

Myers, A. & Sowden, P. T. (2008). Your hand or mine? The extrastriate body area. *Neuroimage, 42*, 1669-1677.

Newen, A. & Vogeley, K. (2003). Self-representation: Searching for a neural signature of self-consciousness. *Consciousness and Cognition, 12*, 529-543.

Northoff, G. & Bermpohl, F. (2004). Cortical midline structures and the self. *Trends in Cognitive Sciences, 8*, 102-107.

Northoff, G., Heinzel, A., de Greck, M., Bermpohl, F., Dobrowolny, H., & Panksepp, J. (2006). Self-referential processing in our brain: A meta-analysis of imaging studies on the self. *Neuroimage, 31*, 440-57.

Ojemann, G. A., Schoenfield-McNeill, J., & Corina, D. P. (2004). Different neurons in different regions of human temporal lobe distinguish correct from incorrect identification or memory. *Neuropsychologia, 42*, 1383-1393.

苧阪直行 (1996a). 意識とは何か —— 科学の新たな挑戦. 岩波書店.

苧阪直行（編）(1996b). 脳と意識. 朝倉書店.

苧阪直行 (2004). 意識の神経相関問題. 森正義彦（編）科学としての心理学. 培風館, pp.73-94.

苧阪直行（編）(2010a). 脳イメージング. 培風館.

苧阪直行 (2010b). 笑い脳 —— 社会脳へのアプローチ. 岩波科学ライブラリー, 岩波書店.

苧阪直行（編）(2012). 社会脳科学の展望 —— 脳から社会をみる. 新曜社.

Platek, S. M., Keenan, J. P., Gallup, G. G., & Mohamed, F. B. (2004). Where am I? The neurological correlates of self and other. *Cognitive Brain Research, 19*, 114-122.

Platek, S. M., Wathne, K., Tierney, N. G., & Thomson, J. W. (2008). Neural correlates of self-face recognition: An effect-location meta-analysis. *Brain Research, 1232*, 173-184.

Ramachandran, V. S. (2011). *The Tell-Tale brain: A Neuroscientist's Quest for What Makes Us Human*. W. W. Norton & Company.（V. S. ラマチャンドラン／山下篤子（訳）(2012). 脳のなかの天使. 角川書店.）

Rogers, T. B., Kuiper, N. A., & Kirker, W. S. (1977). Self-reference and the encoding of personal information. *Journal of Personality and Social Psychology, 35*, 677-688.

Social Cognitive and Affective Neuroscience, 1, 18-25.

Hehman, J. A., German, T. P., & Klein, S. B. (2005). Impaired Self-Recognition from Recent Photographs in a Case of Late-Stage Alzheimer's Disease. *Social Cognition, 23*, 118-124.

堀内孝 (1995). 自己関連づけ効果の解釈をめぐる問題. 名古屋大学教育学部紀要 ── 教育心理学科, *42*, 157-170.

Johnson, S. C., Baxter, L. C., Wilder, A. S., Pipe, J. G., Heiserman, J. E., & Prigatano, G. P. (2002). Neural correlates of self-reflection. *Brain, 125*, 1808-1814.

Kanwisher, N., McDermott, J., & Chun, M. M. (1997). The fusiform face area: A module in human extrastriate cortex specialized for face perception. *Journal of Neuroscience, 17*, 4302-4311.

Kelley, W. M., Macrae, C. N., Wyland, C. L., Caglar, S., Inati, S., & Heatherton, T. F. (2002). Finding the self? An event-related fMRI study. *Journal of Cognitive Neuroscience, 14*, 785-794.

Klein, S. B. & Loftus, J. (1988). The nature of self-referent encoding: The contributions of elaborative and organizational processes. *Journal of Personality and Social Psychology, 55*, No.1, 5-11.

Kuiper, N. A. & Rogers, T. B. (1979). Encoding of personal information: Self-other differences. *Journal of Personality and Social Psychology, 37*, 499-514.

Legrand, D. & Ruby, P. (2009). What is self-specific? Theoretical investigation and critical review of neuroimaging results. *Psychological Review, 116*, 252-282.

Lenggenhager, B., Tadi, T., Metzinger, T., & Blanke, O. (2007). Video ergo sum: Manipulating bodily self-consciousness. *Science, 317*, 1096-1099.

Leube, D., Knoblich, G., Erb, M., Grodd, W., Bartels, M., & Kircher, T. T. J. (2003). The neural correlates of perceiving one's own movements. *Neuroimage, 20*, 2084-2090.

Ma, Y. & Han, S. (2012). Functional dissociation of the left and right fusiform gyrus in self-face recognition. *Human Brain Mapping, 33*, 2255-2267.

Miller, B. L., Seeley, W. W., Mychack, P., Rosen, H. J., Mena, I., & Boone, K. (2001). Neuroanatomy of the self. *Neurology, 57*, 817-821.

村田哲 (2009). 脳の中にある身体. 開一夫・長谷川寿一（編）ソーシャルブレ

Ehrsson, H. H. (2007). The experimental induction of out-of-body experiences. *Science, 317*, 1048.

Ehrsson, H. H., Holmes, N. P., & Passingham, R. E. (2005). Touching a rubber hand: feeling of body ownership is associated with activity in multisensory brain areas. *Journal of Neuroscience, 25*, 10564-10573.

Ehrsson, H. H., Spence, C., & Passingham, R. E. (2004). That's my hand! Activity in premotor cortex reflects feeling of ownership of a limb. *Science, 305*, 875-877.

Farrer, C., Franck, N., Georgieff, N., Frith, C. D., Decety, J., & Jeannerod, M. (2003). Modulating the experience of agency: A positron emission tomography study. *Neuroimage, 18*, 324-333.

Feinberg, T. E. (2001). *Altered Egos: How the brain creates the self*. Oxford University Press. (トッド・E. ファインバーグ／吉田利子（訳）(2002). 自我が揺らぐとき —— 脳はいかにして自己を創りだすのか. 岩波書店.)

Feinberg, T. E. (2011). The nested neural hierarchy and the self. *Consciousness and Cognition, 20*, 4-15.

Fossati, P., Hevenor, S. J., Graham, S. J., Grady, C., Keightley, M. L., Craik, F. I. M., & Mayberg, H. (2003). In search of the emotional self: An fMRI study using positive and negative emotional words. *American Journal of Psychiatry, 160*, 1938-1945.

Gallagher, I. (2000). Philosophical conceptions of the self: Implications for cognitive science. *Trends in Cognitive Sciences, 4*, 14-21.

Graziano, M. S. A., Hu, X. T., & Gross, C. G. (1997). Visuospatial properties of ventral premotor cortex. *Journal of Neurophysiology, 77*, 2268-2292.

Graziano, M. S. A., Gross, C. G., Taylor, C. S. R., & Moore, T. (2004). A system of multimodal areas in the primate brain. In Spence, C. & Driver, J. (Eds.). *Crossmodal Space and Crossmodal Attention*. Oxford University Press, pp.51-67.

Han, S., Mao, L., Gu, X., Zhu, Y., Ge, J., & Ma, Y. (2008). Neural consequences of religious belief on self-referential processing. *Social Neuroscience, 3*, 1-15.

Han, S. & Northoff, G. (2008). Culture-sensitive neural substrates of human cognition: A transcultural neuroimaging approach. *Nature Reviews. Neuroscience, 9*, 646-654.

Heatherton, T. F., Wyland, C. L., Macrae, C. N., Demos, K. E., Denny, B. T., & Kelley, W. M. (2006). Medial prefrontal activity differentiates self from close others.

756.

Bower, G. H. & Gilligan, S. G. (1979). Remembering information related to one's self. *Journal of Research in Personality, 13*, 420-432.

Chalmers, D. J. (1995). Facing up to the problem of consciousness. *Journal of Consciousness Studies, 2*(3), 200-219.

Cousins, S. D. (1989). Culture and self-perception in Japan and United States. *Journal of Personality and Social Psychology, 56*, 124-131.

Craik, F. I. M., Moroz, T. M., Moscovitch, M., Stuss, D. T., Winocur, G., Tulving, E., & Kapur, S. (1999). In search of the self: A positron emission tomography study. *Psychological Science, 10*, 26-34.

Damasio, A. R. (1999). *The Feeling of What Happens: Body and emotion in the making of consciousness*. Harcourt Brace & Company.（アントニオ・R. ダマシオ／田中三彦（訳）(2003). 無意識の脳　自己意識の脳 ── 身体と情動と感情の神秘. 講談社.）

David, N., Cohen, M. X., Newen, A., Bewernick, B. H., Shah, N. J., Fink, G. R., & Vogeley, K. (2007). The extrastriate cortex distinguishes between the consequences of one's own and others' behavior. *Neuroimage, 36*, 1004-1014.

David, N., Jansen, M., Cohen, M. X., Osswald, K., Molnar-Szakacs, I., Newen, A., Vogeley, K., & Paus, T. (2009). Disturbances of self-other distinction after stimulation of the extrastriate body area in the human brain. *Social Neuroscience, 4*, 1-9.

David, N., Newen, A., & Vogeley, K. (2008). The "sense of agency" and its underlying cognitive and neural mechanisms. *Consciousness and Cognition, 17*, 523-534.

De Vignemont, F. & Fourneret, P. (2004). The sense of agency: A philosophical and empirical review of the "Who" system. *Consciousness and Cognition, 13*, 1-19.

Dennett, D. C. (1991). *Consciousness Explained*. Little, Brown and Co.（ダニエル・C. デネット／山口泰司（訳）(1997). 解明される意識. 青土社.）

Downing, P. E., Jiang, Y., Shuman, M., & Kanwisher, N. (2001). A cortical area selective for visual processing of the human body. *Science, 293*, 2470-2473.

Downing, P. E., Peelen, M. V, Wiggett, A. J., & Tew, B. D. (2006). The role of the extrastriate body area in action perception. *Social Neuroscience, 1*, 52-62.

NeuroImage, 24(4), 1225-1232.

Sugita, Y. & Suzuki, Y. (2003). Audiovisual perception: Implicit estimation of sound-arrival time. *Nature, 421*, 911.

Tanaka, N. & Shimada, S. (2012). Sex difference in mirror neuron system activity during mental rotation of hand and object. 8th FENS Forum of Neuroscience (FENS2012), Online Proceedings, 4604, Barcelona.

Toida, K., Ueno, K., & Shimada, S. (2014). Recalibration of subjective simultaneity between self-generated movement and delayed auditory feedback. *NeuroReport, 25*, 284-288.

Tsakiris, M., Haggard, P., Franck, N., Mainy, N. & Sirigu, A. (2005). A specific role for efferent information in self-recognition. *Cognition, 96*, 215-231.

van den Bos, E., & Jeannerod, M. (2002). Sense of body and sense of action both contribute to self-recognition. *Cognition, 85*, 177-187.

Wegner, D. M. & Wheatley, T. P. (1999). Apparent mental causation: Sources of the experience of will. *American Psychologist, 54*, 480-492.

Wolpert, D. M., Goodbody, S. J., & Husain, M. (1998). Maintaining internal representations: The role of the human superior parietal lobe, *Nature Neuroscience, 1*, 529-533.

3　自己を知る脳 ── 自己認識を支える脳

Andersen, R. A., Snyder, L. H., Bradley, D. C., & Xing, J. (1997). Multimodal representation of space in the posterior parietal cortex and its use in planning movements. *Annual Review of Neuroscience, 20*, 303-330.

Biringer, F. & Anderson, J. R. (1992). Self-recognition in Alzheimer's disease: A mirror and video study. *Journal of Gerontology, 47*, 385-388.

Blanke, O., Ortigue, S., Landis, T., & Seeck, M. (2002). Stimulating illusory own-body perceptions. *Nature, 419*, 269-270.

Bologna, S. M. & Camp, C. J. (1997). Covert versus overt self-recognition in late stage Alzheimer's disease. *Journal of the International Neuropsychological Society, 3*, No.2, 195-198.

Botvinick, M. & Cohen, J. (1998). Rubber hands "feel" touch that eyes see. *Nature, 391*, for Human Brain Mapping, p.160, Barcelona.

光真坊悟・嶋田総太郎 (2011). 自己認識における身体映像の回転と遅延の与える影響. 認知科学, 18(1), 41-49.

Gallagher, S. (2000). Philosophical conceptions of the self: Implications for cognitive science. *Trends in Cognitive Science, 4*, 14-21.

服部暢彦・伊勢史郎 (2005). 同時性判断に与える聴覚刺激と身体感覚の影響. 日本音響学会2005年春季研究発表会講演論文集, 669-670.

Heron, J., Hanson, J. V. M., & Whitaker, D. (2009). Effect before cause: Supramodal recalibration of sensorimotor timing. *PLoS ONE, 4*(11), e7681.

Kanaya, S., Matsushima, Y., & Yokosawa, K. (2012). Does seeing ice really feel cold? Visual-thermal interaction under an illusory body-ownership. *PLoS ONE, 7*(11): e47293.

Parsons, L. M. (1987). Imagined spatial transformations of one's hands and feet. *Cognitive Psychology, 19*, 178-241.

Petit, L. S., Pegna, A. J., Mayer, E., & Hauert, C. A. (2003). Representation of anatomical constraints in motor imagery: Mental rotation of a body segment. *Brain and Cognition, 51*, 95-101.

Shepard, R. N. & Metzler, J. (1971). Mental rotation of three- dimensional objects. *Science, 171*, 701-703.

嶋田総太郎 (2009). 自己と他者を区別する脳のメカニズム（第4章）. ソーシャルブレインズ ── 自己と他者を認知する脳. 開一夫・長谷川寿一（編）東京大学出版会, pp.59-77.

嶋田総太郎 (2011). 自己身体はどのように脳内で表現されているのか？（第1章）. 子安増生・大平英樹（編）ミラーニューロンと〈心の理論〉. 新曜社, pp.21-57.

Shimada, S., Fukuda, K., & Hiraki, K. (2009). Rubber hand illusion under delayed visual feedback. *PLoS ONE, 4*(7): e6185.

Shimada, S., Qi, Y., & Hiraki, K. (2010). Detection of visual feedback delay in active and passive self-body movements. *Experimental Brain Research, 201*, 359-364.

Shimada, S., Hiraki, K., & Oda, I. (2005). The parietal role in the sense of self-ownership with temporal discrepancy between visual and proprioceptive feedbacks.

Rizzolatti, G., Fadiga, L., Gallese, V., & Fogassi, L. (1996). Premotor cortex and the recognition of motor actions. *Brain Research - Cognitive Brain Research, 3*(2), 131-141.

Santiesteban, I., White, S., Cook, J., Gilbert, S. J., Heyes, C., & Bird, G. (2012). Training social cognition: From imitation to Theory of Mind. *Cognition, 122*(2), 228-235. doi: 10.1016/j.cognition.2011.11.004

Sifneos, P. E. (1973). The prevalence of 'alexithymic' characteristics in psychosomatic patients. *Psychotherapy and Psychosomatics, 22*(2), 255-262.

2 身体的自己の生起メカニズム

Armel, K. C. & Ramachandran, V. S. (2003). Projecting sensations to external objects: Evidence from skin conductance response. *Proceedings of Royal Society of London B, 270*, 1499-1506.

Balslev, D., Nielsen, F. A., Lund, T. E., Law, I., & Paulson, O. B. (2006). Similar brain networks for detecting visuo-motor and visuo-proprioceptive synchrony. *NeuroImage, 31*, 308-312.

Botvinick, M. & Cohen, J. (1998). Rubber hands' feel' touch that eyes see. *Nature, 391*, 756.

Daprati, E., Franck, N., Georgieff, N., Proust, J., Pacherie, E., Dalery, J., & Jeannerod, M. (1997). Looking for the agent: An investigation into consciousness of action and self-consciousness in schizophrenic patients. *Cognition, 65*, 71-86.

Ehrsson, H. H., Spence, C., & Passingham, R. E. (2004). That's my hand! Activity in premotor corte reflects feeling of ownership of a limb. *Science, 305*, 875-877.

Farrer, C. & Frith, C. D. (2002). Experiencing oneself vs another person as being the cause of an action: The neural correlates of the experience of agency. *Neuroimage, 15*, 596-603.

Farrer, C., Franck, N., Georgieff, N., Frith, C. D., Decety, J., & Jeannerod, M. (2003). Modulating the experience of agency: A positron emission tomography study. *Neuroimage, 18*, 324-333.

Fukuda, K. & Shimada, S. (2010). Sensorimotor area activation during rubber hand illusion under delayed visual feedback. The 16th annual meeting of the Organization

132(3), 252-263. doi: http://dx.doi.org/10.1016/j.pain.2007.01.032

Karlsson, H., Naatanen, P., & Stenman, H. (2008). Cortical activation in alexithymia as a response to emotional stimuli. *British Journal of Psychiatry, 192*(1), 32-38. doi: 10.1192/bjp.bp.106.034728

Lane, R. D. & Schwartz, G. E. (1987). Levels of emotional awareness: A cognitive-developmental theory and its application to psychopathology. *American Journal of Psychiatry, 144*(2), 133-143.

Mantani, T., Okamoto, Y., Shirao, N., Okada, G., & Yamawaki, S. (2005). Reduced activation of posterior cingulate cortex during imagery in subjects with high degrees of alexithymia: A functional magnetic resonance imaging study. *Biological Psychiatry, 57*(9), 982-990. doi: 10.1016/j.biopsych.2005.01.047

守口善也 (2013). 脳科学辞典　心身症, from http://bsd.neuroinf.jp/wiki/ 心身症

Moriguchi, Y., Decety, J., Ohnishi, T., Maeda, M., Mori, T., Nemoto, K., Matsuda, H., & Komaki, G. (2007). Empathy and judging other's pain: An fMRI study of alexithymia. *Cerebral Cortex, 17*(9), 2223-2234. doi: 10.1093/cercor/bhl130

Moriguchi, Y., Ohnishi, T., Decety, J., Hirakata, M., Maeda, M., Matsuda, H., & Komaki, G. (2009). The human mirror neuron system in a population with deficient self-awareness: An fMRI study in alexithymia. *Human Brain Mapping, 30*(7), 2063-2076. doi: 10.1002/hbm.20653

Moriguchi, Y., Ohnishi, T., Lane, R. D., Maeda, M., Mori, T., Nemoto, K., Matsuda, H., & Komaki, G. (2006). Impaired self-awareness and theory of mind: An fMRI study of mentalizing in alexithymia. *Neuroimage, 32*(3), 1472-1482. doi: 10.1016/j.neuroimage.2006.04.186

Ohnishi, T., Moriguchi, Y., Matsuda, H., Mori, T., Hirakata, M., Imabayashi, E., Hirao, K., Nemoto, K., Kaga, M., Inagaki, M., Yamada, M., & Uno, A. (2004). The neural network for the mirror system and mentalizing in normally developed children: An fMRI study. *Neuroreport, 15*(9), 1483-1487.

Premack, D., & Woodruff, G. (1978). Does the chimpanzee have a theory of mind? *Behavioral and Brain Sciences, 1*(4), 515-526. doi: 10.1017/s0140525x00076512

Preston, S. D., & de Waal, F. B. (2002). Empathy: Its ultimate and proximate bases. *Behavioral and Brain Sciences, 25*(1), 1-20; discussion 20-71.

America, 103, 15623-15628.

西田幾多郎 (1948). 私と汝. 西田幾多郎全集第 6 巻, pp.341-427.

西田幾多郎 (1948). 自愛と他愛及び辯證法. 西田幾多郎全集第 6 巻, pp.260-299.

Northoff, G. & Bermpohl, F. (2004). Cortical midline structures and the self. *Trends in Cognitive Sciences, 8*, 102-107.

苧阪直行 (2010). 笑い脳. 岩波書店.

Rosenzweig, S, (1934). Types of reaction to frustration. *Journal of Abnormal and Social Psychology, 29*, 298-300.

1　アレキシサイミアと社会脳

Bagby, R. M., Parker, J. D., & Taylor, G. J. (1994). The twenty-item Toronto Alexithymia Scale-I. Item selection and cross-validation of the factor structure. *Journal of Psychosomatic Research, 38*(1), 23-32.

Castelli, F., Frith, C., Happé, F., & Frith, U. (2002). Autism, Asperger syndrome and brain mechanisms for the attribution of mental states to animated shapes. *Brain, 125*(8), 1839-1849. doi: 10.1093/brain/awf189

Davies, M. & Stone, T. (1995). *Folk Psychology: The theory of mind debate*. Oxford: Blackwell.

Falck-Ytter, T., Gredeback, G., & von Hofsten, C. (2006). Infants predict other people's action goals. *Nature Neuroscience, 9*(7), 878-879. doi: 10.1038/nn1729

Fitzgerald, M. & Bellgrove, M. (2006). The overlap between alexithymia and Asperger's syndrome. *Journal of Autism and Developmental Disorders, 36*(4), 573-576. doi: 10.1007/s10803-006-0096-z

Frith, U. & Frith, C. D. (2003). Development and neurophysiology of mentalizing. *Philosophical Transactions of The Royal Society B Biological Sciences, 358*(1431), 459-473. doi: 10.1098/rstb.2002.1218

Gallese, V., Fadiga, L., Fogassi, L., & Rizzolatti, G. (1996). Action recognition in the premotor cortex. *Brain, 119*(Pt 2), 593-609.

Kano, M., Hamaguchi, T., Itoh, M., Yanai, K., & Fukudo, S. (2007). Correlation between alexithymia and hypersensitivity to visceral stimulation in human. *PAIN,*

Zelazo, P. H., Chandler, M., & Crone, E. (Eds.) (2010). *Developmental Social Cognitive Neuroscience*. London: Psychology Press.

社会脳シリーズ6『自己を知る脳・他者を理解する脳』への序

Bateson, M., Nettle, D., & Roberts, G. (2006). Cues of being watched enhance cooperation in a real-world setting. *Biology Letters, 2*, 412-414.

Daprati, E., Franck, N., Georgieff, N., Proust, J., Pacherie, E., Dalery, J., & Jeannerod, M. (1977). Looking for the agent: An investigation into consciousness of action and seld-consciousness in schizophrenic patients. *Cognition, 65*, 71-86.

Frith, C. & Wolpert, D. (2003). *The neuroscience of social interaction*. Oxford: Oxford University Press.

Gallagher, S. (2000). Philosophical conceptions of the self: Implications for cognitive science. *Trends in Cognitive Sciences, 4*, 14-21.

Ehrsson, H. H., Spence, C., & Passingham, R. E. (2004). That's my hand! Activity in premotor corte reflects feeling of ownership of a limb. *Science, 305*, 875-877.

Heider, F. & Simmel, M. (1944). An experimental study of apparent behavior. *American Journal of Psychology, 57*, 243-259.

Keenan, J., Wheeler, M., Gallup, G., & Pascual-Leone, A. (2000). Self-recognition and the right prefrontal cortex. *Trends in Cognitive Sciences, 4*, 338-344.

木村敏 (1981). 自己・あいだ・時間. 弘文堂.

Legrand, D., & Ruby, P. (2009). What is self-specific? Theoretical investigation and critical review of neuroimaging results. *Psychological Review, 116*, 252-282.

Menon, V. & Uddin, L. Q. (2010). Saliency, switching, attention and control: A network model of insula function. *Brain Structure and Function*, DOI 10.1007/s00429-010-0262-0.

Mithen, S. (2005). *The Singing Neanderthals: The origin of music, language, mind and body*. London: Weidenfeld & Nicolson.（熊谷淳子（訳）(2006). 歌うネアンデルタール —— 音楽と言語から見るヒトの進化. 早川書房.）

Moll, J., Krueger, F., Zahn, R., Pardini, M., de Oliveira-Souza, R., & Grafman, J. (2006). Human fronto-mesolombic networks guide decisions about charitable donation. *Proceedings of the National Acamemy of Sciences of the United States of*

引用文献

「社会脳シリーズ」刊行にあたって

Cacioppo, J. T., & Berntson, G. G. (Eds.) (2005). *Social Neuroscience*. London: Psychology Press.

Cacioppo, J. T., Berntson, G. G., Adolphs, R., Carter, C. S., Davidson, R. J., McClintock, M. K., McEwen, B. S., Meaney, M. J., Shacter, D. L., Sternberg, E. M., Suomi, S. S., & Taylor, S. E. (Eds.) (2002). *Foundations of Social Neuroscience*. Cambridge: MIT Press.

Cacioppo, J. T., Visser, P. S., & Pickett, C. L. (Eds.) (2006). *Social Neuroscience*. Cambridge: MIT Press.

Decety, J., & Cacioppo, J. T. (Eds.) (2011). *The Oxford Handbook of Social Neuroscience*. Oxford: Oxford University Press.

Decety, J., & Ickes, W. (Eds.) (2009). *The Social Neuroscience of Empathy*. Cambridge: MIT Press.

Dumbar, R. I. M. (2003). The social brain: Mind, language, and society in evolutionary perspective. *Annual Review of Anthropology, 32*, 163-181.

Harmon-Jones, E. & Beer, J. S. (Eds.) (2009). *Methods in Social Neuroscience*. New York: Guilford Press.

Harmon-Jones, E., & Winkielman, P. (Eds.) (2007). *Social Neuroscience*. New York: Guilford Press.

苧阪直行 (2004). デカルト的意識の脳内表現 —— 心の理論からのアプローチ. 哲学研究, 578号, 京都哲学会.

苧阪直行 (2010). 笑い脳 —— 社会脳からのアプローチ. 岩波科学ライブラリー 166, 岩波書店.

Taylor, S. E. (Eds.) (2002). *Foundations in Social Neuroscience*. Cambridge: MIT Press.

Todorov, A., Fiske, S. T., & Prentice, D. A. (Eds.) (2011). *Social Neuroscience*. New York: Oxford University Press.

無意識　74
無罰　208
メタ認知　15
メンタライジング　119, 129, 148, 157, 214
　——ネットワーク　162
メンタライゼーション　185
妄想　36
モーフィング顔　146
モラル・ジレンマ課題　xviii, 121
問題行動　210

———————— ヤ行 ————————
弱い中枢性統合仮説　163

———————— ラ行 ————————
ラバーハンド　xiv
　——錯覚　43, 84
離人症　xii
両側下前頭皮質　233
理論説　26
ルージュテスト　140
レイン・シュワルツモデル　33, 109

———————— ワ行 ————————
ワーキングメモリ　x, 182, 216

頭頂小葉　xv, 84
頭頂葉　xv, 42, 48, 59, 63, 84, 88, 182
頭頂領域　145
道徳的意思決定　121
島皮質　xx, 30, 31, 152, 155, 160
島皮質前部　151, 154, 160, 162, 163

──────── ナ行 ────────

内側前頭前皮質　118, 122, 125, 128, 133
内側前頭前野（MPFC）　xiii, xvi, xxi, 12, 16, 17, 148, 160, 162, 182
認識の発達モデル　32
人称問題　xiv, 172
認知の共感　21, 22, 29, 34
脳幹　32, 108
脳磁場計測法（MEG）　78
能動的運動　54
脳波（EEG）　78

──────── ハ行 ────────

バイオロジカルモーション　201-2
背外側前頭前皮質　125, 128
背外側前頭前野（DLPFC）　30, 171, 172, 178, 179, 215, 216, 228
背側前部帯状回（dACC）　30, 115, 128, 132
背内側　xvi
背内側前頭前皮質　125, 133
ハイパースキャニング　xx, xxv, 224, 227
発達障害　8
パラメトリック・モジュレーション　198
半投影法　213
反復的視察ゲーム　119
非意図的運動　42
P-Fスタディ　xxiv, 207

尾状核　xxii, 176, 177, 179
皮膚電気反応　44
表象　32
フォワードモデル　71
不確実性　113, 120
腹外側前頭前野（VLPFC）　210, 211, 213, 216
腹側前頭前野（VPFC）　213
腹側線条体　115
腹側前帯状回（vACC）　30
腹内側前頭前皮質（VMPFC）　116, 119, 133
フラストレーション　xxiii, xxiv, 205
フレゴリー錯覚　xii
文化心理学的研究　105
吻側前部帯状回　122, 125, 128
文脈依存の理解　194
ベイズ理論　116
扁桃体　8, 115, 116, 148, 151
紡錘状回　81, 82, 92
紡錘状回顔領域（FFA）　82, 145
ポジトロン断層法（PET）　12, 78, 199
補足運動野　128
ホムンクルス　78

──────── マ行 ────────

マインドリーディング　185
マインドワンダリング　128
マークテスト　xix, 140
まね　27
右側頭皮質　232
右側島皮質前部　164
ミラーサイン　146
ミラーシステム　x
ミラーニューロン　23, 38, 90, 162, 170

精神療法　2
正答のある意思決定　111, 126, 133
正答のない意思決定　111, 121, 126, 131, 133
舌状回　xxiii
セルフアウェアネス　x, 182
選好判断　121
前帯状回　29
前頭前野（PFC）　xxii, 97, 108, 179
前頭前野眼窩内側部（OMPFC）　97
前頭前野内側部（MPFC）　xiii, xvi, xxi, 12, 16, 17, 97, 99, 103-105, 148, 160, 162, 169-171, 176, 182, 199, 228
前頭前野背内側部（DMPFC）　97, 101, 103, 104
前頭側頭型認知症　77
前頭中心部　132
前頭-頭頂実行系ネットワーク　228
前頭-頭頂ネットワーク　225
前頭頭頂領域　145, 150, 164
前頭葉　76, 97, 182
前頭領域　145
前部帯状回（ACC）　xiii, xxi, xxii, 98, 151, 152, 154, 160, 169, 176, 211
　　──吻側部　118
前部帯状皮質　182
前部島皮質　210, 211, 213
操作的思考　33
想像力　35
側頭　182
側頭極（TP）　xxi, 12, 16, 104, 169, 171
側頭頭頂接合部（領域）（TPJ）　xxi-xxiii, 103-4, 162, 169, 171, 176, 182, 201, 213, 214, 228
側頭葉　xii, 76

側頭領域　148, 199

―――――― タ行 ――――――

体外離脱経験　xvi, 90
帯状回　xvi, 162
対人関係　201
対人コミュニケーション　9, 18
体性感覚　45, 87
　　──ドリフト　44
　　──野　29
大脳基底核　177
大脳皮質正中内側構造（CMS）　xvi, 97, 104
他者　ix, 99
他者知（ToMo）　181
他者表象　94
タスクポジティブネットワーク（TPN）　xviii, 127, 128, 134
他罰　xxiv, 207
遅延聴覚フィードバック　64, 68
中心後回　59
中前頭回　82
中側頭回（MTG）　102
聴覚フィードバック　64
テイラー攻撃性パラダイム　211
デカルトの劇場　78
デフォルトモードネットワーク（DMN）　xviii, 127, 128, 130, 132, 134
テレ　142, 143
島　xiii, 115, 125, 128
同一化　20
投影法　213
統合された自己　108
統合失調症　36, 50
同調　20

言語 33
攻撃性 xxiv
攻撃的行動 206
構造ベースモデル 116
後頭葉 xxiii, 59
後部上側頭溝 xxi, 169
後部上側頭回 12, 16
後部帯状回（PCC） 97, 98, 101, 122, 125, 128, 133, 164, 214
後部頭頂葉（PPC） 228
心の理論 x, xiii, xxi, 9, 20, 21, 34, 119, 167, 181, 185, 198, 203
誤信念課題 9
コタール症候群 xii

────── サ行 ──────

罪悪感 148
サリーとアンの課題 9
三人称的理解 34
視覚刺激 86
視覚フィードバック 45
自我同一性障害 37
時間的整合性 45
自己 ix, 169
　　──のアイデンティティ xvi
自己意識情動 xix, 138, 148
自己概念 93
自己顔認知 145, 150
自己鏡映像認知 140, 142
自己参照 107, 128
　　──課題 xvii, xxii
　　──効果（SRE） xvi, 94
自己身体イメージ 63
自己知（ToMs） 181
自己認識 xv, 75

自己評価システム 144
自己表象 93, 94
　　──特殊性 99
自己奉仕バイアス 177
視床 29, 125, 128
事象関連fMRI 198
自他の感情の区別 33
視点取得能力 17
自伝的記憶 94, 102, 145
自罰 xxiv, 207
自閉症スペクトラム障害（ASD） xx, 8, 38, 161, 186
自閉症児 142
シミュレーション説 26
囚人のジレンマゲーム 117
羞恥心（はずかしさ） xix, 137, 148, 152, 157
主観的現在 71
受動的運動 50, 54
上側頭回（STG） 12, 16, 125, 128
上側頭溝（STS） xxi, xxiii, 162, 169, 182, 198, 199, 202, 213, 214, 228
情動 7
　　──感染 20
上頭頂葉 63
神経同期活動 225
心身症 5, 7
身体イメージマッチング 58
身体失認 xii, 84
身体的自己 xi, xiv, xv, 79, 107
身体保持感 xi, xiv, 42, 45, 50, 84
心的イメージ 129
心的回転 56
心的自己 xv, xvi, 79, 93, 96, 107
精神疾患 210

──────── ア行 ────────

あたかも〜であるかのような体験　36
アニメーション　xxii, 184
　　──課題　15
アルコール依存症患者　210
アルツハイマー型認知症　75
アレキシサイミア　xiii, 1, 6
意識　108
　　──のハード・プロブレム　108
意思決定　xvii, 111
　　──課題　118
意図性（意図的行為）　xxiii, 42, 199, 201, 202
Eネットワーク　xxi, 104, 170, 176
因果的関係　188
因果性知覚　195
歌　xxv, 222
運動感覚野　xv
運動主体感　xi, xiv, xv, 42, 50, 84, 87
運動前野　xv, 48, 86
運動野　42, 88
エイリアンハンド　xii, xvi, 84
エージェント　184
エピソード記憶　102, 128-9
遠心性コピー　xv, 42, 50, 70, 88
音楽　xxv, 222

──────── カ行 ────────

快情動　157
外線条身体領域（EBA）　82, 92
外線条皮質　82
顔　81
　　自己──認知　145, 150
角回（AG）　xvi, 90, 102
　　──近傍　xv

下前頭回（IFG）　xxi, xxiii, 81, 82, 125, 169
下前頭皮質　232, 233
下頭頂小葉（IPL）　215
下頭頂葉　125, 128
カプグラ錯覚　xii
感覚運動　32
感覚フィードバック　43
眼窩前頭皮質（OFC）　216
眼窩内側　xvi
眼窩皮質　115, 116
観察者効果　157
感情　7
　　──的共感　21, 22, 29
　　──への気づき　31
間脳　32
記号的表象　33
機能的近赤外分光法（fNIRS）　xv, xxv, 224, 226
機能的磁気共鳴画像法（fMRI）　xiii, 12, 23, 48, 78, 100, 133, 138, 142, 150, 159, 173, 184, 212, 226
強化学習モデル　xviii, 115
共感　18
競合関連陰性電位（CRN）　132
協調　xxv, 183, 221
協力　xxv, 221
近赤外分光装置（NIRS）　46
空間的回転　55
空間的整合性　45
偶発学習　94
経頭蓋磁気刺激法（TMS）　146
楔前部　xxi, 36, 82, 98, 103, 171, 214
楔部　201
幻覚　36

事項索引

———— A to Z ————

ACC（前部帯状回） xiii, xxi, xxii, 98, 151, 152, 154, 160, 169, 176, 211

AG（角回） xvi, 90, 102

ASD（自閉症スペクトラム障害） xx, 8, 38, 161, 186

CMS（大脳皮質正中内側構造） xvi, 97, 104

CRN（競合関連陰性電位） 132

dACC（背側前部帯状回） 30, 115, 127, 132

DLPFC（背外側前頭前野） 30, 171, 172, 178, 179, 215, 216, 228

DMN（デフォルトモードネットワーク） xviii, 127, 128, 130, 132, 134

DMPFC（前頭前野背内側部） 97, 101, 103, 104

EBA（外線条身体領域） 82, 92

EEG（脳波） 78

F5　23

FFA（紡錘状回顔領域） 82, 145

fMRI（機能的磁気共鳴画像法） xiii, 12, 23, 48, 78, 100, 133, 138, 142, 150, 159, 173, 184, 212, 226

fNIRS（機能的近赤外分光法） xv, xxv, 224, 226

IFG（下前頭回） xxi, xxiii, 81, 82, 125, 169

IPL（下頭頂小葉） 215

MEG（脳磁場計測法） 78

MPFC（内側前頭前野） xiii, xvi, xxi, 12, 16, 17, 97, 99, 103-105, 148, 160, 162, 169-171, 176, 182, 199, 228

MTG（中側頭回） 102

NIRS（近赤外分光装置） 46

OFC（眼窩前頭皮質） 216

OMPFC（前頭前野眼窩内側部） 97

PCC（後部帯状回） 97, 98, 101, 122, 125, 128, 133, 164, 214

PET（ポジトロン断層撮影） 12, 78, 142, 199

PFC（前頭前野） xxii, 97, 108, 179

PPC（後部頭頂葉） 228

SRE（自己参照効果） xvi, 94

STG（上側頭回） 12, 16, 125, 128

STS（上側頭溝） xxi, xxiii, 162, 169, 182, 198, 199, 202, 213, 214, 228

TMS（経頭蓋磁気刺激法） 146

TP（側頭極） xxi, 12, 16, 103, 169, 171

TPJ（側頭頭頂接合領域） xxi-xxiii, 103-4, 162, 169, 171, 176, 182, 201, 213, 214, 228

TPN（タスクポジティブネットワーク） xviii, 127, 128, 134

ToMo（他者知） 181

ToMs（自己知） 181

vACC（腹側前帯状回） 30

VLPFC（腹外側前頭前野） 210, 211, 213, 216

VMPFC（腹内側前頭前皮質） 116, 119, 133

VPFC（腹側前頭前野） 213

―――――― ナ行 ――――――

中尾 敬　125, 130, 133
夏目漱石　183
西田幾多郎　xi, xii
ノートフ（Northoff, G.）　97

―――――― ハ行 ――――――

ハイダー（Heider, F.）　190, 191, 194, 195, 197, 198
バーコウィッツ（Berkowitz, L.）　205
ハッペ（Hapé, F. G.）　163
林勝造　208
バルスレブ（Balslev, D.）　63
ハーレー（Haley, K. J.）　157
ハンプトン（Hampton, A. N.）　116, 119
ピアジェ（Piaget, J.）　32
ヒーカレン（Heekeren, H. R.）　114
ヒュッテル（Huettel, S. A.）　113
ファインバーグ（Feinberg, T. E.）　76, 109
ファンデンボス（van den Bos, E.）　51
フィンク（Fink, G. R.）　156
フェスラー（Fessler, D. M. T.）　157
ブッシュマン（Bushman, B. J.）　206
ブラックウッド（Blackwood, N. J.）　177
プラット（Platt, M. L.）　113
プラテック（Platek, S. M.）　81, 82
フランク（Frank, L. R.）　122
ブランク（Blanke, O.）　90

フリス（Frith, C. D.）　169
ベイトソン（Bateson, M.）　158
ヘザートン（Heatherton, T. F.）　99, 103
ベルムポール（Bermpohl, F.）　97
ペンフィールド（Penfield, W.）　xii
ポーラス（Paulus, M. P.）　122

―――――― マ行 ――――――

マイヤーズ（Myers, A.）　83
ミショット（Michotte, A. E.）　195, 197
ミズン（Mithen, S.）　222
ミラー（Miller, B. L.）　76
メノン（Menon, V.）　163, 164
守田知代　149, 160, 163
モル（Moll, J.）　121

―――――― ヤ行 ――――――

矢追健　100
山崎修道　163

―――――― ラ行 ――――――

リゾラッティ（Rizzolatti, G.）　22
ルイス（Lewis, M.）　142-144, 165
ルビー（Ruby, P.）　103
レイン（Lane, R. D.）　31, 33
レグランド（Legrand, D.）　103
ローゼンツァイク（Rosenzweig, S.）　207, 208
ロビンソン（Robinson, M. D.）　206

人名索引

───── ア行 ─────

アイゼンベルガー（Eisenberger, N. I.） 138
アーソン（Ehrsson, H. H.） 48, 86, 91
アブラー（Abler, B.） 210
阿部修士 218
アレサンドリー（Alessandri, S. M.） 143
アンダーソン（Andreson, C. A.） 206
出馬圭世 158
ヴァンダーワル（Vanderwal, T.） 99
ウィートレイ（Wheatley, T. P.） 55
ウィルコウスキー（Wilkowski, B. M.） 206
ウェグナー（Wegner, D. M.） 55
ヴォルツ（Volz, K. G.） 113
ウディン（Uddin, L. Q.） 146, 147, 163, 164
大隅尚広 133
大平英樹 170
苧阪直行 77, 170

───── カ行 ─────

柿崎祐一 188
カステリ（Castelli, F.） 161
カズンス（Cousins, S. D.） 105
鹿野理子 31
カント（Kant, I.） 91
キーナン（Keenan, J. P.） 172, 179
ギャラガー（Gallagher, S.） xiv, 42, 118
ギャロップ（Gallup, G. G.） 140
クレイク（Craik, F. M. I.） 97, 98

クレイグ（Craig, A. D.） 156, 163
ケリー（Kelley, W. M.） 96-98
小坂浩隆 163
子安増生 170

───── サ行 ─────

シフネオス（Sifneos, P. E.） xiii, 5, 6, 35
嶋田総太郎 43, 46, 51, 55, 58, 61, 64, 68
ジュウ（Zhu, Y.） 105
シュミッツ（Schmitz, T. W.） 99, 103
シュワルツ（Schwartz, G. E.） 31, 33
ジンメル（Simmel, M.） 190, 191, 194, 195, 197, 198
杉浦元亮 81, 145
杉田陽一 66
ソクラテス（Socrates） 2, 183
ソーデン（Sowden, P. T.） 83
孫子 2

───── タ行 ─────

ターク（Turk, D. J.） 147
ダプラッティ（Daprati, E.） 50
ダプレット（Dapretto, M.） 162
ダマジオ（Damasio, A. R.） 108
ダラード（Dollard, J.） 205
チェン（Chen, A. C.） 133
ツァキリス（Tsakiris, M.） 50
ディマルチーノ（Di Martino, A.） 162, 163
デカルト（Descartes, R.） ix, 183
デネット（Dennett, D. C.） 77

(1)

執筆者紹介（執筆順）

守口善也（もりぐち よしや）【1章】
群馬大学教授 1996年東北大学医学部卒業 2006年埼玉医科大学医学部専攻課程修了 医学博士。専門は、情動への認知・気づきと制御の脳科学的研究、精神・心身疾患における脳病態の解明など

嶋田総太郎（しまだ そうたろう）【2章】
明治大学准教授 2001年慶應義塾大学大学院理工学研究科後期博士課程（計算機科学専攻）修了 博士（工学）。専門は身体性と社会性の認知神経科学

苧阪直行（おさか なおゆき）【3章（共著），7章，8章（共著），9章】
京都大学名誉教授 1976年京都大学大学院文学研究科博士課程（心理学専攻）修了 文学博士。専門は意識の認知神経科学

矢追 健（やおい けん）【3章（共著）】
京都大学大学院文学研究科研究員 2011年京都大学大学院文学研究科博士後期課程（心理学専修）研究指導認定退学 博士（文学）。専門は自己認識の認知神経科学

中尾 敬（なかお たかし）【4章】
広島大学准教授 2006年広島大学大学院教育学研究科教育人間科学専攻博士課程後期修了 博士（心理学）。専門は自己と意思決定の認知心理学

守田知代（もりた ともよ）【5章】
大阪大学大学院工学研究科特任講師 2003年京都大学大学院人間・環境学研究科博士課程修了 人間・環境学博士。専門は認知神経科学

大塚結喜（おおつか ゆき）【6章】
京都大学こころの未来研究センター研究員 2007年京都大学大学院文学研究科博士課程（心理学専修）修了 博士（文学）。専門は認知心理学

源 健宏（みなもと たけひろ）【8章（共著）】
大阪大学大学院人間科学研究科特任助教 2011年京都大学大学院文学研究科博士後期課程（行動文化学専攻）修了 博士（文学）。専門は認知神経科学

著者紹介

苧阪直行（おさか なおゆき）
1946年生まれ。1976年京都大学大学院文学研究科博士課程修了、文学博士（京都大学）。京都大学大学院文学研究科教授、文学研究科長・文学部長、日本学術会議会員などを経て現在、京都大学名誉教授、日本ワーキングメモリ学会会長、日本学術会議「脳と意識」分科会委員長、日本学士院会員

主な著訳書

『意識とは何か』（1996、岩波書店）、『心と脳の科学』（1998、岩波書店）、『脳とワーキングメモリ』（2000、編著、京都大学学術出版会）、『意識の科学は可能か』（2002、編著、新曜社）、Cognitive Neuroscience of Working Memory（2007、編著、オックスフォード大学出版局）、『ワーキングメモリの脳内表現』（2008、編著、京都大学学術出版会）、『意識の脳内表現』（2008、監訳、培風館）、『笑い脳』（2010、岩波書店）、『脳イメージング』（2010、編著、培風館）、『オーバーフローする脳』（2011、訳、新曜社）、『社会脳科学の展望』（2012、編、新曜社）、『道徳の神経哲学』（2012、編、新曜社）、『注意をコントロールする脳』（2013、編、新曜社）、『美しさと共感を生む脳』（2013、編、新曜社）、『報酬を期待する脳』（2014、編、新曜社）

社会脳シリーズ6
自己を知る脳・他者を理解する脳
神経認知心理学からみた心の理論の新展開

初版第 1 刷発行	2014年 7 月25日
初版第 2 刷発行	2020年12月 5 日

編著者		苧阪直行
発行者		塩浦　暲
発行所		株式会社　新曜社
		101-0051　東京都千代田区神田神保町 3 - 9
		電話（03）3264-4973（代）・FAX（03）3239-2958
		e-mail : info@shin-yo-sha.co.jp
		URL : https://www.shin-yo-sha.co.jp
組	版	Katzen House
印	刷	新日本印刷
製	本	積信堂

Ⓒ Naoyuki Osaka, editor, 2014 Printed in Japan
ISBN978-4-7885-1397-6 C1040

社会脳シリーズ　苧阪直行 編

1 社会脳科学の展望 —— 脳から社会をみる
四六判272頁　本体2800円

2 道徳の神経哲学 —— 神経倫理からみた社会意識の形成
四六判274頁　本体2800円

3 注意をコントロールする脳 —— 神経注意学からみた情報の選択と統合
四六判306頁　本体3200円

4 美しさと共感を生む脳 —— 神経美学からみた芸術
四六判198頁　本体2200円

5 報酬を期待する脳 —— ニューロエコノミクスの新展開
四六判200頁　本体2200円

6 自己を知る脳・他者を理解する脳 —— 神経認知心理学からみた心の理論の新展開
四六判336頁　本体3600円

7 小説を楽しむ脳 —— 神経文学という新たな領域
四六判236頁　本体2600円

8 成長し衰退する脳 —— 神経発達学と神経加齢学
四六判408頁　本体4500円

9 ロボットと共生する社会脳 —— 神経社会ロボット学
四六判424頁　本体4600円

＊表示価格は消費税を含みません。